138 Anaesthesiologie und Intensivmedizin Anaesthesiology and Intensive Care Medicine

Neue Aspekte in der Regionalanaesthesie 2

Pharmakokinetik, Interaktionen, Thromboembolierisiko, New Trends

Herausgegeben
von H.J. Wüst und M. Zindler

Mit 72 Abbildungen

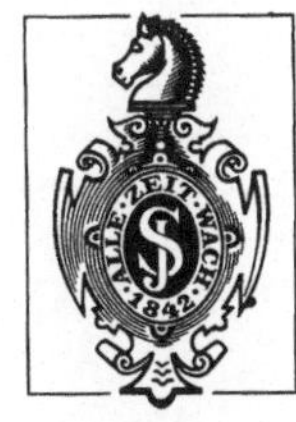

Springer-Verlag
Berlin Heidelberg New York 1981

Dr. med. habil. Hans Joachim Wüst
und
Professor Dr. med. Martin Zindler
Institut für Anaesthesiologie
der Universität
Moorenstr. 5
D-4000 Düsseldorf

ISBN-13: 978-3-540-10893-1 e-ISBN-13: 978-3-642-68139-4
DOI: 10.1007/978-3-642-68139-4

CIP-Kurztitelaufnahme der Deutschen Bibliothek
Neue Aspekte in der Regionalanaesthesie 2 / hrsg. von H.J. Wüst u. M. Zindler
– Berlin; Heidelberg; New York; Springer
NE: Wüst, Hans-Joachim [Hrsg.]
2. Pharmakokinetik, Interaktionen, Thromboembolierisiko, new trends. –
1981.
(Anaesthesiologie und Intensivmedizin; 138)

Satz: Schreibsatz Service Weihrauch, Würzburg.

2327/3321-543210

Vorwort

Dieser Band ist die Fortsetzung von Beiträgen internationaler Experten zur Physiologie und Pathophysiologie der rückenmarksnahen Leitungsanaesthesien.

Nachdem 1978 die Wirkung der Epiduralanaesthesie auf Kreislauf und Atmung sowie auf die Stressreaktionen bei Operationen behandelt wurde, werden jetzt die Pharmakokinetik der Lokalanaesthetika, der Interaktion der Lokalanaesthetika mit Medikamenten, die zusätzlich bei Regionalanaesthesien verabreicht werden und das Thromboembolierisiko bei Epiduralanaesthesie im Vergleich zur Allgemeinnarkose angesprochen.

Dabei wird insbesondere die klinisch wichtige Frage besprochen, ob rückenmarksnahe Leitungsanaesthesien bei Low-Dose-Heparinisierung der Patienten durchgeführt werden dürfen.

Außerdem wird der gegenwärtige Stand der peripheren und rückenmarksnahen Leitungsanaesthesien, vor allem in den USA, aufgezeigt und mögliche neue Entwicklungen diskutiert.

Diese Zusammenstellung soll dem Leser nicht das Lehrbuch ersetzen, sondern ihm einen raschen und umfassenden Überblick über den neuesten Stand der Entwicklung ermöglichen.

Den Erfolg dieses Symposiums danken wir wiederum den informativen und interessanten Beiträgen der Referenten und Diskussionsteilnehmer, sowie der großzügigen Unterstützung durch die Firma Astra Chemicals, Wedel/Holstein.

Düsseldorf, im Oktober 1981

H.J. Wüst
M. Zindler

Inhaltsverzeichnis

Referentenverzeichnis

Baur, K.F., Dr. med., Institut für Anaesthesiologie der Universität, Calver Str. 7, D-7400 Tübingen

Berlin-Wahlen, A., Astra Läkemedel AB., S-15185 Södertälje

Bonica, J.J., MD., DSC, FFARCS, Prof. and Chairman, Department of Anesthesiology, University of Washington, Seattle, USA

Borchard, U., Priv. Doz. Dr. Dr., Pharmakologisches Institut der Universität, Moorenstr. 5, D-4000 Düsseldorf

Brandt, M.R., MD., Department of Anaesthesia, Holsterbro Hospital, Holsterbro, Denmark

Bright, D.S., MD., Assistant Prof. of Surgery, Division of Orthopedics, Duke University Medical Center, Durham, North Carolina 27710 USA

Bromage, P.R., MD., Prof., Department of Anesthesiology, University of Colorado, Health Sciences Center, 4200 East Ninth Avenue, Denver, Colorado 80262 USA

Covino, B.G., PhD., MD., Prof. and Chairman, Department of Anesthesia, University of Massachusetts, Medical Center, 55 Lake Avenue North, Worcester, Massachusetts, 01605 USA

Dennhardt, R., Prof. Dr. med., Oberarzt am Institut für Anaesthesiologie der FU Berlin, Hindenburgdamm 30, D-1000 Berlin 45

Dudziak, R., Prof. Dr. med., Leiter der Abteilung I des Zentrums für Anaesthesiologie und Wiederbelebung, Kliniken der Johann-Wolfgang-Goethe-Universität, Theodor-Stern-Kai 7, D-6000 Frankfurt/Main

Florack, G., Dr. med., Chirurgische Klinik A der Medizinischen Einrichtung der Universität Düsseldorf, Moorenstr. 5, D-4000 Düsseldorf

Feddersen, C., MD., Department of Clinical Chemistry CL, Rigshospitalet (University hospital), 9 Blegdamsvej, DK-2100 Copenhagen Ø

Giasi, R.M., MD., Department of Anesthesia, University of Massachusetts, Medical Center, Worcester, Massachusetts 01605 USA

Harmel, M., Prof. and Chairman, Department of Anesthesiology, Duke University, Medical Center, Durham, North Carolina 22710 USA

Hartung, H.J., Dr. med., Institut für Anaesthesiologie und Reanimation an der Fakultät für klinische Medizin Mannheim der Universität Heidelberg, Theodor-Kutzer-Ufer, D-6800 Mannheim

Hjelmstedt, Å., Department of Anaesthesia, University Hospital, S-75014 Uppsala

H:son Holmdahl, M., Prof. and Chairman, Department of Anaesthesia, University Hospital, S-75014 Uppsala

Kämmerer, K., Dr. med., Institut für Anaesthesiologie und Reanimation an der Fakultät für klinische Medizin Mannheim der Universität Heidelberg, Theodor-Kutzer-Ufer, D-6800 Mannheim

Kehlet, H., MD., Ass. Chief Surgeon, Surgical Department C, Rigshospitalet, 9 Blegdamsvej, DK-2100 Copenhagen Ø

Konder, H., Dr. med., Anaesthesiezentrum der Universitätskliniken der Philipps Universität, Robert-Koch-Str. 8, D-3550 Marburg/Lahn

Korttila, K., MD., Docent, Department of Anaesthesia, Helsinki Central University Hospital, Haartmanikatu 4, SF-00290 Helsinki 29

Lauven, P.M., Dr. med., Institut für Anaesthesiologie der Universität Bonn, Venusberg, D-5300 Bonn

Lennartz, H., Prof. Dr. med., Direktor des Anaesthesiezentrums der Universitätskliniken der Philipps Universität Marburg, Robert-Koch-Str. 8, D-3550 Marburg/Lahn

Lerut, J., Dr. med., Chirurgische Klinik A der Medizinischen Einrichtung der Universität, Moorenstr. 5, D-4000 Düsseldorf

Lutz, H., Prof. Dr. med., Direktor des Instituts für Anaesthesiologie und Reanimation an der Fakultät für klinische Medizin Mannheim der Universität Heidelberg, Theodor-Kutzer-Ufer, D-6800 Mannheim

Maripuu, E., Department of Diagnostic, Radiology and Radiophysics, University Hospital, S-75014 Uppsala

Modig, J., Docent, Department of Anaesthesia, University Hospital, S-75014 Uppsala

Moore, D.C., MD., Prof., Department of Anaesthesiology, The Mason Clinic, 1100 Ninth Avenue, PO Box 900, Seattle, Washington 98111 USA

Nolte, H., Prof. Dr. med., Chefarzt des Institutes für Anaesthesiologie, Zweckverband Stadt- und Kreiskrankenhaus, D-4950 Minden/Westf.

Osswald, P.-M., Dr. med., Oberarzt am Institut für Anaesthesiologie und Reanimation an der Fakultät für klinische Medizin Mannheim der Universität Heidelberg, Theodor-Kutzer-Ufer, D-6800 Mannheim

Rohowsky, R., Dr. med., Institut für Anaesthesiologie und Reanimation an der Fakultät für klinische Medizin Mannheim der Universität Heidelberg, Theodor-Kutzer-Ufer, D-6800 Mannheim

Rem, J., MD., Department of Anaesthesiology, Rigshospitalet, 9 Blegdamsvej, DK-2100 Copenhagen

Sahlstedt, B., MD., Department of Orthopedic Surgery, University Hospital, S-75014 Uppsala

Saldeen, T., MD., Department of Forensic Medicine, University of Uppsala, S-75014 Uppsala

Sandmann, W., Priv. Doz., Oberarzt der Chirurgischen Klinik A der Medizinischen Einrichtung der Universität, Moorenstr. 5, D-4000 Düsseldorf

Strasser, K., Priv. Doz., Oberarzt am Institut für Anaesthesiologie der Medizinischen Einrichtung der Universität, Moorenstr. 5, D-4000 Düsseldorf

Stoeckel, H., Prof. Dr. med., Direktor des Institutes für Anaesthesiologie der Universitätskliniken Bonn, Venusberg, D-5300 Bonn

Tolksdorf, W., Dr. med., Institut für Anaesthesiologie und Reanimation der Fakultät für klinische Medizin Mannheim der Universität Heidelberg, Theodor-Kutzer-Ufer, D-6800 Mannheim

Trobisch, H., Prof. Dr. med., Am Platten Stein 4, D-4000 Düsseldorf 31

Urbaniak, J.R., Prof. of Surgery, Division of Orthopedics, Duke University, Medical Center, Durham, North Carolina 27710 USA

Wiklund, L., Docent, Department of Anaesthesiology, University Hospital, S-75014 Uppsala

Wüst, H.J., Dr. med. habil., OA, Institut für Anaesthesiologie der Medizinischen Einrichtung der Universität, Moorenstr. 5, D-4000 Düsseldorf

Zindler, M., Prof. Dr. med., Direktor des Instituts für Anaesthesiologie der Medizinischen Einrichtung der Universität, Moorenstr. 5, D-4000 Düsseldorf

I. Pharmakokinetik der Lokalanästhetika

Vorsitz: B.G. Covino, Boston, USA und U. Borchard, Düsseldorf

Grundlagen der Pharmakokinetik

H. Stoeckel und P.M. Lauven

Eine einzige Dosis eines Medikamentes müßte lebenslang im Körper verbleiben und dort wirken, wenn keine Eliminations- und Inaktivierungsmöglichkeiten existierten.

Diese prinzipielle Aussage führt zu den Zielsetzungen pharmakokinetischer Betrachtungsweisen, denn glücklicherweise gibt es eine Vielzahl von Mechanismen, um der Invasion von Arzneimitteln oder anderen Fremdstoffen zu begegnen, so die Verteilung in Geweben und Körperflüssigkeiten, die Biotransformation zu pharmakologisch aktiven und inaktiven Metaboliten und die Exkretion über die Nieren, Lungen, Haut oder sekretorische Drüsen.

Die Daten, die bei einer pharmakokinetischen Analyse gewonnen werden, werden üblicherweise mathematisch aufgearbeitet und in ein Modell integriert, das möglichst die gemessenen Konzentrationen und die klinischen Wirkungen miteinander quantitativ verknüpfen soll. Durch Kombination des physiologisch-biochemischen Modells mit dem pharmakokinetischen Modell lassen sich therapeutisch und toxikologisch relevante Aussagen machen, so daß – unter der Berücksichtigung eventueller Besonderheiten der biologischen Disposition von Pharmaka – Dosierungsrichtlinien aufstellbar sind.

Entscheidend für die pharmakodynamischen Effekte ist die Konzentration des Heilmittels am Ort der molekularen Wechselwirkung zwischen Fremdstoff und biologischem Reaktionspartner. Diese Wechselwirkung kann zellulär oder extrazellulär, im Blut, im Harn oder anderen physiologischen Funktionsräumen lokalisiert sein. Da im allgemeinen nur Blut und Harn leicht für quantitative Messungen zugänglich sind, beschränkt sich die pharmakokinetische Analyse im allgemeinen auf eine Analyse der Konzentrationen eines Medikamentes im Blut.

Für die Interpretation graphischer Darstellungen von Blutspiegeln (Abb. 1) wird normalerweise ein Denkmodell benutzt, das in ähnlicher Form in vielen Naturgesetzen verwirklicht ist: Ein Medikament mit der Dosis D wird durch schnelle intravenöse Injektion (links oben, Blitz) unmittelbar in das strömende Blut eingebracht. Bezogen auf die Geschwindigkeit der Elimination soll sich das Pharmakon praktisch momentan im gesamten Organismus im Volumen V_d mit der Konzentration c gleichmäßig verteilen. Die Elimination soll der Konzentration proportional sein, d.h. die Eliminationsgeschwindigkeit ist bei hohem Blutspiegel groß und bei niedriger Konzentration klein.

In einem linearen Raster (rechts oben) resultieren dann Blutspiegelverläufe, deren Steilheit mit der Zeit abnimmt, so daß sich die Konzentrationen immer langsamer dem Endwert nähern. In einem Diagramm, in dem die Konzentration c logarithmisch gegen die Zeit t aufgetragen wird (links unten), ergibt sich eine Gerade, die das Vorliegen einer exponentiellen Funktion anzeigt.

Trägt man die Eliminationsgeschwindigkeit v_{el} (rechts unten) gegen die Konzentration c in einem linearen Raster auf, erhält man ebenfalls eine Gerade. Man spricht daher von einer

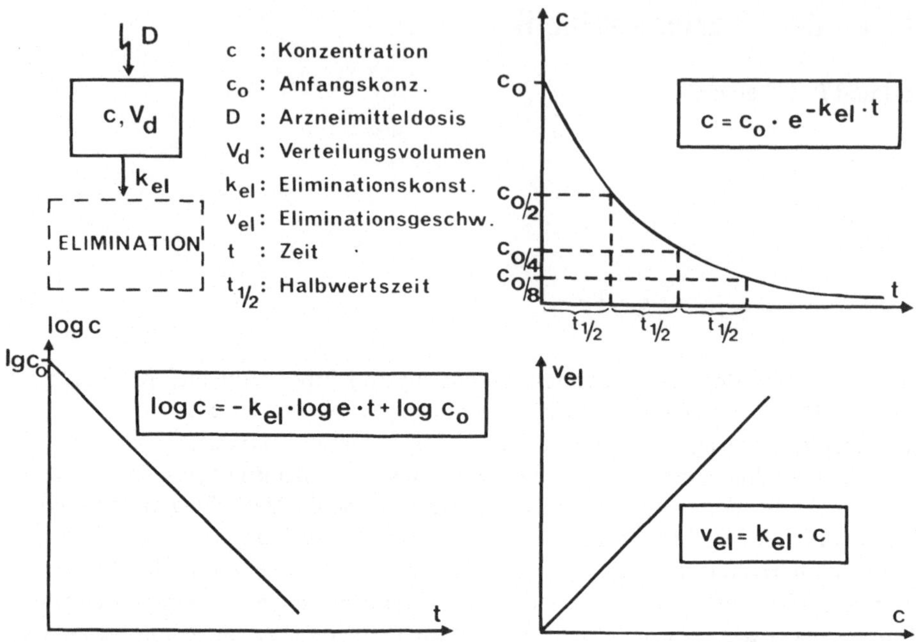

Abb. 1. Offenes Ein-Kompartment-Modell. Links oben: Blockdiagramm des Modells. Rechts oben: Blutspiegelabfall nach i.v.-Bolusinjektion in linearer Darstellung. Links unten: dto., jedoch in semilogarithmischer Auftragung. Rechts unten: Eliminationsgeschwindigkeit in Abhängigkeit von der Zeit in linearer Auftragung

linearen Kinetik oder, da die Konzentration in der Gleichung der Geraden in der 1. Potenz erscheint, auch von einer Kinetik 1. Ordnung.

Für die Analyse einer Blutspiegelkinetik ist wesentlich, daß sich der Konzentrationsverlauf in Abhängigkeit von der Zeit im halblogarithmischen Raster einfach auswerten läßt.

Die Steigung der Geraden ist ein Maß für die Eliminationskonstante k_{el}, die angibt, wieviel Prozent der aktuell noch vorhandenen Dosis pro Zeiteinheit eliminiert werden. Aus dieser Konstanten läßt sich bei einer Eliminationskinetik 1. Ordnung die sog. Halbwertszeit $t_{1/2}$ errechnen, das ist die Zeit, in der eine Konzentration auf die Hälfte abgesunken ist (z.B. von der Konzentration c_0 auf $c_0/2$ oder von $c_0/4$ auf $c_0/8$ [Abb. 1, rechts oben]). Es resultiert die wesentliche Feststellung, daß die Halbwertszeit $t_{1/2}$ hier eine von der aktuellen Konzentration unabhängige Systemgröße ist.

Der Schnittpunkt der Geraden mit der logarithmischen Konzentrationsachse ergibt die fiktive Anfangskonzentration c_0 des Medikamentes, die wir messen könnten, hätte sich das Pharmakon im Moment der Bolusgabe augenblicklich im zur Verfügung stehenden Raum V_d gleichmäßig verteilt.

Dieser virtuelle, der Arzneimittelmenge zur Verfügung stehende Raum V_d, das sog. Verteilungsvolumen, ist ein Proportionalitätsfaktor, mit dessen Hilfe eine Konzentration in die im Organismus vorhandene Gesamtmenge umgerechnet werden kann:

$$\text{Anfangskonzentration } c_0 = \frac{\text{applizierte Dosis D}}{\text{Verteilungsvolumen } V_d}$$

So wie sich aus dem Quotienten der applizierten Dosis und dem Verteilungsvolumen rechnerisch die fiktive Anfangskonzentration ergibt, läßt sich aus der Dosis und der gefundenen Anfangskonzentration das Verteilungsvolumen errechnen.

Der Begriff „Verteilungsvolumen" legt den Gedanken an ein morphologisches Substrat nahe. In der Regel entspricht das Verteilungsvolumen jedoch keinem anatomisch definierbaren Raum, sondern allenfalls einem der physiologischen Funktionsräume wie dem Extrazellulärraum oder den Lipid- und Lipoidstrukturen biologischer Membranen, wie z.B. an den großen, nicht nur den Extrazellulärraum, sondern auch das Gesamtkörperwasser weit übersteigenden Verteilungsvolumina vieler lipophiler Pharmaka ersichtlich ist (Tabelle 1). Solche großen Verteilungsräume weisen immer auf Anreicherungen des Pharmakons an irgendwelchen Stellen des Organismus hin.

Tabelle 1. Beispiele von Verteilungsvolumina lipophiler Pharmaka

Digoxin	375 ± 29 Liter	Dengler et al. (1973)
Ketamine	214 ± 35 Liter	Wieber et al. (1975)
Diazepam	103 Liter	Andreasen et al. (1976)
Etomidate	154 ± 25 Liter	eigene Ergebnisse
Lidocain	118 ± 29 Liter	eigene Ergebnisse
Mepivacain	73 ± 27 Liter	eigene Ergebnisse
Bupivacain	76 ± 13 Liter	eigene Ergebnisse
Methohexital	113 ± 22 Liter	nach Breimer (1976) berechnet

Ein weiterer, pharmakokinetisch wichtiger Begriff ist die Clearance. Bekanntlich bezeichnet man die Eliminationsfähigkeit der Nieren als renale Clearance. Das Produkt aus der Eliminationskonstanten k_{el} und dem Verteilungsvolumen V_d gibt die totale Eliminationsfähigkeit des Organismus an. Daher heißt diese Größe „totale Clearance" (Cl_{tot}): $Cl_{tot} = k_{el} \cdot V_d$.

Die totale Clearance beinhaltet neben der renalen Elimination auch alle extrarenalen Ausscheidungswege wie die biliäre Exkretion und die Biotransformation, so daß sie als indirektes Maß für die Metabolisierungsrate geeignet ist. Der Begriff „totale Clearance" ist deswegen so wichtig, weil durch dieses Produkt die Eliminationsfähigkeit unabhängig von der im Organismus vorhandenen Pharmakonmenge wiedergegeben werden kann (Tabelle 2).

Tabelle 2. Beispiele für die totale Clearance lipophiler Pharmaka

Digoxin	85 ml/min	Dengler et al. (1973)
Ketamine	1227 ± 285 ml/min	Wieber et al. (1975)
Diazepam	35 ± 15 ml/min	Andreasen et al. (1976)
Etomidate	1612 ± 335 ml/min	eigene Ergebnisse
Lidocain	555 ± 96 ml/min	eigene Ergebnisse
Mepivacain	344 ± 122 ml/min	eigene Ergebnisse
Bupivacain	511 ± 59 ml/min	eigene Ergebnisse
Fentanyl	428 ± 98 ml/min	eigene Ergebnisse
Methohexital	827 ± 176 ml/min	nach Breimer (1976) berechnet

In der Klinik bekommt das Absinken der Clearance bei niereninsuffizienten Patienten, bei Leberversagen, im Alter und bei pharmakogenetischen Varianten eine besondere Bedeutung. Die Anwendung von Pharmaka mit überwiegend renaler Elimination wie nicht depolarisierende Muskelrelaxantien oder mit hauptsächlich metabolischer Transformation wie die in Tabelle 2 aufgeführten lipophilen Substanzen ergibt dann bei nicht reduzierter Dosis hohe Blutspiegel mit verlängerter pharmakodynamischer Wirkung, obwohl kompensatorische Eliminationswege wie die biliäre Exkretion um 200%–300% ansteigen können. Diese Steigerung ist zwar statistisch signifikant, allerdings meistens inadäquat und daher klinisch häufig irrelevant.

Während die renale Clearance ein über die Urinausscheidung direkt meßbarer Begriff ist, ist die totale Clearance nur methodisch über die pharmakokinetische Analyse zugänglich. Die extrarenale Clearance ergibt sich aus der Differenz von totaler und renaler Clearance:
$Cl_{extraren} = Cl_{tot} - Cl_{ren}$
Über Art und Ausmaß der einzelnen Clearance-Anteile von z.B. Urin, Galle, Liquor, Schweiß und Biotransformation läßt sich aus den kinetischen Daten einer Blutspiegelanalyse ohne zusätzliche Messungen allerdings keine Aussage machen.

Für den Kliniker sind die Blutspiegel und die daraus abgeleiteten Größen nur bei einer Korrelation mit der klinischen Wirkung von Interesse.

Werden therapeutische Wirkungen aufgrund biophysikalischer und biochemischer Reaktionen erklärt, ist eine direkte Korrelation zwischen dem Blutspiegel und der Wirkung eines Fremdstoffes dann zu erwarten, wenn sich der Organismus in Bezug auf die applizierte Substanz wie ein einheitlicher Raum verhält, in dem der biologische Reaktionspartner lokalisiert ist. Dann läßt sich die Konzentration des Arzneimittels am Rezeptor durch den Blutspiegel darstellen – eventuell nach Multiplikation mit einer Konstanten.

Solche Vorstellungen liegen dem bisher benutzten Modell (Abb. 1) zugrunde, in dem das Medikament durch i.v.-Injektion in das Blut eingebracht wird, sich dort verteilt und aus dem Blut eliminiert wird. Dieses Modell heißt „offenes Ein-Kompartment-Modell", wobei die Elimination übereinkunftsgemäß nicht als Kompartment gezählt wird.

Meistens folgt der Blutspiegelabfall nach intravenöser Injektion nicht einer einfachen, sondern einer zusammengesetzten Exponentialfunktion (Abb. 2, links oben).

Ein solcher Verlauf ergibt sich bei Erweiterung des offenen Ein-Kompartment-Modells zu einem „offenen Zwei-Kompartment-Modell" mit einem zentralen und einem peripheren Kompartment, in denen sich das Pharmakon verteilen kann (Abb. 2, rechts oben).

Die graphische Darstellung in einem halblogarithmischen Raster (Abb. 2, links oben) zeigt einen initialen schnellen Konzentrationsabfall, die sog. α-Phase, und später einen langsamen Konzentrationsabfall, die sog. β-Phase. Dieser zweiphasige Konzentrationsabfall ist Folge der anfänglichen hohen Diffusionsrate des Pharmakons vom zentralen ins periphere Kompartment und der späteren Wiederauffüllung des zentralen Kompartments aus dem peripheren Kompartment, so daß die Eliminationsrate zu Beginn erhöht und später erniedrigt erscheint.

Mit den Systemkonstanten A, B, α und β, die den Blutspiegelabfall wiedergeben, sowie der applizierten Dosis D lassen sich die Geschwindigkeitskonstanten des Systems berechnen.

Im abgebildeten Fall (Abb. 2, links unten) ergibt sich für die Transferkonstante k_{12}, daß von der im zentralen Kompartment lokalisierten Pharmakonmenge 10,2% pro Minute in das periphere Kompartment überwechseln, während von der Substanzmenge im peripheren Kompartment gemäß der Konstanten k_{21} 5,2% pro Minute in das zentrale Kompartment zurückdiffundieren. 5,9% der Menge im zentralen Kompartment werden pro Minute endgültig eliminiert.

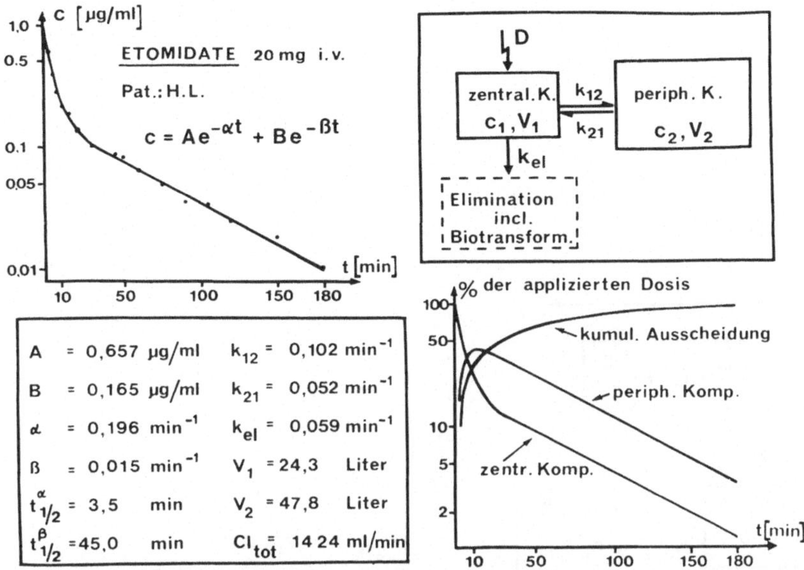

A = 0,657 µg/ml		k_{12} = 0,102 min^{-1}	
B = 0,165 µg/ml		k_{21} = 0,052 min^{-1}	
α = 0,196 min^{-1}		k_{el} = 0,059 min^{-1}	
β = 0,015 min^{-1}		V_1 = 24,3	Liter
$t^{\alpha}_{1/2}$ = 3,5	min	V_2 = 47,8	Liter
$t^{\beta}_{1/2}$ = 45,0	min	Cl_{tot} = 14 24 ml/min	

Abb. 2. Offenes Zwei-Kompartment-Modell am Beispiel von Etomidate. Links oben: gemessener Blutspiegelverlauf im halblogarithmischen Raster. Rechts oben: Blockdiagramm des Modells. Links unten: errechnete pharmakokinetische Daten des Probanden. Rechts unten: errechneter „body-load" im zentralen und peripheren Kompartment (halblogarithmisch)

Eine direkte Korrelation zwischen dem Blutspiegel und der klinischen Wirkung ist bei einem solchen Verlauf nur noch dann zu erwarten, wenn der pharmakodynamische Rezeptor entweder im zentralen Kompartment lokalisiert ist oder wenn sich die Korrelation der klinischen Wirkung mit dem Blutspiegel auf die Zeiten beschränkt, die ein Verteilungsgleichgewicht zwischen dem zentralen und dem peripheren Kompartment vermuten lassen (Abb. 2, rechts unten). Dieses „Gleichgewicht" ist erkennbar am parallelen Abfall der Arzneimittelmenge in beiden Kompartments. Im abgebildeten Fall beginnt der parallele Abfall ca. 30 Minuten nach der intravenösen Bolusgabe.

Bei manchen Pharmaka muß aufgrund des Blutspiegelverlaufs noch ein drittes, sog. tiefes Kompartment angenommen werden, welches sich nur langsam auffüllt und entleert (Abb. 3). Die Blutspiegelkurve knickt in halblogarithmischer Darstellung nach der α- und der β-Phase zur γ-Phase ab.

Ebensowenig wie der Begriff „Verteilungsvolumen" läßt sich der Begriff „Kompartment" aufgrund der kinetischen Analyse durch anatomisch definierte Strukturen interpretieren. Allenfalls lassen sich den Kompartments funktionelle Strukturen zuordnen.

Alle bisher genannten Modelle sind der pharmakokinetischen Analyse auch bei repetitiver Dosierung eines Medikamentes zugänglich. Ziel der Mehrfachapplikation ist es, eine therapeutische Konzentration über einen längeren Zeitraum zu erhalten.

In Abhängigkeit von der biologischen Halbwertszeit der Substanz, der Einzeldosis und dem Dosierungsintervall ist bei repetitiver Dosierung allerdings die Gefahr groß, durch zu hohe Blutspiegel unerwünschte oder sogar toxische Wirkungen zu verursachen bzw. – was ebenso bedeutsam ist – die therapeutischen Spiegel nicht zu erreichen (Abb. 4, oben). In praxi werden die beiden Größen „Dosis" und „Dosierungsintervall" weitgehend empirisch bestimmt und häufig die Repetitionsdosis erst aufgrund der nachlassenden Wirkung – also

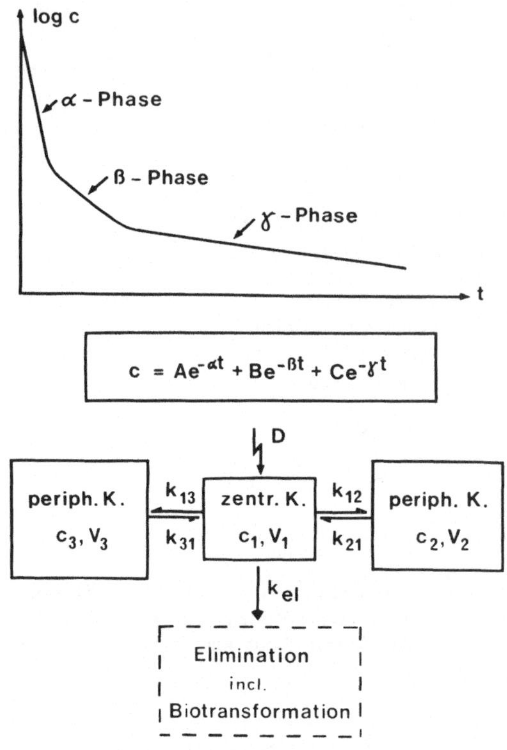

Abb. 3. Offenes mammiläres Drei-Kompartment-Modell. Oben: hypothetische Blutspiegelkurve (halblogarithmisch). Mitte: mathematische Beschreibung des Konzentrationsabfalls. Unten: Blockdiagramm des Modells

zu spät – appliziert. Die empirische Wahl führt daher nicht zu optimalen Dosierungen und Dosierungsintervallen. Es kann leicht zur unerwünschten Kumulation kommen. Dies ist immer die Folge des falschen Dosierungsschemas und nicht etwa, wie häufig angenommen wird, eine substanzspezifische Eigenschaft.

Bei einer pharmakokinetisch fundierten Dauerinfusion lassen sich demgegenüber extreme Schwankungen des Blutspiegels vermeiden. Man erreicht schnell die therapeutischen Konzentrationen bei Kombination der Dauerinfusion mit einem initialen i.v.-Bolus (Abb. 4, Mitte).

Noch besser ist eine Kombination von 2 Infusionsgeschwindigkeiten. Dies ist in Abb. 4 unten aufgrund der kinetischen Daten von Etomidate durch Vergleich der Computersimulation und der gemessenen Konzentrationen demonstriert. Die kleinere Infusionsgeschwindigkeit – das ist die Erhaltungsdosierung – entspricht der Eliminationsgeschwindigkeit des Pharmakons im gewünschten steady state.

Der Vorteil der pharmakokinetisch abgesicherten Dauerinfusion gegenüber der repetitiven Dosierung ist unmittelbar ersichtlich.

Die bisherigen Überlegungen beschreiben alle Verteilungs- und Eliminationsvorgänge als Prozesse 1. Ordnung. Diese Annahme ist strenggenommen jedoch nur für weitgehend physikalische Prozesse wie die Diffusion oder die glomeruläre Filtration richtig.

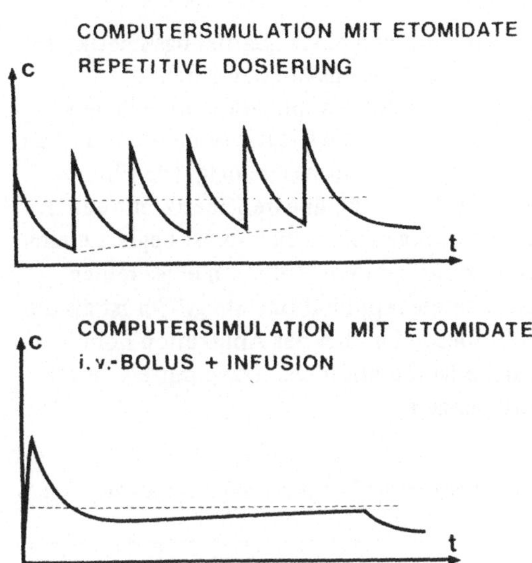

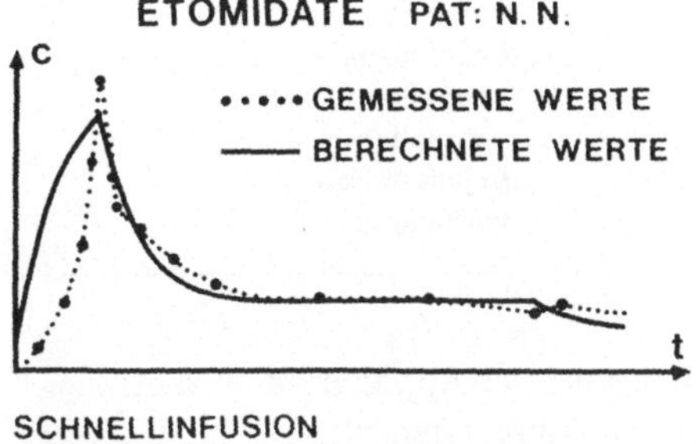

Abb. 4. Computersimulierte Blutspiegelkurven mit den pharmakokinetischen Daten von Etomidate in arbiträren Einheiten. Oben: repetitive Einzeldosierung. Mitte: i.v.-Bolus mit Dauerinfusion. Unten: Kombination von Schnellinfusion und Erhaltungsinfusion, Vergleich der simulierten mit den gemessenen Werten

Alle die Prozesse, die durch enzymatischen Ab- und Umbau oder durch Bindung an (Transport-) Proteine charakterisiert sind, unterliegen als chemische Reaktionen dem Massenwirkungsgesetz:

$$R + F \rightleftharpoons RF; \qquad K_m = \frac{c_R \cdot c_F}{c_{RF}}$$

R: Rezeptor
F: Fremdstoff
RF: Rezeptor-Fremdstoff-Komplex
c_R, c_F und c_{RF}: Konzentrationen der Reaktanten
Die Eliminationsgeschwindigkeit läßt sich in vereinfachter Darstellung von der Massenwirkungskonstanten K_m der Reaktion und von der Anzahl der vorhandenen bzw. besetzten Rezeptoren ableiten. Bei Vorliegen dieser Voraussetzung weicht die Arzneimittelkinetik vom

Eliminationstyp der linearen Kinetik ab. Man spricht dann von einer „Sättigungskinetik, dosisabhängiger Kinetik, kapazitätslimitierter Kinetik oder Michaelis-Menten-Kinetik".

Das Vorliegen einer solchen Kinetik hat für die Arzneimittelapplikation erhebliche Konsequenzen (Tabelle 3): Bei nicht-linearen Vorgängen ist die totale Clearance mengen- und damit dosisabhängig und die biologische Halbwertszeit konzentrationsabhängig. Die Eliminationsgeschwindigkeit strebt einem Maximalwert zu. Während die lineare Kinetik mit den in der Klinik üblichen und in praxi durchführbaren Dosierungen einen sich selbst begrenzenden Prozeß mit maximaler Konzentration beschreibt, besteht bei dem Vorliegen einer reinen Michaelis-Menten-Kinetik schnell die Möglichkeit, daß die Applikationsrate größer ist als die maximale Eliminationsfähigkeit des Organismus. Insbesondere bei der Apllikation hoher Arzneimitteldosen ist daher verstärkt auf eine eventuelle Kumulation des Arzneimittels zu achten, erst recht bei zusätzlichen Eliminationsinsuffizienzen.

Tabelle 3. Unterschiedliches Verhalten klinisch wichtiger Parameter im Vergleich von nicht-linearer und linearer Kinetik

Clearance:	dosisabhängig	dosis**un**abhängig
Halbwertszeit:	konzentrationsabhängig	konzentrations**unabhängig**
Eliminationsgeschwindigkeit:	Maximalwert vorhanden	**kein** Maximalwert vorhanden
Maximalkonzentration	nicht in jedem Fall vorhanden	**in jedem Fall** vorhanden

Bis zu einem gewissen Grad läßt sich voraussagen, ob bei der Applikation eines Arzneimittels mit einer linearen oder einer nicht-linearen Kinetik zu rechnen ist.

Die meisten Pharmaka werden vom Organismus als Fremdstoff empfunden. Dementsprechend steht für sie kein hochspezifisches, sondern nur das allgemeine Abbausystem zur Verfügung. In der Regel ist dann eine Eliminationskinetik 1. Ordnung zu erwarten.

Sind Pharmaka jedoch endogenen Substanzen strukturell ähnlich oder sogar gleich, muß mit einem hochspezifischen, in seiner Eliminationskapazität begrenzten arzneimittelabbauenden System und als Folge mit einer Michaelis-Menten-Kinetik gerechnet werden. Beispiele sind der Äthylalkohol, der in geringer Menge auch endogen gebildet wird, und das Succinylcholin, das strukturell dem Acetylcholin sehr eng verwandt ist.

Leider wissen wir von den meisten Pharmaka nicht, ob solche endogenen Korrelate existieren, denn normalerweise werden die endogenen Substanzen sehr viel später entdeckt als die Pharmaka, die ihre Wirkung imitieren. Dieser Sachverhalt ist gut an den erst kürzlich entdeckten endogenen Morphinen, den sog. Endorphinen und Enkephalinen, ersichtlich.

Die spezielle Problematik der exakten Dosisfindung bei der Pharmakotherapie – und Narkosen und Regionalanästhesien sind auch Pharmakotherapien – bedarf noch einiger Hinweise: Pharmakokinetische Daten werden häufig an verhältnismäßig kleinen Kollektiven gewonnen. Viele Variable wie Alter, Körpergewicht, unterschiedliche genetische Disposition sowie Erkrankungen mit Verteilungs- und Eliminationsstörungen lassen sich daher bislang nur ungenügend quantifizieren und in die pharmakokinetische Analyse einbeziehen. Besonderheiten der biologischen Disposition wie die gastro-entero-systemische Rezirkulation basischer lipophiler Pharmaka, Tachyphylaxie durch pH-Verschiebungen sowie Arzneimittelinteraktionen und Enzymkonkurrenz können die exakte Dosisfindung erheblich erschweren.

Allerdings lassen sich auch – was vielleicht noch wichtiger ist – aufgrund dieser Besonderheiten manche klinisch unerwartete Wirkungen, vor allem solche mit Komplikationswert, interpretieren.

Andererseits wird die Bedeutung der Verdrängung eines Pharmakons aus der Proteinbindung für die Dosisfindung häufig überschätzt, da die Verdrängung praktisch nur im relativ kleinen Plasmaraum stattfindet. Der so erzeugte Konzentrationsanstieg an ungebundenem, pharmakodynamisch aktivem Molekül wird weitgehend durch die Verteilung der Substanz in die großen Verteilungsvolumina der übrigen Kompartments ausgeglichen. Nur eine Proteinbindung von über 85% sollte bei der Dosierung berücksichtigt werden, da bei einer Verdrängung vom Protein oder bei Hypoproteinämien durch den Konzentrationsanstieg bei unveränderter Dosierung unerwünschte Wirkungen auftreten können.

In ähnlicher Weise wird auch das relativ schlecht durchblutete Fettgewebe als Pharmakondepot überschätzt. Die Bindung an die Lipid- und Lipoidstrukturen der Zellmembranen dürfte für lipophile Pharmaka, auch in Hinsicht auf ihre pharmakodynamische Aktivität, von erheblich größerer Bedeutung sein.

Literatur

1. Dengler HJ (1974) Die Bedeutung der Pharmakokinetik für die Arzneimitteltherapie. Internist 15:13
2. Dengler HJ (1972) 1. Grundlagen der Pharmakokinetik. Verh Dtsch Ges Path 56:4
3. Dettli L (1977) Kapazitätslimitierte pharmakokinetische Prozesse als Mechanismus der Arzneimitteltoxizität. Arzneim Forsch/Drug Res 27 (II):1844
4. Gladtke E, von Hattingberg HM (1973) Pharmakokinetik. Springer, Berlin Heidelberg New York
5. Hug CC (1978) Pharmacokinetics of Drugs Administered Intravenously. Anesth Analg 57:704
6. Stoeckel H (1977) Zur klinischen Pharmakologie der Anästhetika und Anästhesieadjuvantien bei Niereninsuffizienz. Prakt Anaesth 12:97
7. Wagner JG (1975) Fundamentals of Clinical Pharmacokinetics. Drug Intelligence Publications, Inc., Hamilton, Illinois
8. Weber E (1977) Probleme der Dosisfindung aus der Sicht des klinischen Pharmakologen. Arzneim-Forsch/Drug Res 27 (I):264

Diskussion

Borchard: War die Kinetik, die Sie für die Elimination der Lokalanästhetika Lidocain etc. angesetzt haben, ein 1-Komponentenmodell?

Lauven: Nein, ich habe jetzt nur im 1-Komponentenmodell dargestellt, weil bei einer Dauerapplikation zu einem späteren Zeitpunkt immer mit einem 1-Komponentenmodell zu rechnen ist, und weil sich das 1-Komponentenmodell leichter darstellen läßt.

Pharmacokinetics of Local Anesthetics

B.G. Covino

Pharmacokinetics is the study of drug disposition which in clinical practice will influence the activity and potential toxicity of drugs in patients. The development of specific and sensitive analytical methods, such as gas chromatography for measuring the concentration of local anesthetic drugs in blood and urine, has resulted in the accumulation of considerable information concerning the pharmacokinetic properties of local anesthetic agents. The concentration of local anesthetics in blood is determined by the rate of absorption from the site of injection, the rate of tissue distribution and the rate of metabolism and excretion of the particular agent. In addition, other patient related factors such as age, cardiovascular status, and hepatic function will influence the physiological disposition of the resultant blood concentration of local anesthetic agents.

1. Absorption

Factors which influence the systemic absorption and potential toxicity of local anesthetic agents are the site of injection, dosage, addition of a vasoconstrictor agent, and the pharmacological profile of the agent itself [1]. A comparison of the blood concentration of lidocaine following various routes of administration reveals that the anesthetic drug level is highest after intercostal nerve blockade, followed in order of decreasing concentrations by injection into the lumbar epidural space, brachial plexus site, and subcutaneous tissue (Fig. 1). The high blood levels following intercostal administration may be related to the multiple injections required for intercostal nerve blocks, such that a local anesthetic solution is exposed to a greater vascular area, which results in a greater rate and degree of absorption. This relationship of administration site to rate of absorption is of clinical significance, since use of a fixed dose of a local anesthetic agent may be potentially toxic in one area of administration but not in others. For example, the use of 400 mg of lidocaine without epinephrine for intercostal nerve block results in an average peak venous plasma level of 7 μg/ml, which is sufficiently high to cause symptoms of CNS toxicity in some patients. This same dose of lidocaine employed for brachial plexus block yields a mean maximum blood level of 3.0 μg/ml, which is rarely associated with signs of toxicity. A recent study on the relative absorption of lidocaine from the subarachnoid and epidural space demonstrate a significantly slower rate of vascular absorption following the subarachnoid administration [2].

The topical application of local anesthetic agents at various sites also results in differences in absorption and toxicity [3]. In general, the rate of absorption of local anesthetic agents occurs most rapidly following intratracheal administration. The relative absorption and toxicity of local anesthetic agents is less following intranasal instillation and administration into the urethra and urinary bladder. The rapid absorption from the tracheo-bronchial tree

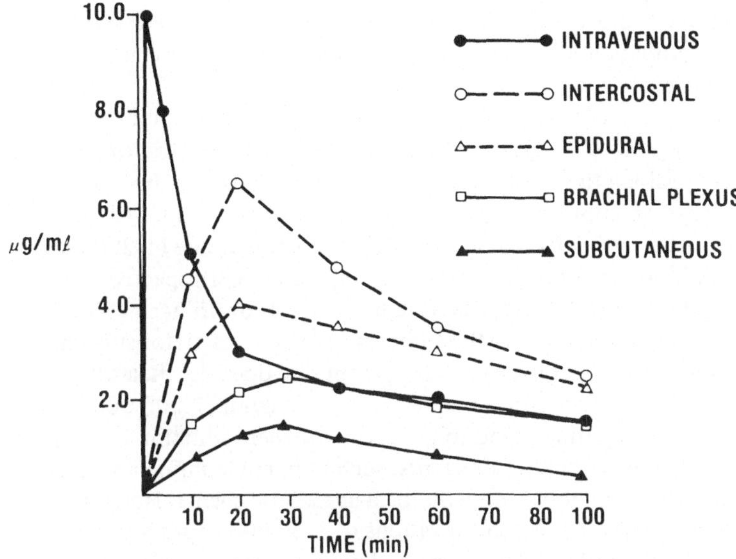

Fig. 1. Venous plasma levels of lidocaine following administration of 400 mg of this agent for various types of conduction blockade. Venous plasma levels of lidocaine following intravenous administration extrapolated from values obtained following administration of 200 mg intravenously

is undoubtedly related, not only to the vascularity of this area, but also to the use of anesthetic sprays which tend to disperse the anesthetic solution over a wide surface area, promoting vascular absorption. On the other hand, local anesthetic agents are commonly employed in an ointment or gel form when applied to mucous membranes or instilled into the urethra, which would tend to delay vascular absorption.

The absorption of tetracaine following intratracheal instillation may be sufficiently rapid as to mimic a direct intravascular injection, which probably accounts for the severe reactions reported with this agent following adminstration into this particular site [4]. Absorption from the tracheobronchial site is apparently not so rapid for other agents such as lidocaine, prilocaine, and cocaine, since the acute toxicity following intratracheal administration of these agents is less than that observed after intravenous injection. Lidocaine, in doses of 100–200 mg, is frequently administered into the tracheobronchial tree prior to endotracheal intubation, and blood levels of 1 µg/ml to 4 µg/ml have been reported with the use of lidocaine in this manner [5, 6].

The absorption and subsequent blood level of local anesthetic agents is related to the total dose of drug administered regardless of the site of administration. For most agents there is a linear relationship between the amount of drug administered and the resultant peak anesthetic blood level. For example, the mean venous blood level of lidocaine increased from approximately 1.5 µg/ml to 4 µg/ml as the total dose administered into the lumbar epidural space was increased from 200 to 600 mg [1]. Depending on the site of administration, a blood level of 0.5 µg/ml to 2.0 µg/ml is achieved for each 100 mg of lidocaine or mepivacaine which is injected.

The peak anesthetic blood level achieved following regional anesthesia is a function of the total dose of drug administered, irrespective of the concentration or volume of the local anesthetic solution. No significant difference in lidocaine and prilocaine blood levels is observed following intercostal or epidural administration, provided the total dose remains constant, regardless of alterations in concentration and volume of solutions [1].

Many local anesthetic solutions contain a vasoconstrictor agent, usually epinephrine, in concentrations varying from 5 μg/ml to 20 μg/ml. The addition of a vasoconstrictor to a local anesthetic solution may prolong the duration of action of certain agents. In addition, epinephrine decreases the rate of absorption of certain angents from various sites of administration and, thus, lowers their potential toxicity. 5 μg/ml of epinephrine (1:200 000) significantly reduces the peak blood levels of lidocaine and mepivacaine, irrespective of the site of administration [1, 7]. On the other hand, the peak blood levels of prilocaine, bupivacaine, and etidocaine are minimally influenced by the addition of a vasoconstrictor substance. In those situations (e.g., epidural administration) where epinephrine does significantly reduce rate of absorption, the optimal concentration appears to be 5 μg/ml (1:200 000). Use of a 1:80 000 concentration of epinephrine failed to produce a further reduction in the peak blood level of lidocaine [1]. Other vasoconstrictor agents, such as phenylephrine and norepinephrine, have been employed in combination with local anesthetic agents. However, neither phenylephrine nor norepinephrine in concentrations of 1:20,000 appears to be as effective in reducing the rate of absorption of lidocaine and mepivacaine as ephinephrine 1:200,000 [8, 9].

The pharmacological characteristics of the specific local anesthetic drug also influence the rate and degree of vascular absorption. A comparison of agents of equivalent anesthetic potency reveals that lidocaine and mepivacaine are absorbed more rapidly following epidural administration than is prilocaine, while bupivacaine is absorbed more rapidly than etidocaine. These rates of absorption, particularly from the epidural space, are probably a reflection of differences, both in the vasodilator activity and the lipid solubility of these agents. Prilocaine produces less vasodilation than lidocaine, which accounts, in part, for the lower prilocaine blood levels. However, etidocaine, which demonstrates lower peak blood levels than bupivacaine following epidural administration, possesses similar vasodilator activity to bupivacaine. The greater lipid solubility of etidocaine suggests a sequestration of this agent by epidural fat, which may be responsible for the decreased rate of absorption and lower peak blood level following the injection of etidocaine into this site.

2. Distribution of Local Anesthetics

Local anesthetic Agents distribute themselves throughout total body water. The rate of disappearance of local anethetic drugs from blood (tissue redistribution), the volume of distribution, and the relative uptake by various tissues are related to the physico-chemical properties of the specific agents. The distribution of local anesthetic agents can be described by a 2- or 3-compartment model (Fig. 2, [10]). The rapid disappearance phase (alpha phase) is believed related to uptake by rapidly equilibrating tissues, i.e., tissues which have a high vascular perfusion. The slower phase of disappearance from blood (beta phase) is mainly a function of distribution to slowly equilibrating tissues and the metabolism and excretion of the compound. This secondary phase may also be subdivided into a beta phase (distribution to slowly perfused tissue) and a gamma phase (metabolism and excretion). A comparison of the three amide drugs of similar potency and duration of action (i.e., lidocaine, mepivacaine, and prilocaine) reveals that prilocaine is redistributed at a significantly more rapid rate from

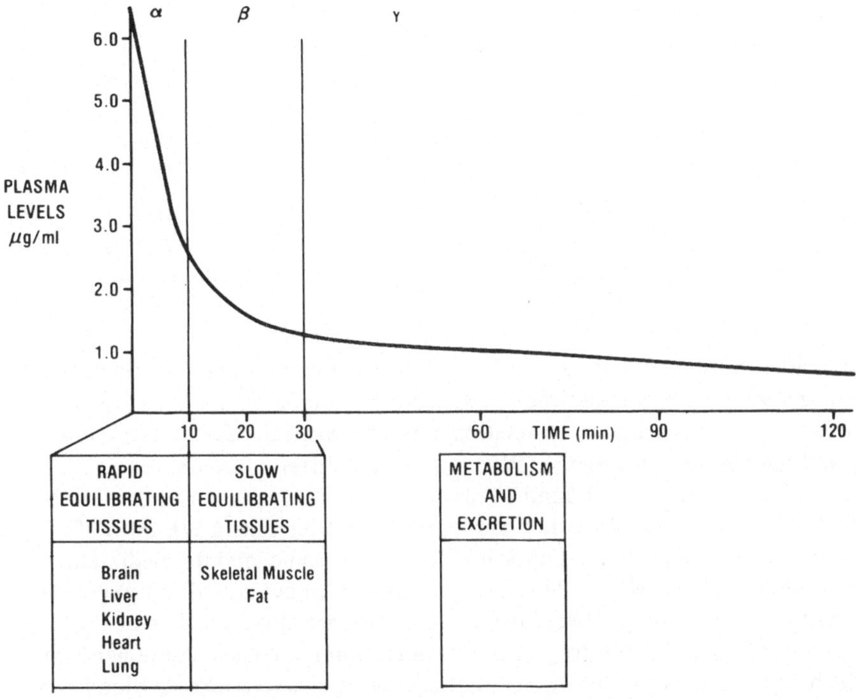

Fig. 2. Summary of disposition kinetics of local anesthetic agents. Upper part of figure demonstrates typical disappearance from blood of local anesthetics following intravenous administration. The disappearance from blood has been analyzed according to a 3-compartment model. An initial rapid phase (alpha phase) of disappearance reflects distribution to rapidly equilibrating tissues. A second slower disappearance phase (beta phase) represents distribution to slowly equilibrating tissues. The slow terminal disappearance phase (gamma phase) represents metabolism and excretion of the agents

blood to tissues than is lidocaine and mepivacaine. The rate of tissue redistribution for these latter two agents is similar. In addition, the beta disappearance phase from blood also occurs more rapidly with prilocaine, suggesting a more rapid rate of metabolism. Differences also exist between the two more potent, longer-acting amidetype local anesthetic drugs (i.e., bupivacaine and etidocaine). In this case, etidocaine shows a more rapid rate of tissue redistribution. This relatively greater rate of tissue redistribution observed with prilocaine and etidocaine is correlated with a greater human tolerance or, conversely, lower systemic toxicity of these two agents compared with compounds of similar anesthetic potency. Table 1 summarizes the pharmakokinetic parameters of the clinically useful amide-type local anesthetics.

Local anesthetic agents are distributed throughout all body tissues, but the relative concentration in different tissues varies [11, 12]. In general, the more highly perfused organs show higher concentrations of local anesthetic drug than the less well perfused organs. Thus, the greatest concentrations are found in lung and kidney, which are highly vascularized organs. The highest percentage of an injected dose of a local anesthetic agent is found in skeletal muscle. Although this tissue does not show any particular affinity for this class of drugs, the mass of skeletal muscle makes it the largest reservoir for local anesthetic agents.

Table 1. Pharmacokinetic properties of amide local anesthetics

	Lidocaine	Mepivacaine	Prilocaine	Bupivacaine	Etidocaine
$V_d$extrap (L)	212	150	380	209	666
$T_{1/2}\,\alpha$ (sec)	57	43	29	162	129
$T_{1/2}\,\beta$ (min)	96	114	93	210	156
Cl (L/min)	0.95	0.78	2.84	0.47	1.22
Hepatic ext.	63%	52%	189%	31%	81%

Selected tissue distribution studies have been conducted in man. A comparison of the distribution of local anesthetic agents between plasma and red blood cells reveals distinct differences between the various drugs. A correlation exists between the degree of plasma-protein binding and the plasma/erythrocyte (P/E) ratio of the different agents. Bupivacaine and etidocaine are approximately 95% bound to plasma proteins and demonstrate plasma/erythrocyte ratios of 7.5 to 8.0. On the other hand, prilocaine which has a P/E ratio of 0.88% to 55% bound to plasma proteins. Ludocaine and mepivacaine are intermediate in terms of plasma protein binding (64% to 77%) and plasma/erythrocyte distribution (1.34–2.6) [13, 14]. Anesthetic levels in peripheral arteries and veins are also indicative of the distributive properties of the different drugs. For example, simultaneous measurements of samples from the brachial artery and the antecubital vein show a venous-arterial blood concentration ratio of 0.73 for lidocaine and 0.47 for prilocaine [13]. Thus, the rate of diffusion into muscle is considerably faster for prilocaine than for lidocaine, which would account, in part, for the lower blood levels observed with prilocaine.

A specific distribution situation of clinical significance involves the placental transfer of local anesthetic agents. It is generally accepted that local anesthetic agents cross the placenta by passive diffusion. However, the rate and degree of diffusion vary significantly among agents and appear to be directly correlated with the degree of plasma protein-binding [15]. Bupivacaine and etidocaine have the lowest value (0.4–0.44) for umbilical vein/maternal blood ratios (UV/M) and are the agents which are most highly protein bound (95%). Prilocaine shows the highest UV/M ratio (1.0–1.18) and is the least protein bound (55%). Lidocaine and mepivacaine occupy intermediate positions with regard to both their degree of placental transfer, i.e., UV/M ratios of 0.52–0.71 and their binding to plasma proteins (64%–77%). The relationship between placental transfer and protein-binding of local anesthetic agents may be clinically important in terms of accumulation of local anesthetic agents in the fetus, particularly during periods of prolonged labor.

3. Metabolism and Excretion

The pattern of metabolism of local anesthetic agents varies according to their chemical classification. Those agents which belong to the ester or procaine-like class undergo hydrolysis in plasma by the enzyme, pseudocholinesterase [16]. The rate of metabolism may vary markedly between agents in the same chemical class. Thus, chloroprocaine shows the most rapid rate of hydrolysis (4.7 μmole/ml/hr) as compared to a rate of 1.1 μmole/ml/hr for procaine and 0.3 μmole/ml/hr for tetracaine. The toxicity of these agents is inversely proportional to their rate of degradation. Chloroprocaine, which undergoes the most rapid rate of hydrolysis, is the least toxic of the ester-type agents, whereas tetracaine, which shows the slowest rate of hydrolysis, is the most toxic agent.

With regard to excretion, less than 2% of unchanged procaine is found in urine [17]. Approximately 90% of para-aminobenzoic acid, which is the primary metabolite of procaine, appears in urine. On the other hand, only 33% of diethylaminoethanol, the other major metabolite of procaine, is excreted unchanged.

Those local anesthetic compounds which belong to the amide or lidocaine-like series undergo enzymatic degradation primarily in the liver [11]. The rate of hepatic degradation may vary between compounds which, in turn, may influence the toxicity of the specific agents. Prilocaine undergoes the most rapid rate of hepatic metabolism and is the least toxic of the amide-type local anesthetics [18]. Lidocaine is metabolized somewhat more rapidly than mepivacaine. A study of the relative hepatic clearance of etidocaine and bupivacaine in man indicates a significantly more rapid rate of hepatic clearance and presumably metabolism for etidocaine (Table 1, [19]). Some degradation of the amide-type compounds may take place in tissue other than liver. The formation of certain metabolites has been observed following incubation of prilocaine with kudney slices.

The metabolism of the amide-type agents is more complex than that of the ester drugs. Although many of the metabolites of the various amide agents have been identified, the complete metabolic pathways for all the compounds in this class have not been elucidated. Most metabolic studies have been concerned with lidocaine. The main pathway of metabolism with this agent in man appears to involve oxidative de-ethylation of lidocaine to monoethylglycinexylidide, followed by a subsequent hydrolysis of monoethylglycinexylidide to xylidine [20].

The metabolites of local anesthetic agents are of clinical importance, since they may exert both pharmacological and toxicological effects similar to the parent compounds. In certain clinical conditions (e.g., renal or cardiac failure), these metabolites might accumulate, causing toxicity. The monoethylclycinexylidide derivative of lidocaine has been shown to possess toxicological properties of a similar but weaker nature than that of the parent compound, ludocaine
pound, lidocaine [21]. The prime example of a metabolite being responsible for the toxicity of a local anesthetic agent is the occurrence of methemoglobinemia in patients treated with high doses of prilocaine. Prilocaine, itself, is not capable of producing methemoglobin, but o-toluidine, which is one of the main metabolic products of prilocaine, does induce the formation of methemoglobin and is responsible for the methemoglobinemia observed in man.

The excretion of the amide-type local anesthetic drugs occurs by way of the kidney. Less than 5% of the unchanged drugs is excreted via the kidney into the urine. The major portion of the injected agent appears in the urine in the form of various metabolites. The renal clearance of the amide local anesthetic agents appears to be inversely related to their protein-binding capacity [22]. Prilocaine, which has a lower protein-binding capacity than lidocaine has a substantially higher clearance value than lidocaine. Renal clearance also is inversely proportional to the pH of urine, suggesting that urinary excretion of these agents occurs by nonionic diffusion. This may have clinical implications, since urinary acidification may provide a means of increasing the excretion of local anesthetic agents in patients in whom toxic symptoms appear.

4. Pharmacokinetic Alterations by Patient Status

Patient age may influence the physiological dispositon of local anesthetics. A comparison has been made of the half-life of lidocaine following intravenous administration in two groups of human volunteers. The young group, i.e., 22–26 years, showed a mean half-life of 80.6 minutes for lidocaine. The old group, i.e., 61–71 years, demonstrated a significantly prolonged lidocaine half-life of 138.6 minutes [23].

The rate of degradation of the amide-type of local anesthetic agents will be influenced by the hepatic status of the individual patient [24]. In those patients in whom liver blood flow is abnormally low or in whom liver function is poor or non-existent, significantly higher blood levels of the amide agents occur. A comparative study of the half-life of lidocaine in normal volunteers and patients with chronic hepatitis revealed the following: An average lidocaine half-life of 1.4 hours was observed in the normal volunteers, whereas the patients with chronic hepatitis demonstrated an average half-life of 7.3 hours [24]. It has also been shown that the rate of lidocaine disappearance from blood is markedly prolonged in patients with congestive heart failure [25]. Similar rates of intravenous infusion of lidocaine results in significantly higher levels in patients with cardiac failure compared to patients with normal cardiovascular function.

Summary

The physiological disposition of local anesthetic agents can be summarized as follows: (1) complete absorption from the site of injection into the central vascular compartment; (2) redistribution throughout total body water according to a 2- or 3-compartment pharmacokinetic model, with the rate of tissue redistribution varying as a function of such physicochemical properties as protein-binding capacity and lipid solubility; (3) metabolism of the ester-type agents in blood by the enzyme, pseudocholinesterase, with amide agents undergoing degradation primarily in the liver; (4) excretion of the remaining unchanged drug and metabolites via the kidney into the urine.

The metabolism and elimination of local anesthetic agents can be significantly influenced by the clinical status of the patient which, in turn, may effect the potential toxicity of this class of compounds. For example, the average half-life of lidocaine in blood in normal subjects is markedly prolonged in patients with significant degree of cardiac failure. The rate of hydrolysis of the ester agents is decreased in patients with atypical forms of the enzyme, pseudocholinesterase, while hepatic dysfunction will result in an accumulation of the amide-type local anesthetic agents. The kidney is the prime excretory organ for both unchanged drug and the metabolites of local anesthetic agents. A significant impairment of renal function may result in increased blood levels of metabolites which may cause adverse systemic effects.

References

1. Scott DB, Jebson PJR, Braid DP, Ortengren B, Frisch P (1972) Factors affecting plasma levels of lignocaine and prilocaine. Br J Anaesth 44:1040
2. Giasi R, D'Agostino E, Covino BG (in press) Absorption of lidocaine from the subarachnoid and epidural space. Anesth Analg

3. Åström A, Persson NH (1961) The toxicity of some local anesthetics after application on different mucous membranes and its relation to anesthetic action on the nasal mucosa of the rabbit. J Pharmacol Exp Ther 132:87
4. Adriani J, Campbell D (1956) Fatalities following topical application of local anesthetics to mucous membranes. JAMA 162:1527
5. Chu SS, Rah KH, Brannan MD, Cohen JL (1975) Plasma concentration of lidocaine after endotracheal spray. Anesth Analg (Cleve) 54:438
6. Viegas O, Stoelting RK (1975) Lidocaine in arterial blood after laryngotracheal administration. Anesthesiology 43:491
7. Tucker GT, Moore DC, Bridenbaugh PO, Bridenbaugh LD, Thompson GE (1972) Systemic absorption of mepivacaine in commonly used regional block procedures. Anesthesiology 37:277
8. Stanton-Hicks M, Berges PU, Bonica JJ (1973) Circulatory effects of peridural block. IV. Comparison of the effects of epinephrine and phenylephrine. Anesthesiology 39:308
9. Dhunér K-G, Lewis DH (1966) Effect of local anesthetics and vasoconstrictors upon regional blood flow. Acta Anaesthesiol Scand (Suppl) 23:347
10. Tucker GT, Mather LE (1975) Pharmacokinetics of local anesthetic agents. Br J Anaesth (Suppl) 47:213
11. Åkerman B, Åström A, Ross S, Telč A (1966) Studies on the absorption, distribution and metabolism of labelled prilocaine and lidocaine in some animal species. Acta Pharmacol Toxicol (Kbh) 24: 389
12. Katz J (1968) The distribution of ^{14}C-Labelled lidocaine injection intravenously in the rat. Anesthesiology 29:249
13. Eriksson E, Engelsson S, Wahlqvist S, Örtengren B (1966) Study of the intravenous toxicity in man and some in vitro studies on the distribution and absorbability. Acta Chir Scand (Suppl) 358:25
14. Tucker GT, Boyes RN, Bridenbaugh PO, Moore DC (1970) Binding of anilidetype local anesthetics in human plasma: I. Relationships between binding physiocochemical properties, and anesthetic activity. Anesthesiology 33:287
15. Covino BG (1971) Comparative clinical pharmacology of local anesthetic agents. Anesthesiology 35: 158
16. Foldes FF, Davidson GM, Duncalf D, Kuwabara S (1965) The intravenous toxicity of local anesthetic agents in man. Clin Pharmacol Ther 6:328
17. Brodie BB, Lief PA, Poet R (1948) The fate of procaine in man following its intravenous administration and methods for the estimation of procaine and diethylaminoethanol. J Pharmacol Exp Ther 94:359
18. Åkerman B, Åström A, Ross S, Telč A (1966) Studies on the absorption, distribution, and metabolism of labelled prilocaine and lidocaine in some animal species. Acta Pharmacol Toxicol (Kbh) 24: 389
19. Tucker GT, Wiklund L, Berlin-Wahlén A, Mather LE (1977) Hepatic clearance of local anesthetic in man. J Pharmacokinetics and Biopharmaceutics 5:111
20. Keenaghan JB, Boyes RN (1972) The tissue distribution, metabolism and excretion of lidocaine in rats, guinea pigs, dogs and man. J Pharmacol Exp Ther 180:454
21. Smith ER, Duce BR (1971) The acute antiarrhythmic and toxic effects in mice and dogs of 2-ethylamino-2'-acetoxylidine (L-86), a metabolite of lidocaine. J Pharmacol Exp Ther 179:580
22. Eriksson E, Granberg P-O (1965) Studies on the renal excretion of Citanest and Xylocaine. Acta Anaesthesiol Scand (Suppl) 16:79
23. Nation RL, Triggs EJ, Selig M (1977) Lignocaine kinetics in cardiac patients and aged subjects. Br J Clin Pharmac 4:439
24. Prescott LF, Forrest JAH, Adjepon-Yamoah KK, Finlayson NDC (1975) Drug metabolism in liver disease. J Clin Pathol (Suppl) 28:62
25. Thomson PD, Rowland M, Melmon KL (1971) The influence of heart failure, liver disease and renal failure on the disposition of lidocaine in man. Am Heart J 82:417

Discussion:

Bochard: Is the role of the stereo isomerism for the metabolism for all the local anaesthetics unique or are there differences between the different substances?
Covino: You can form isomeres of all local anaesthetics and there appear to be differences in their toxicity which probably represent differences also in their metabolism. This has been studied for mepivacaine and bupivacaine. It has not been studied very well with etidocaine. But there does appear to be stereospecificity that does effect the pharmacokinetics and the toxicity.
Borchard: You referred to the mixture of both forms?
Covino: Yes, all these data are on racemic mixture of the drugs.

Pharmakokinetik und Metabolismus von Bupivacain

R. Dennhardt

In den vorausgegangenen Referaten sind die pharmakokinetischen Charakteristika der Lokalanästhetika in hervorragender Weise dargestellt worden. Ich möchte mich deshalb darauf beschränken, das von uns entwickelte tierexperimentelle Modell vorzustellen und an Hand einiger Ergebnisse dessen Möglichkeiten und Aussagekraft demonstrieren. Im weiteren werde ich über eigene experimentelle Ergebnisse zum Metabolismus von Bupivacain bei der Ratte und beim Menschen berichten.

Eine Allgemeinnarkose hat Auswirkungen auf fast alle Funktionssysteme des Organismus und beeinflußt dementsprechend auch das Verhalten von Pharmaka [1, 2, 3, 5]. Die von uns verwandte Technik erlaubt Untersuchungen ohne diese beeinflussenden Faktoren.

Methodik

Die Untersuchungen werden an 250–280 g schweren Ratten durchgeführt, denen zuvor Verweilkatheter in Aorta, V. cava inf., V. portae und V. hepatica einoperiert wurden (Abb. 1a, b); außerdem wurde ein Duodenalkatheter und bei einigen Tieren eine extrakorporale Choledochusschlinge gelegt.

Frühestens am 3. postoperativen Tag wird den Tieren Bupivacain entweder intravenös in einer Dosis von 5 mg/kg KG oder enteral (20 mg/kg KG) über 1 min appliziert. 2, 5, 15, 30, 60, 90 und 120 min nach Injektionsende werden Blutproben aus den genannten Gefäßen entnommen. Nach Aufarbeitung der Proben erfolgt deren gaschromatographische Analyse [4].

Ergebnisse

Wird eine Bupivacain-Menge von 20 mg/kg KG enteral gegeben und werden die Konzentrationen im arteriellen System verfolgt, so ergibt sich das in Abb. 2 dargestellte Bild. Der Blutspiegel von Bupivacain steigt bis zur 15. min auf 7,9 μg/ml an, um danach zunächst stark bis zur 60. min (1,8 μg/ml), dann langsamer abzufallen. Stellt man diese Werte halblogarithmisch dar (Abb. 3), so sieht man, daß die Konzentrationskurve zunächst steil ansteigt und ein Maximum durchläuft, um nach 20 min in einen linear abfallenden Schenkel überzugehen. Aus diesem linearen Teil errechnet sich eine Eliminationskonstante für Bupivacain von 1,50/h und eine Halbwertzeit $t_{50\%}$ von 0,462 h.

In Abb. 4 sind die gleichzeitig gemessenen Bupivacain-Konzentrationen in Aorta, V. portae und V. hepatica aufgetragen. Die in den einzelnen Gefäßregionen ermittelten Konzentrationen unterscheiden sich sowohl bezüglich ihres zeitlichen Verlaufs als auch in den Spitzenwerten. Nach dem Konzentrationsmaximum in der V. portae zwischen 2 und 5 Minuten findet sich dies für die V. hepatica nach 10 min und in der Aorta nach 13 Minuten.

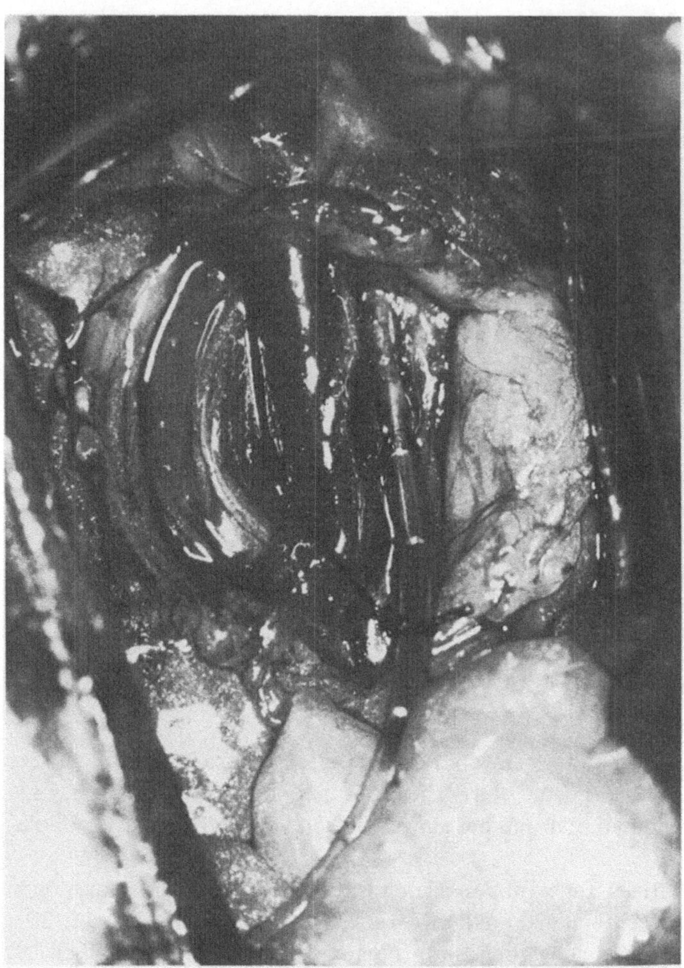

Abb. 1a. Operationssitus an der Ratte mit implantiertem Katheter in der Aorta abdominalis

In Abb. 5 ist die in der Galle ausgeschiedene Substanzmenge von reinem Bupivacain beispielhaft an einem Versuch von insgesamt 24 zusammen mit dem Konzentrationsverlauf in der V. portae aufgetragen. Die ausgeschiedene Menge Bupivacain ist mit 57 μg sehr gering. Sie zeigt offenbar eine Dosisabhängigkeit.

Daraus kann geschlossen werden, daß der Sekretion von nativem Bupivacain über die Galle unter normalen Bedingungen nur geringe Bedeutung zukommt; dementsprechend kann ein entero-hepatischer Kreislauf von Bupivacain vernachlässigt werden. Dies steht allerdings nicht in Übereinstimmung mit den Befunden von Goehl, der über 24 Std. bei der Ratte eine biliäre Ausscheidung von 54% beobachtete.

Die demonstrierten Kurvenverläufe im arteriellen System entsprechen denjenigen Befunden, die Tucker und Boas, Scott et al. und Tucker et al. an Patienten und freiwilligen Versuchspersonen nach intravenöser Infusion von Xylocain, Etidocain und Bupivacain gewinnen konnten. Die von uns berechnete Eliminationskonstante $K_2 = 1{,}50/h$ weist darauf hin, daß die Elimination bei der Ratte erheblich schneller als beim Menschen verläuft.

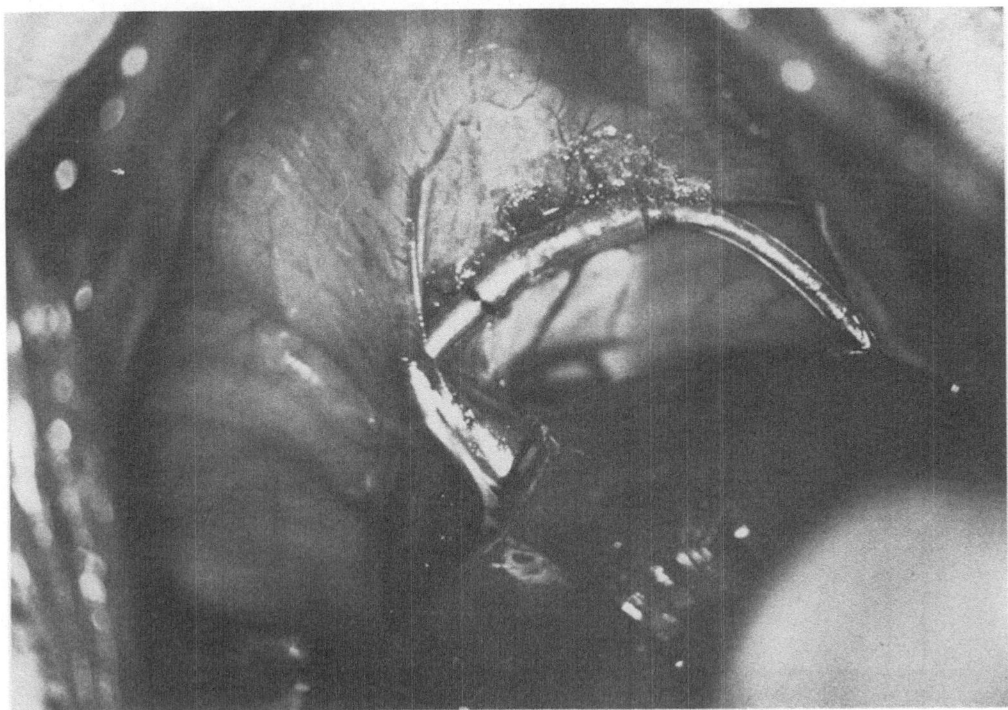

Abb. 1b. Operationssitus an der Ratte mit implantiertem Vena hepatica-Katheter

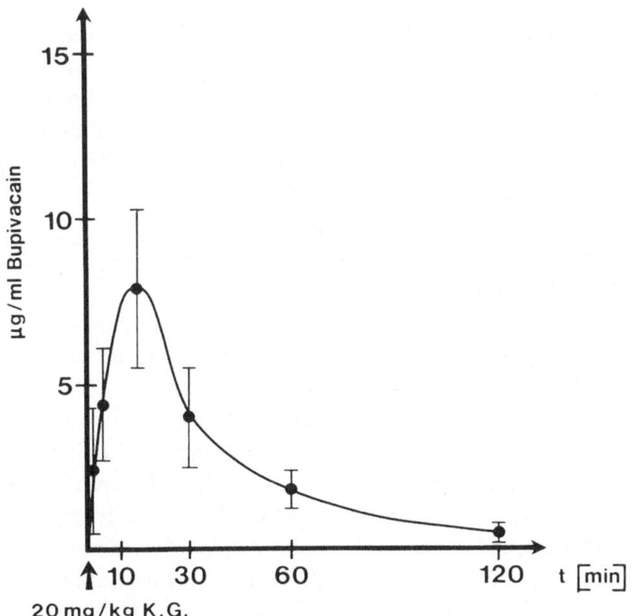

Abb. 2. Konzentrationsverlauf von Bupivacain in der Aorta nach enteraler Gabe von 20 mg/kg KG, lineare Darstellung

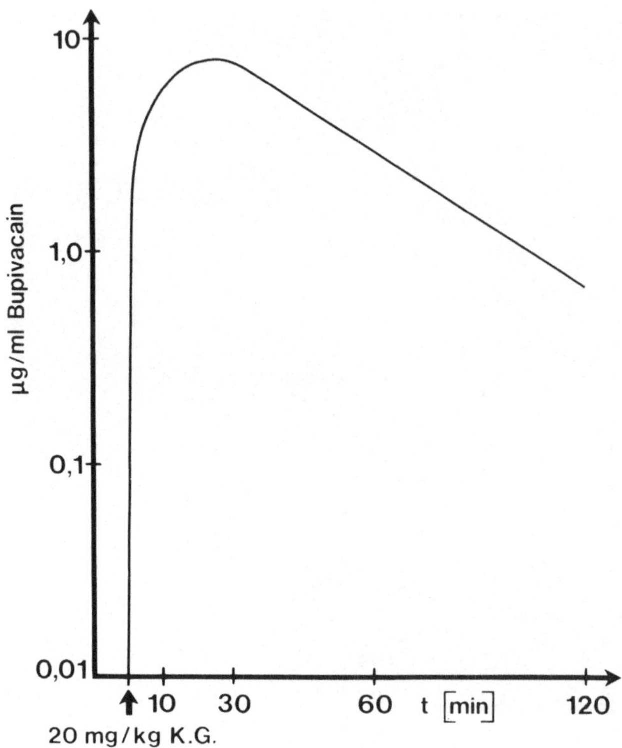

Abb. 3. Halblogarithmische Darstellung der Werte von Abb. 2

Unter Berücksichtigung der Durchblutung der Leber läßt sich das Verhältnis zwischen Bupivacain-Angebot an die Leber und dem verstoffwechselten und ausgeschiedenen Anteil bestimmen. 20,3% werden dem Blutstrom bei der Passage durch die Leber in der ersten Stunde entzogen. Die hepatische Bupivacain-Clearance als Produkt aus dem Extraktionsquotienten E und der Leberdurchblutung Q ergibt einen Wert von 12 ml/kg · min. Dieser Wert stimmt sehr gut mit dem von Irestedt et al. beim Hund gefundenen überein.

Bei der gaschromatographischen Analyse von Urinproben fiel auf, daß in Abhängigkeit von der Zeit sich neben dem Bupivacain-Peak zwei weitere Peaks fanden (Abb. 6). Dies war Anlaß für uns, den Urin auf Bupivacain-Metabolite hin zu untersuchen [4].

Zur Probengewinnung wurde bei 40 Tieren nach intraduodenaler Dauerinfusion einer Lösung, die sich aus 750 mg Bupivacain, 1 g Ascorbinsäure und 4,5 g NaCl pro Liter zusammensetzte, Urin über einen Blasenkatheter gewonnen. Die Infusionsraten lagen zwischen 4,5 und 9 ml/h. Insgesamt wurden 8 l Urin gesammelt. Das gesamte Urinvolumen wurde mit Hilfe einer Gefriertrocknungsanlage auf ein Volumen von etwa 300 ml eingeengt. Die weitere Aufarbeitung führte zur Gewinnung von 109 mg Rohmetaboliten, die als freie Basen oder Salze vorlagen. Abb. 7 zeigt die gaschromatographische Analyse des alkalischen Extraktes („freie Basen/Salze"); er enthält 5 Fraktionen. N ist ein später nicht zu identifizierender Peak. Abb. 8 zeigt die Auftrennung des sauren Hydrolysats. In diesem Konjugate-Gemisch sind ebenfalls 5 Fraktionen enthalten, die 85% des Rohgemisches entsprechen. Der Rest ist unspezifischer Background. Die Rohgemische wurden dann säulenchromatographisch gereinigt. Die anschließende Strukturermittlung erfolgte massenspektrometrisch durch Kernreso-

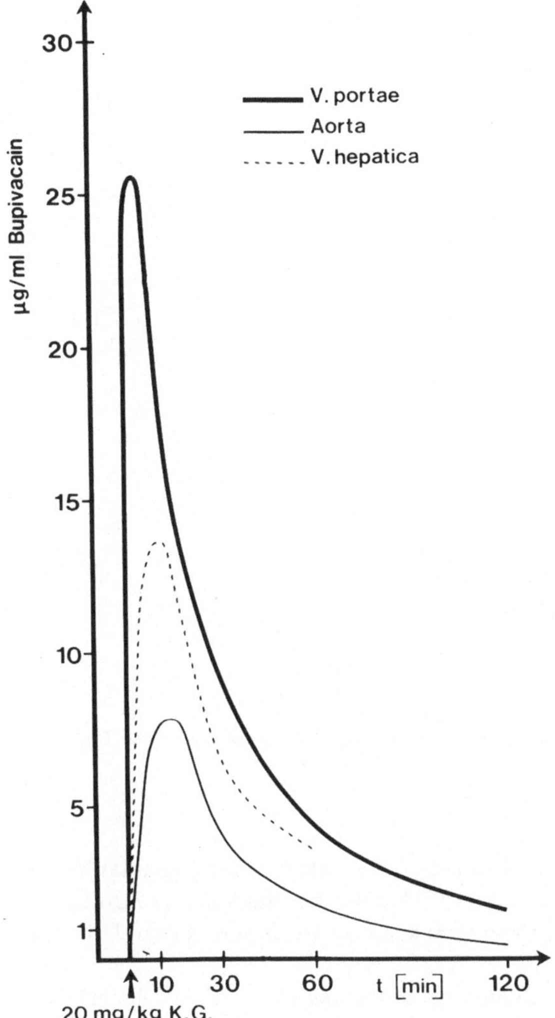

Abb. 4. Konzentrationsverläufe von Bupivacain in Aorta, V. portae und V. hepatica

nanzspektroskopie sowie bei einem Metabolit durch Infrarotspektroskopie. Auf der Abb. 9 sind die chemischen Strukturen der ermittelten Metabolite dargestellt. M_1 weist ein Molekulargewicht von 184,1 auf; dies könnte dem N-Butylpiperidin-2-carbonsäureamid entsprechen. M_2 ist Desbutyl-Bupivacain, M_3 und M_4 sind am Piperidinring monohydroxilierte Isomere. M_5 ist 3'-Hydroxy-Bupivacain.

Zur Klärung der Frage, ob die gefundenen Substanzen eventuelle Artefakte der Säurehydrolyse sind, wurde Bupivacain-Reinsubstanz den gleichen Hydrolysebedingungen wie die Konjugate-Mischung unterworfen. Bupivacain ist unter den durchgeführten Hydrolysebedingungen absolut beständig.

Es stellt sich die Frage, ob diese oder ähnliche Metabolite beim Menschen zu finden sind. Lediglich Desbutyl-Bupivacain wurde von Reynold [7] beim Menschen bisher nachgewiesen.

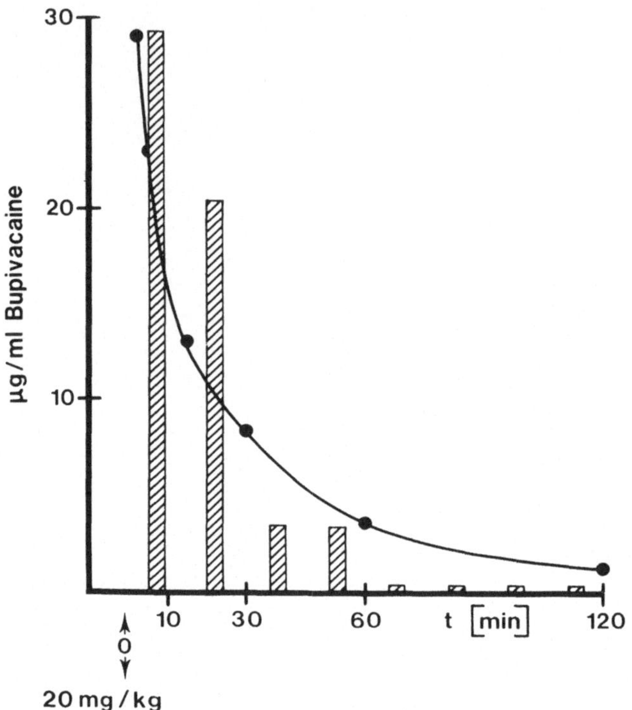

Abb. 5. Biliäre Ausscheidung von nativem Bupivacain nach 20 mg/kg KG. Einzelversuch. Kurve: Bupivacain-Konzentration in der V. portae

Zur Identifizierung von möglichen Metaboliten beim Menschen wählten wir folgendes Vorgehen: Wir sammelten bei Patienten mit einer Katheter-PDA unter kontinuierlicher Zufuhr von 7,5 mg/h Bupivacain den Urin über 3 Tage. Er wurde in analoger Weise zum Ratten-Urin aufgearbeitet.

Die gaschromatographische Analyse des alkalischen Extraktes ist in Abb. 10 dargestellt. Zur Identifizierung der Peaks benutzten wir die Reinsubstanzen, die wir in den Rattenversuchen gewonnen hatten. Wir analysierten sie im Gaschromatographen unter den gleichen Bedingungen bzw. überspritzten mit ihnen das Chromatogramm vom menschlichen Urin. Es zeigen sich dieselben Metabolite wie bei der Ratte; außerdem ist zu vermuten, daß beim Menschen noch 4'-Hydroxy-Bupivacain auftritt.

Gerade die Untersuchungen über den Metabolismus bestätigen uns in unserem Vorgehen, die tierexperimentellen Untersuchungen als Grundlage für gezielte Fragestellungen bezüglich der Pharmakokinetik und des Metabolismus der Lokalanästhetika beim Menschen vorauszuschicken.

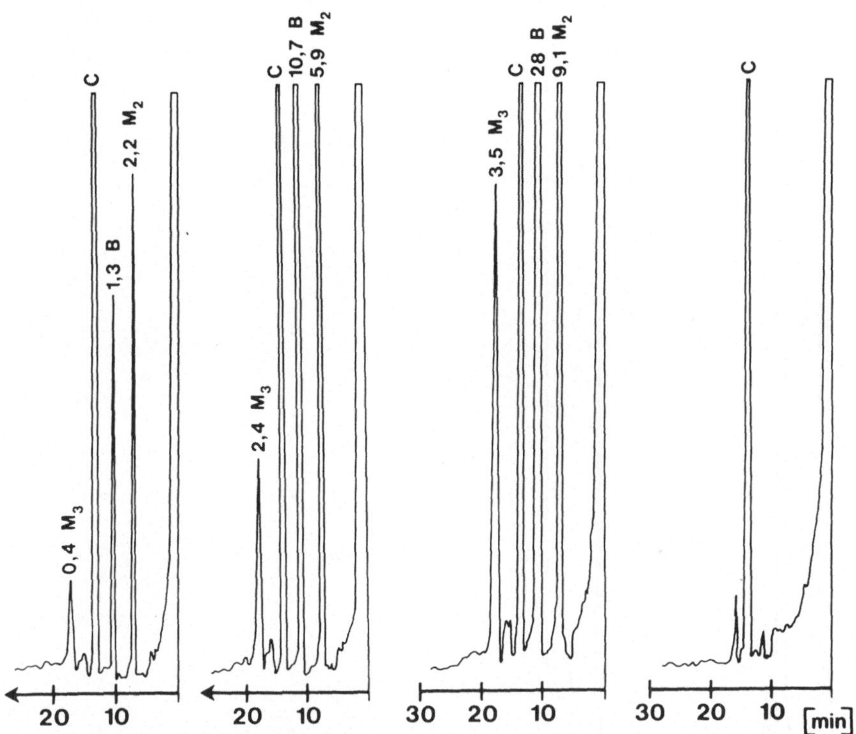

Abb. 6. Gaschromatographische Urin-Analysen. Die Proben wurden (von rechts nach links) vor, nach 30 min, nach 60 min und nach 170 min gesammelt. B = Bupivacain, C =Cyproheptadin (Standard), M_2, M_3 = Metabolite. Zahlen: Impulse in Mill.

Zusammenfassung

Es wurde eine tierexperimentelle Versuchsanordnung beschrieben, bei der an nicht narkotisierten Ratten die Blut-, Galle- und Urin-Konzentrationen von Bupivacain verfolgt werden können. Es lassen sich so pharmakokinetische Daten wie auch Clearance-Werte für den Gesamtorganismus und Teilkreisläufe gewinnen.

Untersuchungen über den Metabolismus von Bupivacain führten zur Identifizierung von 5 Metaboliten, die sowohl bei der Ratte wie auch beim Menschen auftreten.

Literatur

1. Bihler K (1969) Anästhesiebedingte Veränderungen der Nierenfunktion und der renalen Elektrolytextraktion. Anästhesist 18:396
2. Brown BR (1972) Effects of inhalation anesthetics on hepatic glucuronid conjugation. A study of the rat in vitro. Anesthesiology 37:483
3. Crout JR (1971) A comparative study of the effects of five general anesthetics on myocardial contractility. Anesthesiology 34:236
4. Dennhardt R, Fricke M, Stöckert G (1978) Tierexperimentelle Untersuchungen zu Metabolismus und Verteilung von Bupivacain. I. Methodik und Metabolismus. Regional-Anaesthesie 1:59

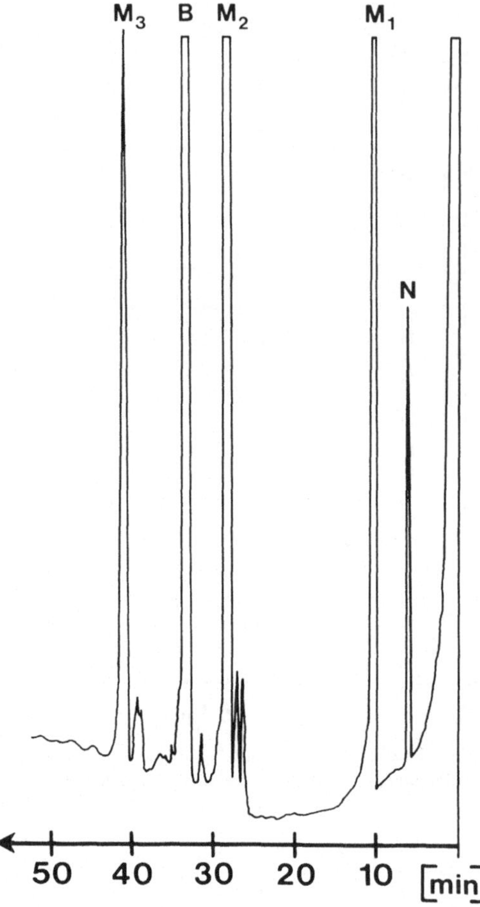

Abb. 7. Gaschromatographische Analyse des alkalischen Extrakts. B = Bupivacain; M_1, M_2, M_3, M_4, M_5 = Metabolite, N = nicht identifizierter Peak

5. Hansson E, Hoffman P, Kristerson L (1965) Fate of mepivacaine in the body. II. Excretion and biotransformation. Acta Pharmacol Toxicol 22:205
6. Irestedt L, Andreen M, Belfrage P (1976) Uptake of bupivacaine (Marcain) in liver and lung after (Marcain) and etidocaine (Duranest) in man. Brit J Anaesth 45:1010
7. Reynold F (1971) Metabolism and excretion of bupivacaine in man. A comparison with mepivacaine. Brit J Anaesth 43:33
8. Scott DB, Jebson PJR, Boyes RN (1973) Pharmacokinetic study of local anaesthetics bupivacaine (Marcain) and etidocaine (Duranest) in man. Brit J Anaesth 45:1010
9. Tucker GT, Boas RA (1971) Pharmacokinetic aspects of intravenous regional anaesthesia. Anesthesiology 34:538
10. Tucker GT, Mather LE (1975) Pharmacokinetics of local anesthetic agents. Brit J Anaesth 47:213

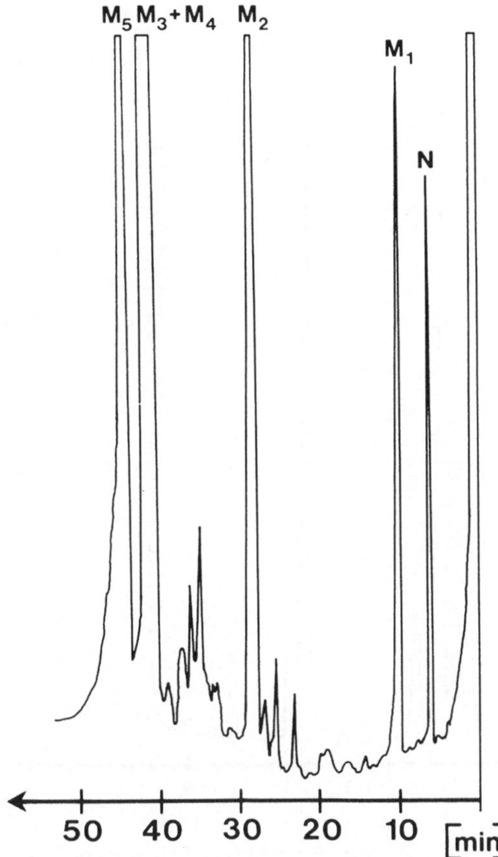

Abb. 8. Gaschromatographische Analyse des Hydrolysats. Weitere Erläuterungen siehe Abb. 7

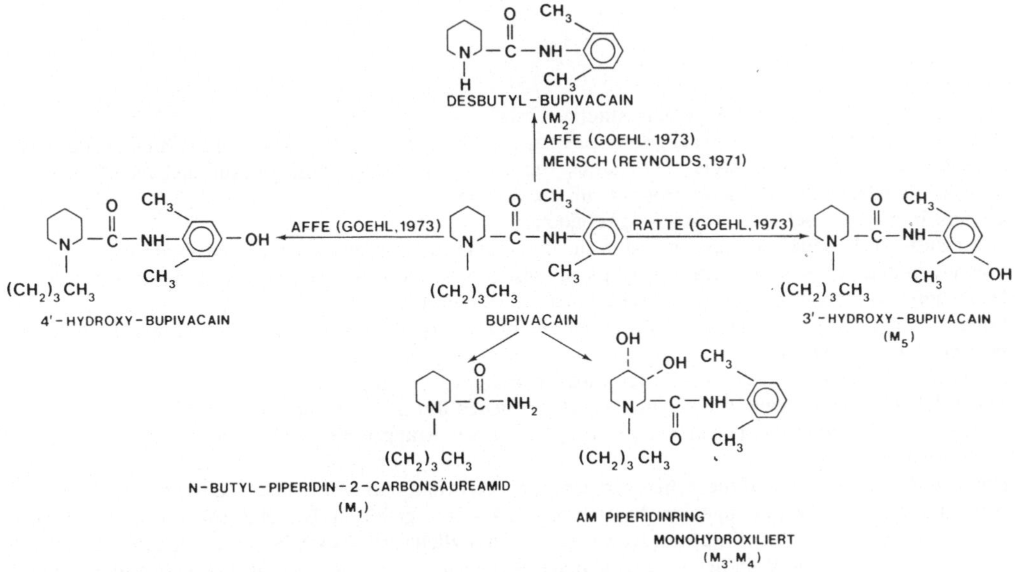

DESBUTYL-BUPIVACAIN
(M_2)
AFFE (GOEHL, 1973)
MENSCH (REYNOLDS, 1971)

AFFE (GOEHL, 1973)
RATTE (GOEHL, 1973)

4'-HYDROXY-BUPIVACAIN

BUPIVACAIN

3'-HYDROXY-BUPIVACAIN
(M_5)

N-BUTYL-PIPERIDIN-2-CARBONSÄUREAMID
(M_1)

AM PIPERIDINRING
MONOHYDROXILIERT
(M_3, M_4)

Abb. 9. Chemische Struktur von Bupivacain und seinen identifizierten Metaboliten

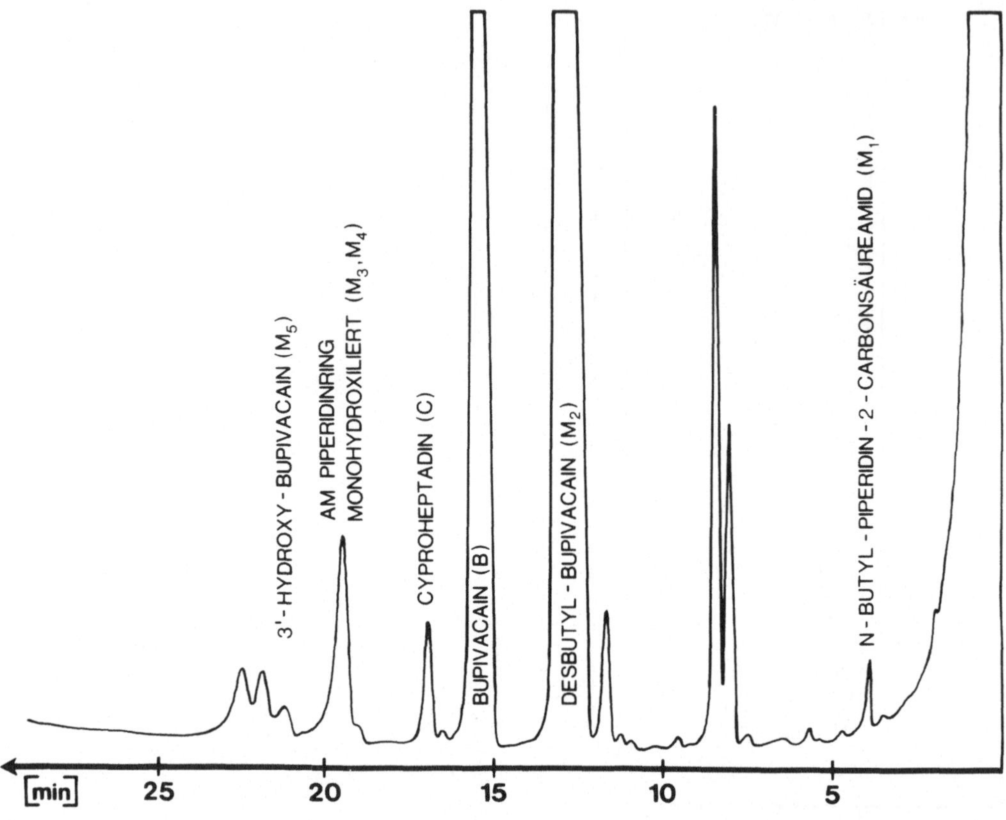

Abb. 10. Gaschromatographische Analyse des alkalischen Extraktes vom menschlichen Urin nach periduraler Bupivacain-Applikation

Diskussion:

Covino: These studies were done in anaesthetized rats?
Dennhardt: No, the rats were awake, not anaesthetized. We have done the experiments three or four days after the operation. The rats were in restraining cages and the catheters came out on the back of the rats, so we could inject and take blood probes from the catheter.
Covino: In which vessel did you make your injection?
Dennhardt: In the vena cava inferior and in the duodenum to look for the hepatic extraction.
Covino: And did you see any sign of toxicity in these rats you were giving 20 mg/kg Bupivacaine?
Dennhardt: Sometimes there was an excitation after 18 minutes.
Covino: I'm just surprised that you didn't see more in the way of convulsions. With that dose I would expect much more toxicity.
Dennhardt: There was no irritation of the cardio-respiratory system, too.
Frage: Ich hätte gerne gewußt, wie groß die entnommenen Blutmengen waren und ob das Volumen ersetzt wurde. Und könnten Sie nähere Angaben über die Bedingungen der gaschromatographischen Trennung machen?
Dennhardt: Ich darf hier auf die Arbeit verweisen, die veröffentlicht worden ist. Wir haben ein Temperaturprogramm von 4°/Minute in einem Bereich von 220° –280° gefahren. Die Blutproben lagen in der Größenordnung von 200–400 Mikroliter. Es wurden grundsätzlich zwei Ratten benutzt. Bei dem Versuchstier wurde das entnommene Volumen von der anderen Ratte substituiert, sodaß praktisch kein Volumendefizit entstand.

Borchard: Sie haben die Ratte hier als Modell herausgestellt. Es ist aber bekannt, daß die Metabolisierung verschiedener Lokalanästhetika anders ist als beim Menschen. Wie sieht das Verhältnis der Parahydroxilierung bei Mensch und Ratte aus? Ist der Prozentsatz eventuell identisch?
Dennhardt: Darüber können wir im Augenblick noch nicht viel sagen. Wir sind froh, diese Metaboliten überhaupt identifiziert zu haben. Wir müssen jetzt Urin sammeln, um Reinsubstanz zum Vergleich zu gewinnen.
Frage: Waren die Bedingungen einigermaßen physiologisch? Waren diese Ratten nicht in einem extremen Streß, der Veränderungen der Leberdurchblutung zur Folge hatte?
Dennhardt: Wir führen dieses Modell nun seit Jahren durch, auch für andere Bedingungen. Z.B. haben wir bei diesen Tieren ADH bestimmt; die ADH-Konzentrationen liegen bei diesen Tieren sowohl vorher als auch unter den Versuchsbedingungen absolut im physiologischen Bereich. Die Durchblutung wird nicht wesentlich beeinflußt. Die Vena cava ist ein sehr großes Gefäß. Und auch die Durchblutung der Aorta ist gewährleistet.
Frage: Warum ist das ADH ein Parameter für den Streß oder die Durchblutung?
Dennhardt: Unter narkotisch-postoperativen Bedingungen können die ADH-Spiegel bis über 100 Picogramm ansteigen, während die Werte, die zu einer maximalen Antidiurese führen, in der Größenordnung von 8–9 Picogramm liegen. Diese Werte sind zumindest ein Parameter für eine Streßsituation.
Borchard: Wie sieht es aus mit einer eventuellen konzentrations-abhängigen Enzymhemmung der Leber, wodurch der Metabolismus durch das Präparat selbst verändert werden könnte? Es ist ja bekannt, daß eine ganze Reihe von Enzymen bei ihren hohen Dosierungen ganz erheblich beeinflußt werden.
Dennhardt: Zur Frage der Enzymhemmung der Leber kann ich derzeit nichts sagen. Es ist auch zu beachten, ob die Durchblutung der Leber verändert wird. Die Durchblutung der Vena portae haben wir nicht gemessen. Wir haben nur die Druckwerte im arteriellen System und in der Pfortader verfolgt und keinerlei Abweichungen von den Ausgangsbedingungen gefunden.
Frage: Wie und wo haben Sie Galle gewonnen?
Dennhardt: Wir haben unmittelbar an der Leberpforte in den Ductus choledochus vor den Mündungen der Pancreasgänge einen P_2-Schlauch eingelegt, den nach außen geführt und im distalen Teil wieder eingeführt.
Frage: Warum haben Sie die intraduodenale der intravasalen Applikation vorgezogen?
Dennhardt: Die intraduodenale Applikation erfolgte, um eine Aussage über die hepatischen Funktionen bezüglich der Elimination zu erhalten und Aussagen über den entero-hepatischen Kreislauf zu bekommen. Außerdem spielt die Applikationsart eigentlich keine Rolle, denn die Dispositionskinetik ist unabhängig von der Zuführung.

The Influence of Liver Circulation on the Pharmacokinetics of Local Anaesthetics

L. Wiklund and A. Berlin-Wahlén

Although local anaesthetic agents are applied close to their site of action they will eventually be absorbed into the systemic circulation. They will then equilibrate with the different tissues where toxic or other effects may be elicited. Simultaneously the elimination of active drug begins. In the case of the amide local anaesthetics this process takes place mainly in the liver and so the relationship between hepatic blood flow and drug metabolism is of special interest as a determinant of systemic toxicity.

In our laboratories a number of experiments have been made on healthy volunteers and patients in order to elucidate the hepatic drug metabolism. The measurements have included sampling of blood for determination of arterio-venous differences of the different indicators and drugs in the femoral artery and in the hepatic vein. So far we have investigated lidocaine, bupivacaine and etidocaine during constant i.v. infusion of these drugs. In addition, the series has included infusion of a placebo. The dosages employed have been 4 $mg.min^{-1}$ of lidocaine, and 2 $mg.min^{-1}$ of bupivacaine and etidocaine (Tucker et al. 1977; Wiklund & Berlin-Wahlén 1977; Wiklund 1977 a, b; Wiklund et al. 1977).

Knowing that the blood concentration of lidocaine varies with hepatic blood flow and cardiac output (Stenson et al. 1971), we were primarily interested in the direct effects on the circulation and energy metabolism of the local anaesthetic drugs. Thus, we measured cardiac output, mean arterial blood pressure, estimated hepatic blood flow, blood gases, acid-base balance and systemic or splanchnic turnover of oxygen, glucose, lactate, glycerol, 3-hydroxybutyrate and free fatty acids. In addition, different variables describing drug elimination were calculated.

Mostly stimulatory circulatory effects were found during the infusion of all three agents, e.g. cardiac output increased (Fig. 1) (except for etidocaine), mean arterial blood pressure increased and so did estimated hepatic blood flow (Fig. 2). The latter variable, however, increased more than cardiac output due to a reduction of the splanchnic vascular resistance (Fig. 2).

During the infusions the plasma or blood concentrations increased (Table 1). The splanchnic uptake of drug was registered as an arterial-hepatic venous difference and, thus, splanchnic extraction and clearance could be determined. As can be seen in Fig. 3 the extraction ratio and clearance were fairly constant for lidocaine and etidocaine while it gradually decreased for bupivacaine. Knowing that metabolism of local anaesthetics is oxidative we were also interested to know if the oxygen uptake or turn-over of energy metabolites in the same region was changed. Our data clearly show that the splanchnic oxygen uptake increased (Fig. 4), the increase is, however, not directly correlated with the blood level or splanchnic clearance of the drug. The splanchnic turn-over of blood-borne energy metabolites was very little changed. The changes were generally of the same kind (Fig. 5, Fig. 6) as can be seen during

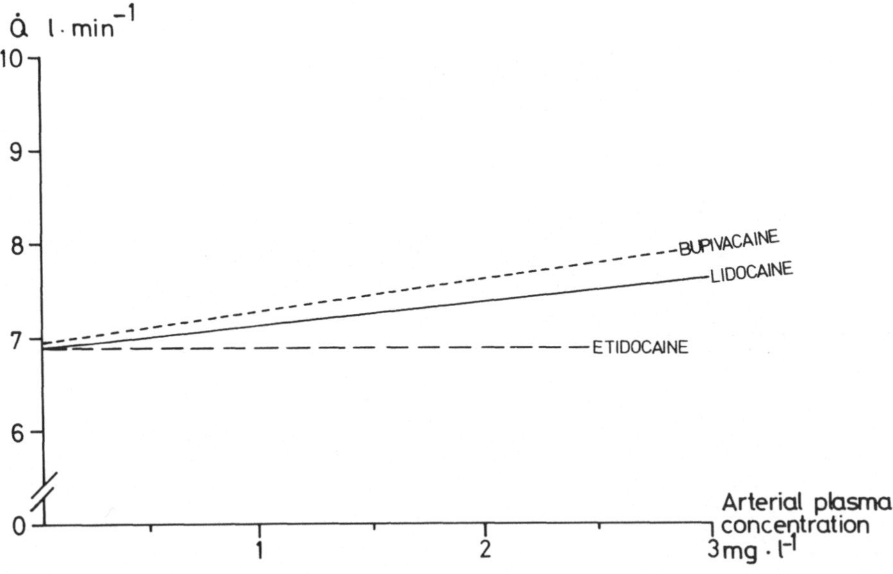

Fig. 1. Diagram showing the correspondence between the arterial plasma concentration of the drugs on the x-axis and cardiac output ($\dot{Q}$) on the y-axis

Table 1. Mean arterial plasma concentrations ($mg \cdot l^{-1}$) of lidocaine, bupivacaine and etidocaine during their constant infusions at dose rates indicated above (for further details see Wiklund 1977 a and b)

	8 min	30 min	60 min	90 min	150 min
Lidocaine 4 mg. min^{-1} (n = 7)	0.96	1.41	1.76	1.96	2.40
Bupivacaine 2 mg. min^{-1} (n = 7)	0,85	1.47	1.96	2.12	2.39
Etidocaine 2 mg. min^{-1} (n = 8)	0.74	1.41	1.81	1.89	1.96

stimulation of the sympathetic nervous system. As the hepatic elimination of drugs also involves hepatic production and release of drug metabolites we have also studied these. So far data are only available for bupivacaine. The hepatic release of the so-called principal metabolite pipecoloxylidide (ppx) corresponded only to between 5% and 10% of the simultaneous uptake of bupivacaine (Fig. 7). Samples of bile collected from patients with a drain in the main bile duct only revealed trace amounts of bupivacaine and ppx during the first three days after intercostal blocks with 100 mg of bupivacaine.

As mentioned above lidocaine infusion during cardiac failure results in low estimated hepatic blood flow and unusually high plasma levels of lidocaine (Stenson et al. 1971). We have also been interested in determining the possible influences of circulatory stimulation. Data from our own clinic collected in connection with a clinical trial of local anaesthetic agents (Engberg et al. 1974) showed that prior subcutaneous injection of the vasopressor ephedrine significantly reduced the duration of analgesia after epidural injection of the experimental

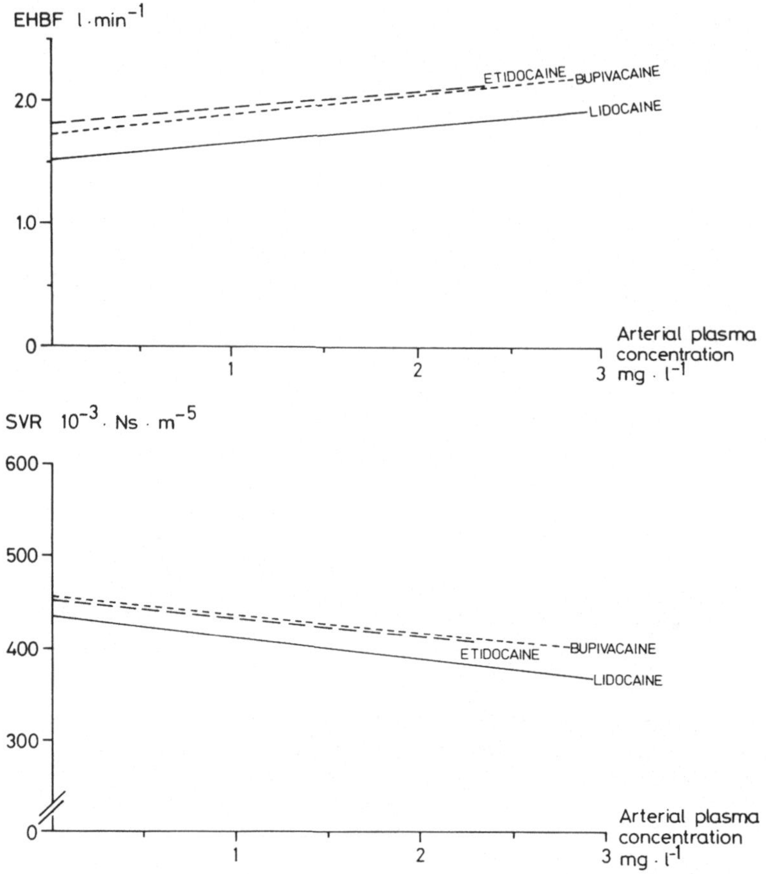

Fig. 2. Diagram showing the correspondence between the arterial plasma concentration of the drugs on the x-axis and estimated hepatic blood flow (EHBF) above, and splanchnic vascular resistance (SVR) below

local anaesthetic HS 37. A plausible explanation for this finding is that the elevation of blood pressure and of cardiac output caused by ephedrine enhances perfusion of the epidural space, thereby increasing the rate of drug absorbtion. As similar plasma levels were observed irrespective of whether prophylactic ephedrine was given, a study was designed in order to determine directly the splanchnic clearance of lidocaine after infection of ephedrine (Wiklund et al. 1977).

The results showed that ephedrine caused an increased cardiac output and estimated hepatic blood flow (Fig. 8), which resulted in a somewhat decreased extraction ratio, but preserved or increased splanchnic clearance of lidocaine (Fig. 9). Hence, in addition to the extraordinary circulatory stability achieved by prophylactic use of ephedrine before high epidural analgesia (Engberg & Wiklund 1978, Wiklund & Engberg 1979), it is now possible to add yet another advantage of ephedrine as vasopressor during local anaesthesia: Safe splanchnic or hepatic elimination of the drug.

Hence, all alterations in cardiac output and estimated hepatic blood flow can be expected to influence the hepatic elimination of local anaesthetic agents in the same direction as

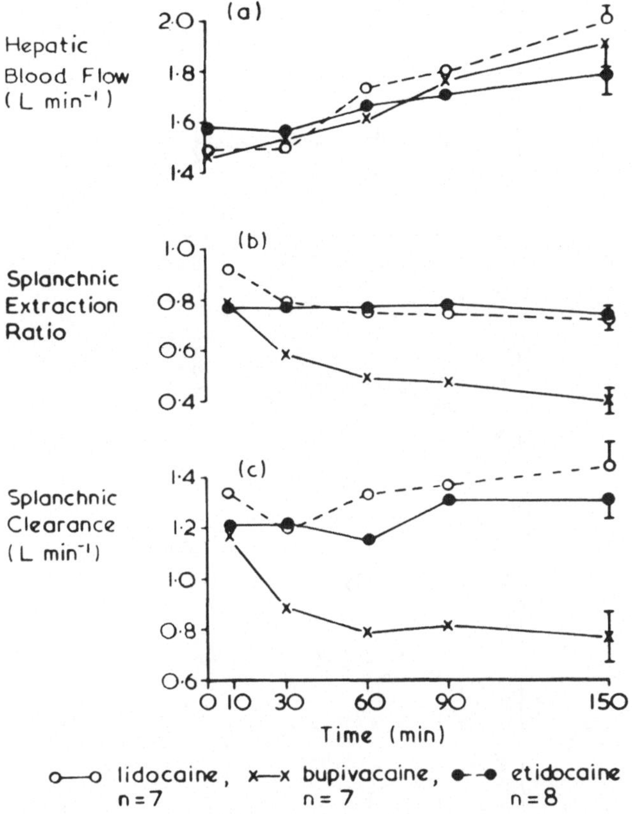

Fig. 3. Mean hepatic blood flows (a), splanchnic extraction ratios (b), and splanchnic clearances (c) of local anesthetics during constant-rate intravenous infusions in man (bars indicate + SEM). By courtesy of J Pharmacokin Biopharm

the change in flow, provided that no hepatic disease is present (Thomson et al. 1973). The question arises whether changes in drug clearance might affect the incidence of toxic side effects. This problem could be illustrated by the two long-acting local anaesthetic agents bupivacaine and etidocaine, the clearance of which is about 760 ml/min and 1320 ml/min, respectively (Tucker et al. 1977). During constant injection of these agents the drug concentration in plasma is increased according to Fig. 10 and Fig. 11. From Fig. 12 it can be seen that toxic plasma levels are achieved for both drugs within 5–8 min when the rate of injection is 10 mg.min^{-1}. Thus, the time lag, before systemic toxic effects appear, is approximately the same despite the difference in clearance and volume of distribution. If the rate of the intravenous injection is still greater (as it is during an inadvertent intravenous injection), the difference between the two drugs is even less. In contrast, when using slow rates of administration – equivalent to small rates of drug absorbtion – there is a big difference between the drugs. The graphs also show that it is possible to infuse continuously about 2 mg.min^{-1} of bupivacaine and almost 4 mg.min^{-1} of etidocaine without significant systemic toxic effects. Thus, during rates of absorption which are similar or slower than these just mentioned, differences in clearance and volume of distribution are of great importance for the risk of acute

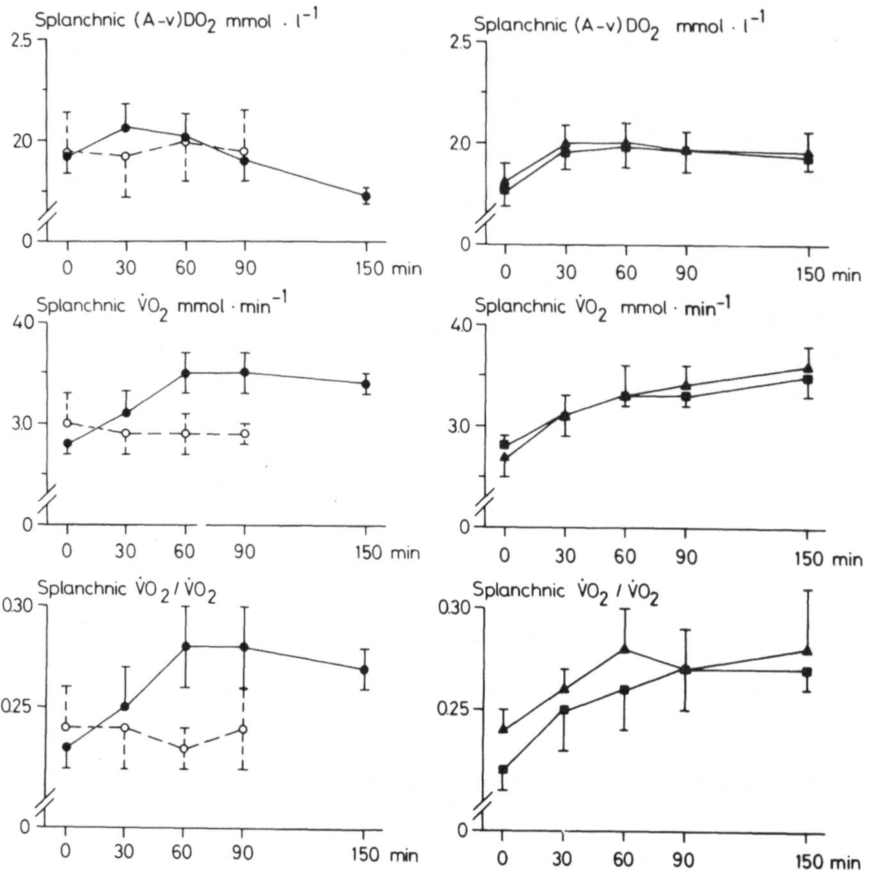

Fig. 4. Splanchnic arteriovenous difference of oxygen (Splanchnic A-V DO_2), splanchnic oxygen uptake (Splanchnic $\dot{V}O_2$) and the quotient between splanchnic and systemic oxygen uptake (Splanchnic $\dot{V}O_2$/ $\dot{V}O_2$) presented as mean values ± the standard error, ●—● representing the lidocaine group, ○--○ the placebo group, ▲—▲ the bupivacaine group and ■—■ the etidocaine group. By courtesy of Acta anaesth scand

toxic effects. In comparison with the absorption of drug that can be calculated from the data of Stanton-Hicks et al. (1976) the margin of safety during epidural analgesia seems to be considerable provided that the local anaesthetic agent is not given intravenously by accident.

Last but not least I would like to emphasize that today considerable amounts of pharmacokinetic data have accumulated. By using this knowledge it is possible to make very good predictions of e.g. plasma or blood levels of local anaesthetics during and after a certain procedure (e.g. Tucker & Mather 1978).

1. Local anaesthetic agents given i.v. cause an increased hepatic blood flow and an increased capacity of drug clearance.
2. Left heart failure often impairs hepatic blood flow causing increased plasma levels of the local anaesthetic drugs and risk of toxic side effects.
3. The vasopressor ephedrine – eliciting both α and β effects on the systemic circulation – also gives preserved or increased clearance of local anaesthetic drugs.

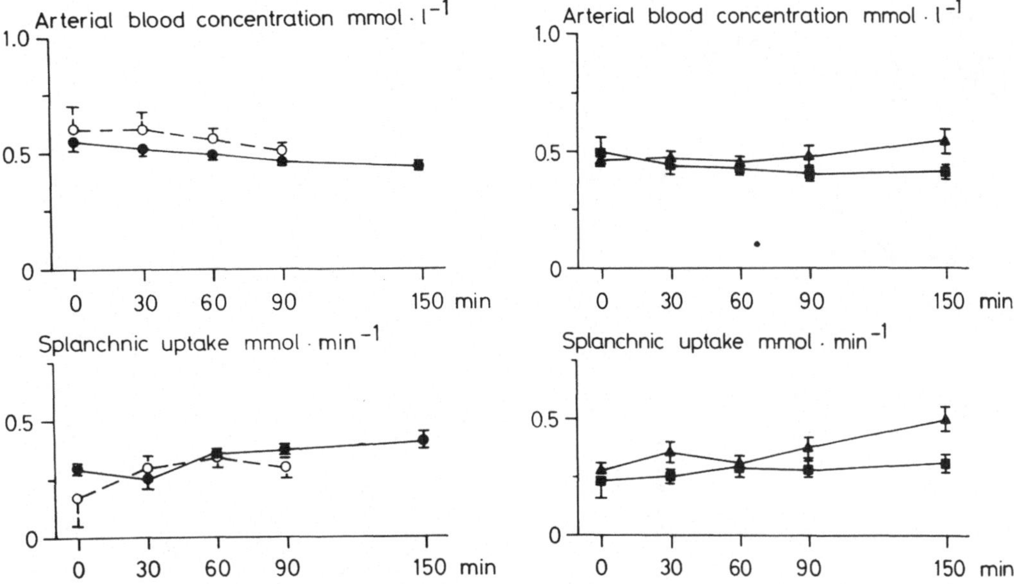

Fig. 5. Arterial blood concentration of lactate (above) and splanchnic uptake of lactate (below) during constant infusion of lidocaine, placebo, bupivacaine and etidocaine. Symbols as in Fig. 4. By courtesy of Acta anaesth scand

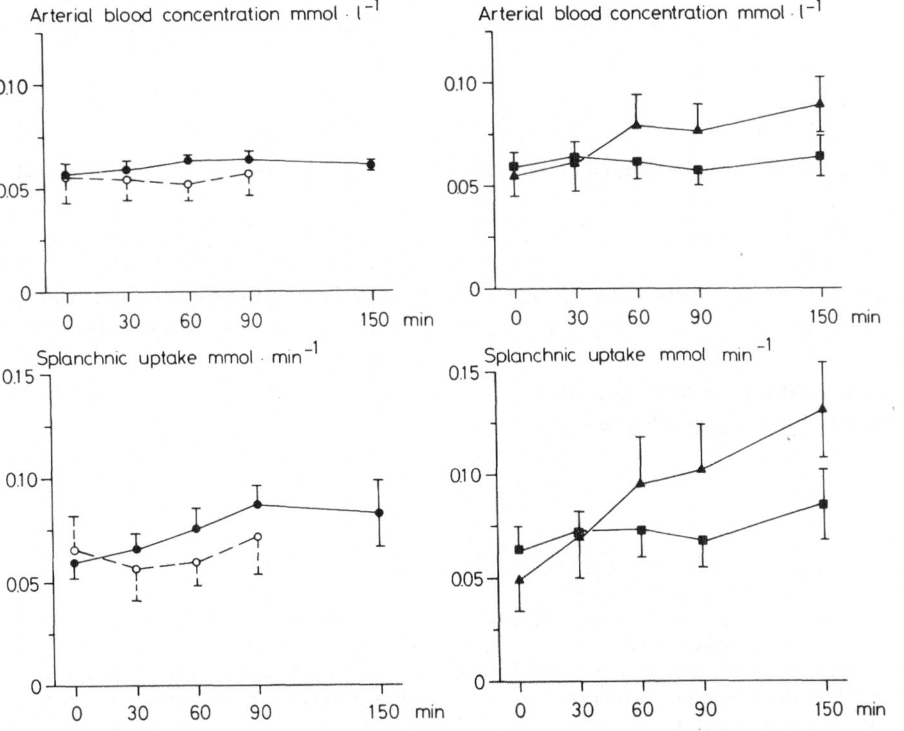

Fig. 6. Arterial blood concentration of glycerol (above) and splanchnic uptake of glycerol (below) during constant infusion of lidocaine, placebo, bupivacaine and etidocaine. Symbols as in Fig. 4. By courtesy of Acta anaesth scand

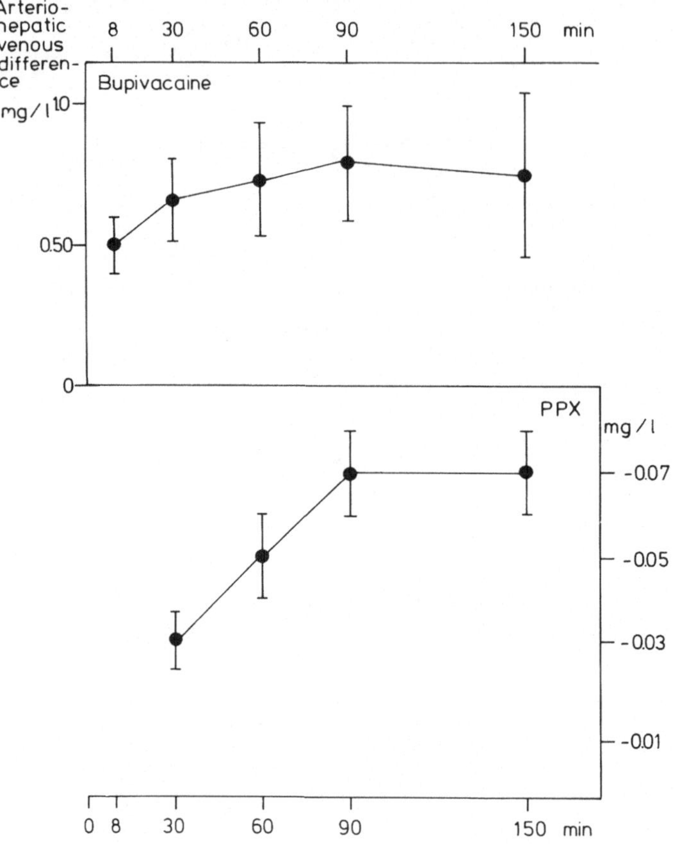

Fig. 7. Simultaneous arterio-hepatic venous differences of bupivacaine (above) and pipecoloxylidide (ppx, below)

4. During local anaesthetic procedures steady states as regards drug distribution are seldom achieved. Hence, the rate for redistribution is more important than the rate of drug elimination.
5. The hepatic clearance of local anaesthetic drugs seems to be sufficient for most clinical procedures and dosages employed.

Literatur

Engberg G, Wiklund L (1978) The use of ephedrine for prevention of arterial hypotension during epidural blockade. Acta anaesth scand Suppl 66:1

Engberg G, Wiklund L (1979) Haemodynamic adaptation during peridural analgesia in elderly patients. In Anaesthesiology and Resuscitation Springer-Verlag Berlin Heidelberg New York

Stanton-Hicks M, Murphy TM, Bonica JJ, Mather LE, Tucker GT (1976) Effects of extradural block: Comparison of the properties, circulatory effects and pharmacokinetics of etidocaine and bupivacaine. Brit J Anaesth 48:575

Stenson RE, Constantino RT, Harrison DC (1971) Interrelationships of hepatic blood flow, cardiac output and blood levels of lidocaine in man. Circulation 43:205

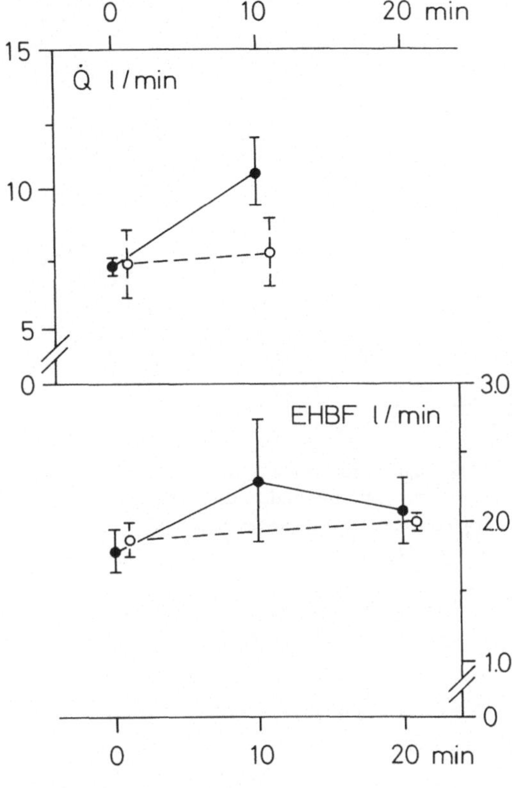

Fig. 8. Cardiac output (Q) and estimated hepatic blood flow (EHBF). •–• with ephedrine; ○--○ without ephedrine. Vertical lines indicate standard error. By courtesy of Acta anaesth scand

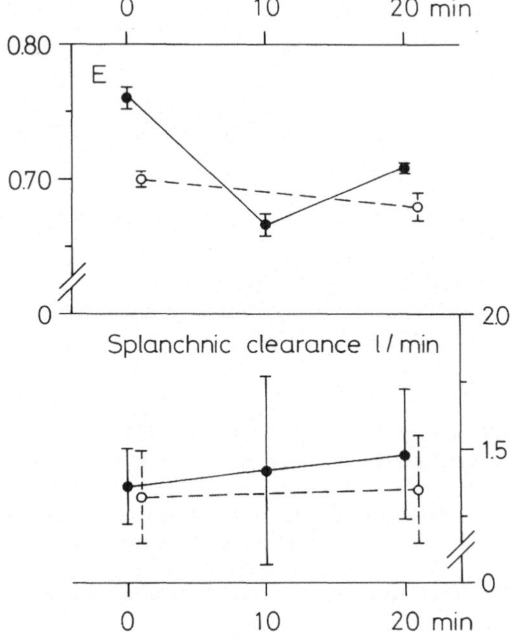

Fig. 9. Splanchnic extraction ratio (E) and splanchnic clearance of lidocaine. •–• with ephedrine; ○--○ without ephedrine. Vertical lines indicate standard error. By courtesy of Acta anaesth scand

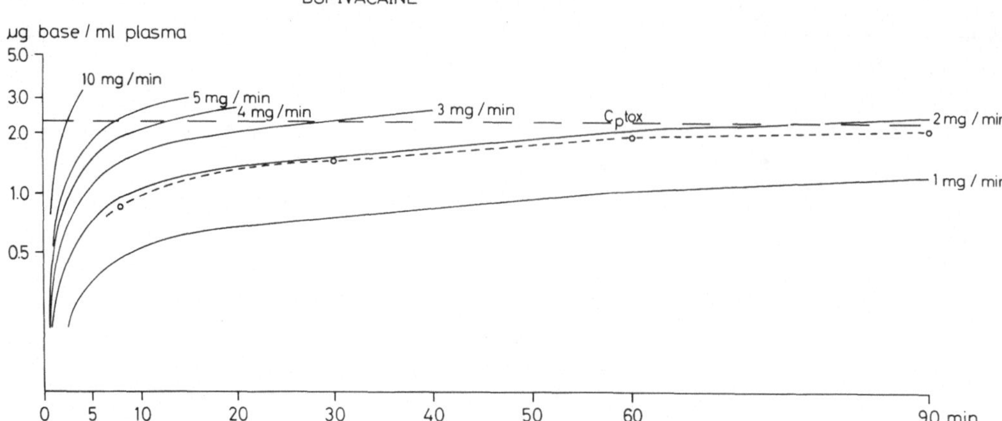

Fig. 10. Calculated plasma concentration, µg base.ml^{-1} plasma, of bupivacaine during intravenous infusion in different dose rates. Dotted line (○---○) shows the present experimental results. The approximate lowest toxic plasma concentration ($C_p$tox) is indicated. By courtesy of Acta anaesth scand

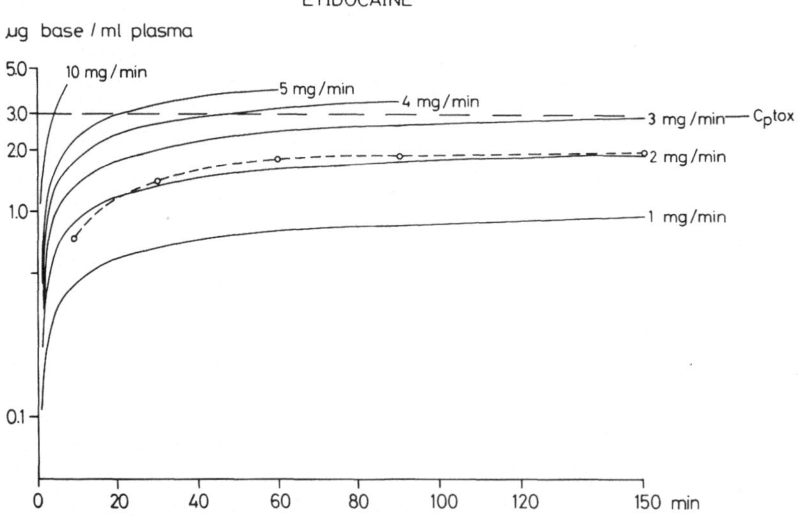

Fig. 11. Calculated plasma concentration, µg base.ml^{-1} plasma, of etidocaine during intravenous infusion in different dose rates. Dotted line (○---○) shows the present experimental results. The approximate lowest toxic plasma concentration ($C_p$tox) is indicated. By courtesy of Acta anaesth scand

Thompson PD, Melmon HL, Richardson JA, Cohn K, Steinbrunn W, Cudihee R, Rowland M (1970) Lignocaine pharmacokinetics in advanced heart failure, liver disease and renal failure in humans. Ann intern Med 78:499

Tucker GT, Mather LE (1978) Pharmacokinetics and biotransformation of local anaesthetics. In: Stanton-Hicks M d'A (ed) Internat Anaesthesiology Clinics: Regional anaesthesia, advances and selected topics, pp 23–51

Tucker GT, Wiklund L, Berlin-Wahlén A, Mather LE (1977) Hepatic clearance of local anesthetics in man. J Pharmacokin Biopharm 5:111

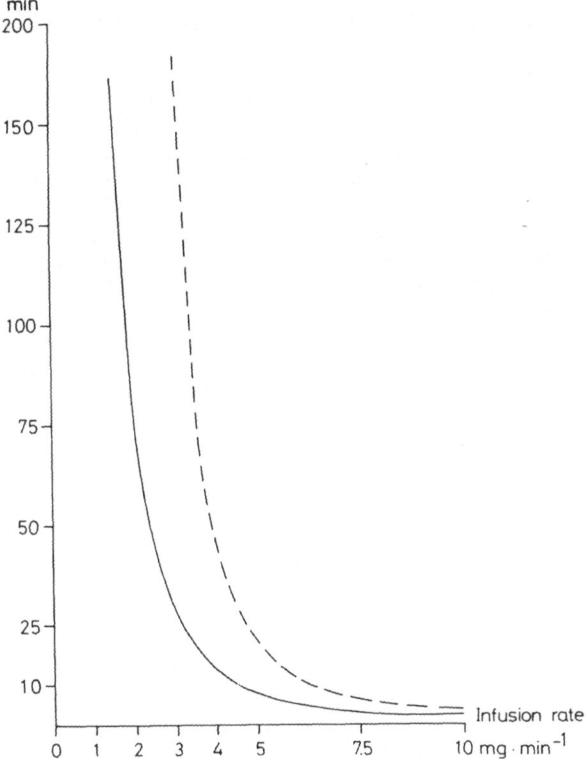

Fig. 12. Calculated time to reach the toxic plasma concentration during intravenous infusion of bupivacaine (——) and etidocaine (-----) at different dose rates. By courtesy of Acta anaesth scand

Wiklund L (1977a) Human hepatic blood flow and its relation to systemic circulation during intravenous infusion of bupivacaine or etidocaine. Acta anaesth scand 21:189

Wiklund L (1977b) Human hepatic blood flow and its relation to systemic circulation during intravenous infusion of bupivacaine or etidocaine. Acta anaesth scand 21:189

Wiklund L, Berlin-Wahlén A (1977) Splanchnic elimination and systemic toxicity of bupivacaine and etidocaine in man. Acta anaesth scand 21:521

Wiklund L, Tucker GT, Engberg G (1977) Influence of intravenously administered ephedrine on splanchnic haemodynamics and clearance of lidocaine. Acta anaesth scand 21:275

Discussion:

Covino: If you compare etidocaine and bupivacaine, they both start up at roughly 80 percent hepatic extration and then bupivacaine falls up very rapidly to 40 percent. What do you think causes the difference?

Wiklund: I have been asked that question several times. I have no hard data supporting this, but I belie that it is a kind of local accumulation of the drug inside the splanchnic area, and it doesn't show the ac tual metabolism of the drug at the beginning.

Covino: You don't think you are saturating enzyme-systems with bupivacaine and something in the fa

Wiklund: I don't know.

Borchard: What were the signs of toxicity to determine toxic levels?

Wiklund: I have pretty good data myself as regarding bupivacaine and they are 2.3 gamma per ml blood or plasma should be about the toxic level.
Borchard: But what were the signs? Falling blood pressure? Decrease in inotropy?
Wiklund: No, this is central nervous toxicity. Patients get a little bit dizzy. There are very mild effects.
Covino: Are you suggesting that in situations, where one has hypotension with local anaesthetics, that ephedrine, which has both alpha- and beta-activity, would be a better drug than phenylephrine?
Wiklund: I think ephedrine is the best drug I have tried so far. Possibly dopamine is as good as ephedrine, but certainly not phenylephrine.
Covino: The reason, why I say this is, because you look at the data on the cardiovascular toxicity of local anaesthetics, the negative inotropic effects usually are caused by very high blood levels. The initial cardiovascular toxicity is pure vaso-dilation which would suggest to a pure alpha-receptor agent like phenylephrine. That would be the logical drug of choice.
Wiklund: But phenylephrine also reduces hepatic clearance and the volume of initial distribution for the local anaesthetic.

II. Interaktionen, Sedativa während Leitungsanästhesie

Vorsitz: H. Nolte, Minden und K. Strasser, Düsseldorf

Pharmacokinetic Interaction of Local Anesthetics and Diazepam

B.G. Covino and R.M. Giasi

Bupivacaine and etidocaine represent the most recent local anesthetic agents that have been introduced into clinical anesthesia [1]. Bupivacaine is an analog of mepivacaine, differing only by the addition of a butyl group to the amine end of the molecule. Etidocaine is essentially an analog of lidocaine formed by the substitution of a propyl for an ethyl group on the amine end and the addition of an ethyl group to the alpha carbon in the intermediate chain. These two agents differ from lidocaine in terms of anesthetic potency and duration of action. Etidocaine and bupivacaine are 4 times more potent than lidocaine and produce a duration of anesthesia 2 to 4 times longer than that produced by lidocaine. The greater potency and duration of anesthesia appear related to the high partition coefficient or lipid solubility and protein binding capacity of bupivacaine and etidocaine. The physico-chemical properties of these two agents will effect not only their anesthetic profile, but also their pharmacokinetic properties. A study of the disposition kinetics of bupivacaine and etidocaine following intravenous administration has revealed that etidocaine demonstrates a more rapid rate of disappearance from blood compared to bupivacaine [2, 3]. Tucker and Mather have calculated the various half-lives of bupivacaine and etidocaine utilizing a 3-compartment model [3]. The alpha, beta and gamma half-lives of etidocaine were found to be shorter than those of bupivacaine, suggesting a more rapid rate of tissue redistribution and a more rapid rate of elimination. The steady state volume of distribution for etidocaine was 133 ± 75 liters compared to 72 ± 31 liters for bupivacaine. The total clearance of etidocaine was 1.22 ± 0.31 liters/minute, while bupivacaine clearance was calculated to be 0.47 ± 0.18 liters/minute. The differences in the disposition kinetics of these two agents may be related to the greater accumulation of etidocaine in peripheral fat, which would be consistent with a larger volume of distribution, and an increased rate of metabolism of etidocaine to account for its greater total body clearance.

Diazepam is a benzodiazepine derivative, which is commonly employed for its tranquilizing properties as a pre-anesthetic medication [4]. In addition, intravenous diazepam has been used with increasing frequency prior to the induction of regional anesthesia to enhance the patient acceptance of conduction blocks and decrease the potential central nervous toxicity of local anesthetic agents. De Jong has demonstrated that diazepam can significantly increase the convulsive threshold of lidocaine in cats [5]. Pharmacokinetic studies of diazepam have revealed that this agent has an extremely long half-life, which may be related to its high plasma protein-binding capacity [4]. Administration of diazepam prior to the use of bupivacaine and etidocaine for regional anesthesia may lead to a significant drug interaction due to the high plasma protein-binding capacity of these three agents. The present study was initiated in an effort to determine whether pretreatment of patients with diazepam might alter the rate of absorption and disappearance from blood of etidocaine and bupivacaine following lumbar epidural anesthesia.

Methods

A total of 40 patients were studied in whom 0.5% bupivacaine or 1.5% etidocaine was administered into the lumbar epidural space. Ten patients received 15–20 ml of 1.5% etidocaine with epinephrine for epidural anesthesia (Group 1). In an additional 10 patients 15–20 ml of 1.5% etidocaine with epinephrine was administered epidurally following the intravenous injection of 0.1 mg/kg of diazepam (Group 2). Epidural anesthesia was induced in 10 patients with 15–20 ml of 0.5% bupivacaine without epinephrine (Group 3). In the final group, 10 patients received 15–20 ml of 0.5% bupivacaine without epinephrine epidurally five minutes after the administration of intravenous diazepam (Group 4). A description of the patient characteristics of the four groups is presented. A standard premedication of intramuscular morphine, 6–10 mg, with or without 0.4 mg of atropine was administered to all patients 30 to 60 minutes prior to the performance of the epidural block.

A standard technique of lumbar epidural anesthesia was employed. A 17-gauge Touhy needle was introduced into the lumbar epidural space at the L_{3-4} interspace utilizing the loss of resistence technique. A 19-gauge catheter was then placed into the lumbar epidural space through which a test dose of 3 ml of lidocaine was administered. Five minutes following the test dose of lidocaine, 0.1 mg/kg of diazepam was given intravenously in half of the patients. Five minutes later, 10–20 ml of 1.5% etidocaine with epinephrine or 0.5% bupivacaine without epinephrine was administered into the lumbar epidural space via the epidural catheter. Heart rate was determined in all patients electrocardiographically. Systolic and diastolic pressures were measured with a standard sphygmomanometer. In addition, 3–5 ml of venous blood were obtained via a 16-gauge catheter in the antecubital vein for the determination of plasma etidocaine or bupivacaine. Heart rate, systolic and diastolic pressure and venous plasma concentrations of etidocaine and bupivacaine were determined prior to and at 10, 20, 30, 60, 120 and 180 minutes after the administration of either local anesthetic agent into the lumbar epidural space. Venous plasma concentrations of etidocaine and bupivacaine were determined by a gas chromatographic technique [6].

Results

Group 1. Fig. 1 shows the mean venous plasma concentration of etidocaine at 10–180 minutes following the epidural administration of 15–20 ml of 1.5% etidocaine. The mean ma-

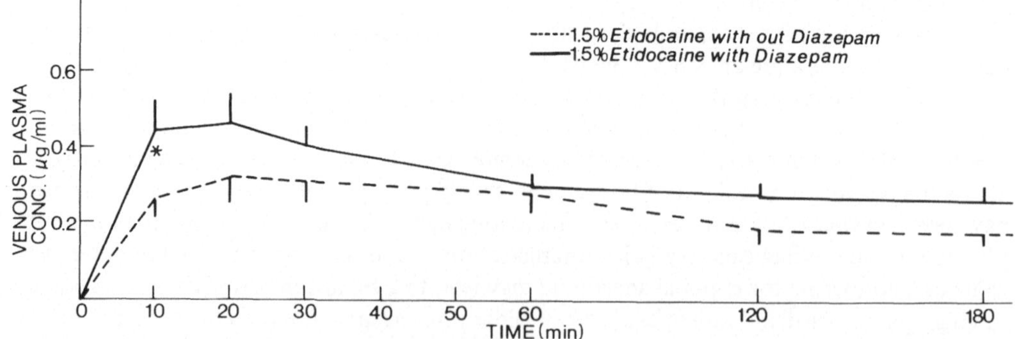

Fig. 1. Mean venous plasma concentrations ± SE of etidocaine following epidural anesthesia in patients without diazepam and patients pretreated with diazepam

ximum plasma concentration of etidocaine in this group was 0.32 ± 0.06 μg/ml. The peak plasma concentration was achieved in 10–20 minutes following which a gradual disappearance of etidocaine from blood was observed. The half-life of etidocaine after attainment of the maximum plasma level was 180 minutes. Heart rate did not change significantly in this group of patients during the entire 3-hour observation period. Mean systolic pressure decreased from a control value of 118 mm Hg to an average minimum level of 103 mm Hg at 60 minutes following epidural blockade. Diastolic pressure also showed a decrease from a mean control value of 76 mm Hg to 65 mm Hg at 10 minutes following the epidural administration of etidocaine.

Group 2. The maximum venous plasma concentration of etidocaine averaged 0.53 ± 0.08 μg/ml in those patients in whom diazepam was administered 5 minutes prior to the epidural injection of etidocaine. Although the mean maximum venous plasma concentration of etidocaine was higher in the diazepam-treated patients as compared to the non-diazepam-treated patients, the difference failed to achieve statistical significance at the 0.05 level. The etidocaine plasma concentration curve following epidural anesthesia is depicted in Figure 1. As shown, the mean plasma levels of etidocaine are greater in the diazepam pretreated group. This difference was statistically significant at the 10 minute period ($p = < 0.05$). The rate of disappearance from blood of etidocaine in those subjects pretreated with diazepam also occurred at a faster rate than in those patients who received no diazepam. The average plasma half-life of etidocaine was 120 minutes in this group compared to 180 minutes in the group 1 patients.

Minimal changes in heart rate were observed throughout the observation period in the diazepam-treated patients. A significant decrease in systolic pressure was observed at 20–30 minutes following the epidural administration of etidocaine in the group 2 patients. A significant reduction in diastolic pressure was also observed in this group of patients with the maximum fall in diastolic pressure again occurring at 20–30 minutes.

Group 3. The average maximum venous plasma concentration of bupivacaine following epidural anesthesia was 0.319 ± 0.03 μg/ml. The plasma concentration curve of bupivacaine reveals that the peak levels occurred at 20–30 minutes following epidural blockade (Fig. 2). The mean half-life of bupivacaine following epidural anesthesia in these patients who did not receive diazepam was 260 minutes. No significant change in heart rate was observed during the entire observation period in this group of patients. However, a slight fall in systolic and

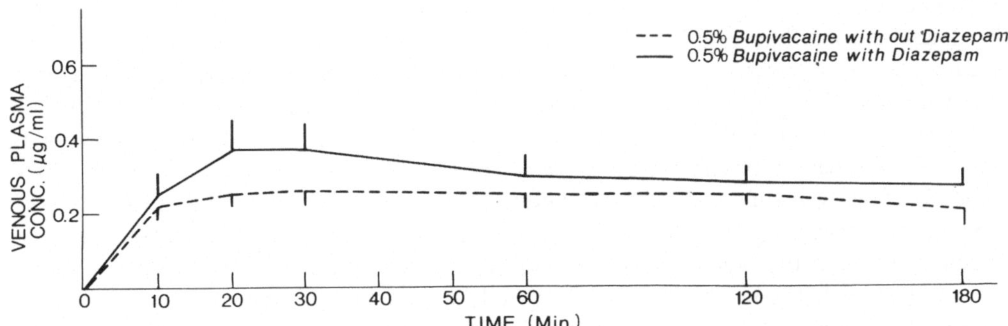

Fig. 2. Mean venous plasma concentrations ± SE of bupivacaine following epidural anesthesia in patients without diazepam and patients pretreated with diazepam

diastolic blood pressure was observed. The maximum effect occurred at 30–60 minutes following the epidural administration of bupivacaine.

Group 4. The venous plasma concentration of bupivacaine averaged 0.44 ± 0.07 μg/ml in those patients in whom diazepam was administered prior to the induction of epidural anesthesia. As in the patients treated with etidocaine, the maximum bupivacaine level in the diazepam-treated group was higher than the maximum venous plasma concentration of bupivacaine in those patients who did not receive diazepam, but the difference again failed to achieve significance at the 0.05 level. A comparison of the plasma bupivacaine concentration curves shows higher levels of bupivacaine at 10–30 minutes in the diazepam-treated group. The difference, however, was not statistically significant. As was seen with etidocaine, it appears that the rate of disappearance of bupivacaine from blood occurs at a faster rate in patients pretreated with diazepam. The mean half-life of bupivacaine was 200 minutes in this group of patients.

No statistically significant change in heart rate was observed in the group 4 patients throughout the entire observation period. However, a statistically significant decrease in systolic pressure occurred at 30 to 60 minutes following induction of epidural anesthesia with bupivacaine in those patients pretreated with diazepam. A significant fall in diastolic pressure was also observed in this group of patients. The greatest decrease in diastolic pressure occurred at 60 minutes at which time the average diastolic pressure was 62 mm Hg compared to a control value of 78 mm Hg. Again, as was seen with etidocaine, a more pronounced fall in systemic pressure was observed following epidural anesthesia in those patients who were pretreated with diazepam. The maximum decrease in blood pressure in the bupivacaine-treated patients tended to occur somewhat later than in those patients receiving etidocaine for epidural anesthesia.

Discussion

It is now well accepted that certain classes of drug will interact and thereby alter the pharmacokinetic and the clinical properties of the interactive agents. For example, it has been demonstrated that phenobarbital will significantly increase the rate of hepatic extraction of amide-type local anesthetics such as lidocaine [7]. Diazepam has been employed concomitantly with the local anesthetics to allay the apprehension of certain patients and also to decrease the potential systemic toxicity of the local anesthetic drug. In this regard, de Jong has demonstrated that diazepam can significantly increase the convulsive threshold dose of lidocaine in cats [5].

Diazepam and the newer longer acting local anesthetic agents, i.e., bupivacaine and etidocaine, may be expected to interact from a pharmacokinetic manner, since all these agents are highly bound to plasma proteins. The percentage of total plasma diazepam bound to serum proteins was found to vary between 95% and 98% [8]. Similarly, Tucker and coworkers have reported that etidocaine and bupivacaine are approximately 95% bound to plasma proteins [3]. If diazepam and the local anesthetic agents bind to the same plasma protein fraction, then conceivably pretreatment of patients with diazepam may saturate the protein-binding sites, such that the degree of protein binding of bupivacaine and etidocaine may be significantly altered. The results in the present study suggest that this may be the case. The average half-life of etidocaine decreased from 180 minutes in those patients who received no diazepam to 120 minutes in those patients pretreated with diazepam. Similarly, the average half-life of bupivacaine decreased from 260 minutes in the non-diazepam group to 200 minutes in those patients pretreated with diazepam. These results can be explained by changes in the plasma protein binding capacity of the local anesthetics by diazepam. If plasma protein binding sites are saturated by diazepam, then the protein binding of bupivacaine and etidocaine will be significantly decreased. In such a situation, the amount of free etidocaine and bupivacaine will be increased, which, in turn, would lead to an enhanced rate of tissue redistribution and/or hepatic metabolism. The protective effect of diazepam against local anesthetic-induced convulsions may be related in part to the CNS sedation produced by diazepam, but may also be related to a more rapid rate of disappearance from blood of the local anesthetics in the presence of diazepam.

Although the results in this study suggest the interaction of diazepam and the local anesthetics, bupivacaine and etidocaine, may be favorable from a potential CNS toxicity point of view, the cardiovascular depression following epidural anesthesia may, in fact, be enhanced by pretreatment with diazepam. In the present study, the degree of systolic and diastolic hypotension observed following the induction of epidural anesthesia was significantly enhanced when diazepam was administered 5 minutes prior to induction of epidural anesthesia. Hypotension was maximally present at 20 to 30 minutes following epidural anesthesia with etidocaine. In those patients receiving bupivacaine for epidural anesthesia, the maximum depression in systolic and diastolic pressure occurred at 30 to 60 minutes. The faster onset of hypotension observed with etidocaine may simply reflect the more rapid onset of sympathetic blockade with etidocaine. The degree of hypotension observed both in the patients receiving etidocaine and bupivacaine for epidural anesthesia was statistically significant, but not clinically relevant, and was easily treatable with volume replacement.

The results of this study suggest a pharmacokinetic interaction between diazepam and the long-acting local anesthetics, bupivacaine and etidocaine. Additional studies are required to demonstrate whether diazepam does alter the plasma protein binding capacity of bupivacaine and etidocaine. Additional studies are also required to determine if the shorter half-life of bupivacaine and etidocaine in the diazepam-treated patients is related to an increased rate of tissue redistribution or an increased rate of hepatic metabolism.

Summary

The interaction of diazepam with bupivacaine and etidocaine employed for epidural anesthesia was studied in a group of 40 patients. Twenty patients received 0.1 mg/kg of diazepam 5 minutes prior to the induction of epidural anesthesia with either 1.5% etidocaine with epinephrine or 0.5% bupivacaine without epinephrine. In the remaining 20 patients, epidural anesthesia was induced with either bupivacaine or etidocaine without any pretreatment with diazepam. A significantly shorter half-life of bupivacaine and etidocaine was observed in those patients pretreated with diazepam. The half-life of bupivacaine decreased from 260 minutes to 200 minutes, whereas the half-life of etidocaine decreased from 180 minutes to 120 minutes. The results suggest that the high plasma protein-binding capacity of diazepam may alter the plasma protein-binding capacity of bupivacaine and etidocaine, resulting in a more rapid rate of tissue redistribution or hepatic metabolism of the local anesthetic drugs. Cardiovascular differences were also observed between the diazepam-treated patients and those patients who did not receive diazepam. The diazepam-treated patients demonstrated a more profound fall in both systolic and diastolic pressure following epidural anesthesia with either bupivacaine and etidocaine. The results indicate that diazepam may be beneficial in decreasing the potential CNS toxicity of local anesthetics by virtue of its direct CNS depressant activity and also its ability to enhance the rate of disappearance from blood of the local anesthetic agents. On the other hand, the cardiovascular depression following epidural anesthesia may be enhanced by pretreatment with diazepam.

References

1. Covino BG (1978) Pharmacology of Newer Local Anesthetic Agents. Int Anesthesiology Clinics 16: 1–22
2. Scott DB, Jebson PJR, Boyes RN (1973) Pharmacokinetic Study of the Local Anaesthetics Bupivacaine (Marcain) and Etidocaine (Duranest) in Man. Br J Anaesth 45:1010–1013
3. Tucker GT, Mather LE (1975) Pharmacokinetics of Local Anaesthetic Agents. Br J Anaesth 47:213–324
4. Greenblatt DJ, Shader RI (1974) Benzodiazepine. N England J Med 291:1011–1015, 1239–1243
5. De Jong RH, Heavner JE (1971) Diazepam Prevents Local Anesthetic Seizures. Anesthesiology 34: 523–531
6. Keenaghan JB (1968) The Determination of Lidocaine and Prilocaine in Whole Blood by Gas Chromatography. Anesthesiology 29:110–112
7. DiFazio CA, Brown RE (1972) Lidocaine Metabolism in Normal and Phenobarbital Pretreated Dogs. Anesthesiology 36:238–243
8. DiGregorio GJ, Piraino AJ, Ruch E (1978) Diazepam Concentrations in Parotid Saliva, Mixed Salvia and Plasma. Clin Pharmacol Ther 24:720–725

Discussion:

Nolte: What's the clinical relevance of your investigation?
Covino: From a strictly clinical point of view with the blood levels that I have shown you, there's probably very little relevance because we are dealing with blood levels in the order of 0.4, 0.5 gamma per ml, far below the toxic level of either bupivacaine or etidocaine. However, in the situation in which you give an accidental intravenous injection, the rate of disappearance of a drug from plasma does become extremely important. So, using diazepam in those patients may protect them not only because of the fact, that bupivacaine stimulates the CNS and diazepam sedates the CNS, but also because diazepam allows bupivacaine and etidocaine to disappear more rapidly.
Question: What happens when you give diazepam after bupivacaine administration? Do you observe the same phenomena of elevating plasma levels not protein bound?
Covino: We haven't done that experiment. If you give bupivacaine and get your maximum level and then give diazepam, will you increase it even further? I don't know.
Question: Is there a shorter duration of anaesthesia with diazepam?
Covino: Both with bupivacaine and etidocaine the onset time is decreased and, particularly with bupivacaine the motor blockade is more profound in patients who received diazepam. But there is no difference in the duration of anaesthesia.

Wechselwirkungen zwischen Diazepam, Ketamine, Halothan und Bupivacain

R. Dennhardt und H. Konder

Gleichzeitig verabreichte Substanzen können sich im Organismus in der Resorption, der Plasmaproteinbindung, am Ort der Wirkung, im Metabolismus und in der Ausscheidung gegenseitig beeinflussen. Eine Verstärkung oder Verminderung der pharmakologischen und toxikologischen Wirkungen von Lokalanästhetika kann dadurch erfolgen [2]. Für die Regionalanästhesie kommen in diesem Zusammenhang in erster Linie Pharmaka wie Diazepam zur intraoperativen Sedierung, ggf. zur Krampfprophylaxe und Ketanest bzw. Inhalationsnarkotika zur Vervollkommnung einer unzureichenden Leitungsanästhesie zur Anwendung.

Methode

Die Untersuchungen werden an nicht narkotisierten Ratten durchgeführt, die mit Valium (1 mg/kg KG), Ketanest (25 mg/kg KG) bzw. Halothan (1Vol%) vorbehandelt waren. Bupivacain wird über eine Duodenalsonde in einer Dosierung von 20 mg/kg KG gegeben. Zu definierten Zeitpunkten werden Blutproben aus Aorta, V. portae und V. hepatica entnommen. Nach Extraktion wird Bupivacain gaschromatographisch bestimmt [3]. Zur Berechnung der Substanzmenge pro Probe bzw. pro ml Probenvolumen wird eine Eichkurve für Bupivacain erstellt. In Abb. 1 sind die Meßwerte sowie die errechnete Eichkurve dargestellt. Es ergibt sich für einen umfassenden Konzentrationsbereich eine lineare Beziehung.

Ergebnisse

Abb. 2 zeigt die Befunde im Pfortaderblut. Der Konzentrationsanstieg ist bei den mit Halothan und Ketamin vorbehandelten Tieren steiler als bei den Kontrollen, während bei vorheriger Gabe von Valium ein deutlich erniedrigtes Maximum der Bupivacain-Konzentration zu beobachten ist; der Abfall erfolgt dort langsamer. Die Flächen unter den Kurven sind den resorbierten Mengen proportional. Die im Untersuchungszeitraum aufgenommenen Bupivacain-Mengen sind in den Halothan-, Ketamin- und Kontrollgruppen annähernd gleich.

Abb. 3 stellt den Konzentrationsverlauf in der Aorta für Kontrollen sowie die vorbehandelten Gruppen dar. Die Unterschiede im Konzentrationsverlauf sind hier deutlicher, wenngleich z.B. für die Halothan-Gruppe die Werte gegenüber den Kontrollen nur für die 30. und 60. Minute sich signifikant voneinander unterscheiden. Die unter Halothan in der Aorta gefundene Bupivacain-Menge ist um 22% geringer als in der Kontrollgruppe. Für das Valium-Kollektiv zeigt sich eine verzögerte Elimination, die zu noch deutlich erhöhten Bupivacain-Konzentrationen nach 120 Minuten führt.

In Abb. 4 sind die Werte der 3. Abbildung – Kontrolle, Ketanest und Halothan – halblogarithmisch dargestellt. Der Anfangsteil der Kurven entspricht der Aufnahme und Vertei-

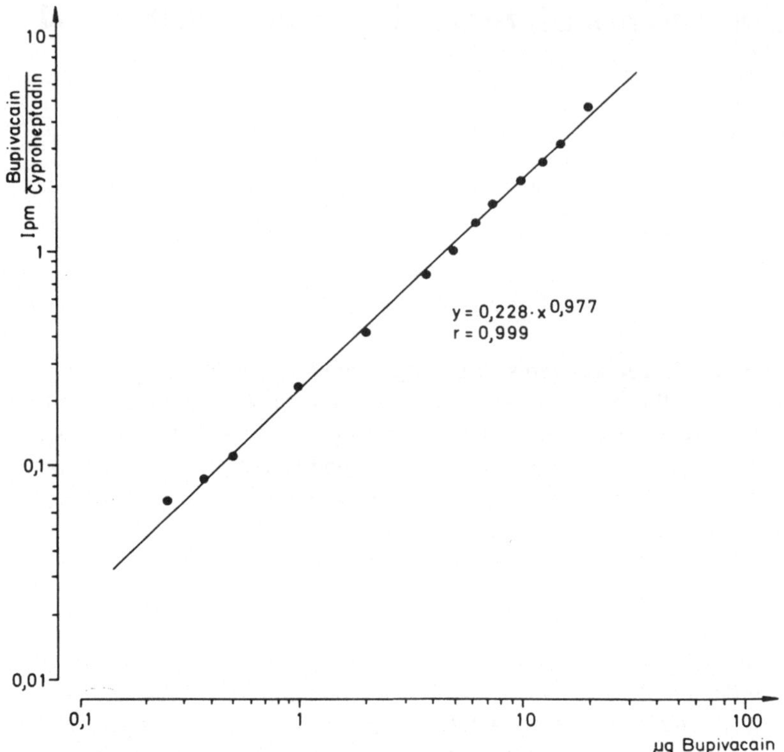

Abb. 1. Eichkurve zur Berechnung der Bupivacain-Konzentrationen. Ordinate: Verhältnis von gemessenen Bupivacain- zu Cyproheptadin-Impulsen. Abszisse: vorgegebene Substanzmenge Bupivacain

lung der untersuchten Substanzen. Der linear abfallende Schenkel repräsentiert die reine Elimination. Aus diesem Teil der Kurve lassen sich die Eliminationshalbwertzeit $t_{50\%}$ und die Eliminationskonstante k_2 berechnen. Während Invasion und Verteilung nur geringe Unterschiede aufweisen, ist unter Halothan die Elimination deutlich erhöht:

$k_2 = 3{,}59/h$

Ketamin beeinflußt die Elimination von Bupivacain praktisch nicht; die Eliminationskonstante beträgt 1,73/h gegenüber 1,50/h bei den Kontrollen.

Abb. 5 stellt halblogarithmisch den Konzentrationsverlauf im arteriellen System für die Diazepam-Gruppe im Vergleich zu den Kontrollen dar. Invasion und Verteilung zeigen auch hier nur geringe Differenzen. Dann erfolgt ein zunächst rascher Abfall der Bupivacain-Konzentration, um dann in einen flachen, linearen Teil überzugehen. Die Elimination ist mit $K_2 = 0{,}32/h$ deutlich verzögert. In Tabelle 1 sind die Halbwertzeiten und Eliminationskonstanten für die verschiedenen Bedingungen tabellarisch zusammengestellt.

Unter den gewählten Versuchsbedingungen ist die Konzentration von Bupivacain in der V. portae eine Funktion der enteralen Resorption. Diese Resorption kann durch Wirkungen der applizierten Pharmaka auf den Transport durch Membranen oder durch Änderungen der Durchblutung im Splanchnikusgebiet beeinflußt werden [6].

Die Modifikation der Pharmakokinetik von Bupivacain unter dem Einfluß verschiedener Substanzen können dadurch zustande kommen, daß eine Wechselwirkung in Resorption, Plasma-Protein-Bindung, am Ort der Wirkung, im Metabolismus und der Ausscheidung ein-

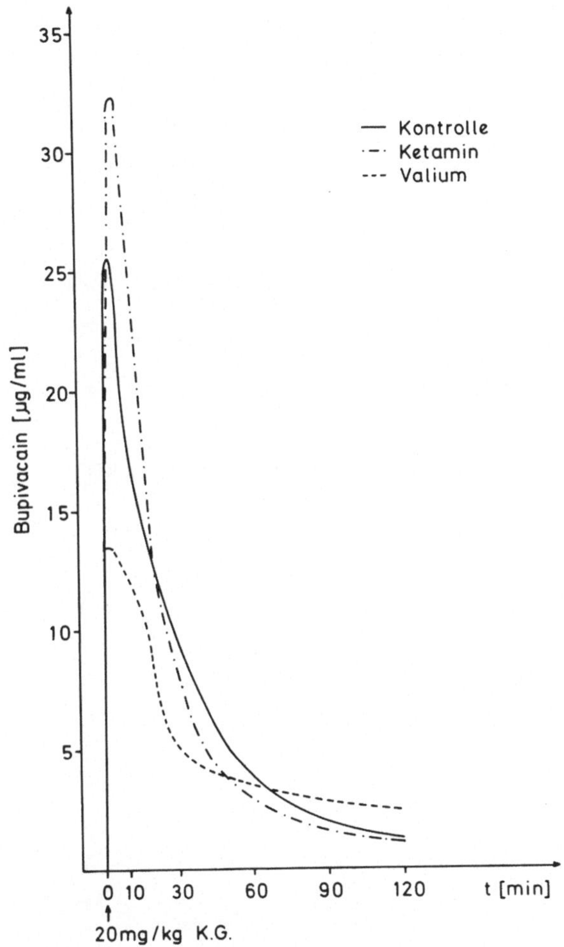

Abb. 2. Konzentrationsverlauf von Bupivacain in der V. portae nach enteraler Gabe von 20 mg/kg KG Bupivacain

tritt. Valium könnte die eiweiß-gebundene Bupivacain-Fraktion beeinflussen, da es selbst eine hohe Plasma-Eiweiß-Bindung (96%) aufweist. Dies zeigte sich bei unseren Versuchen immer dann, wenn Valium und Bupivacain etwa gleichzeitig appliziert wurden.

Bei den Lokalanästhetika vom Säureamidtyp hat die Leber wesentliche Bedeutung für die Elimination, während die renale Ausscheidung nur eine untergeordnete Rolle spielt. So wird die Metabolisierungsrate von Mepivacain mit über 50% angegeben [4].

Diskussion

Die vorliegenden Untersuchungen weisen darauf hin, daß Ketamin keinen wesentlichen Einfluß auf die Elimination von Bupivacain hat. Überraschend sind die Befunde unter Halothan-Applikation. Als Substrat für das Cytochrom P 450-System beeinflußt es den Stoffwechsel gleichzeitig applizierter Pharmaka, die auf oxidativem Weg abgebaut werden. In der Regel

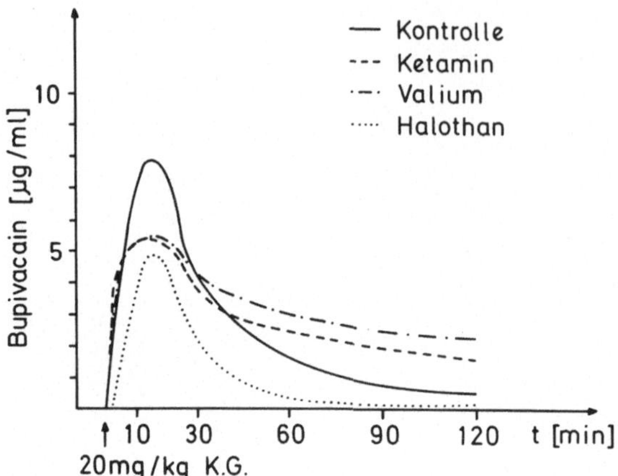

Abb. 3. Konzentrationsverlauf von Bupivacain in der Aorta nach enteraler Gabe von 20 mg/kg KG

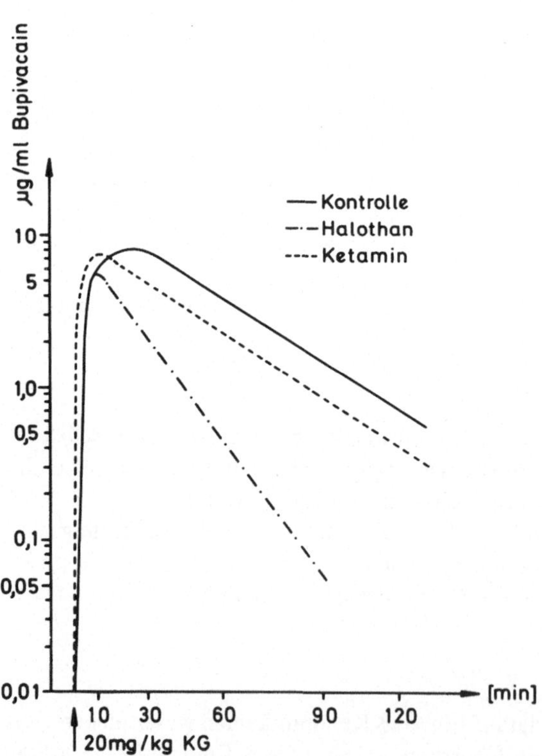

Abb. 4. Halblogarithmische Darstellung der Werte aus Abb. 3 für Kontrollen, Ketanest- und Halothan-Gruppe

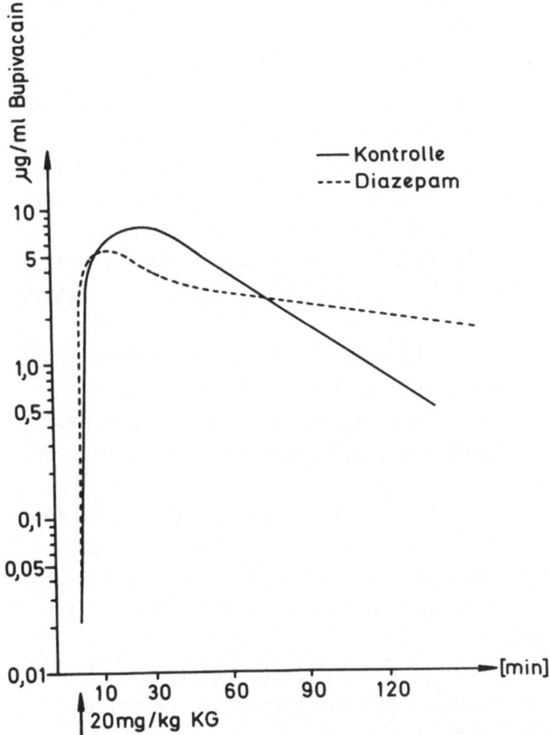

Abb. 5. Halblogarithmische Darstellung des Bupivacain-Konzentrationsverlaufs in der Aorta der Diazepam-Gruppe

Tabelle 1. Zusammenstellung der Eliminationskonstanten und Eliminationshalbwertzeiten

vorbehandelt mit	Eliminationskonstante (K_2)	Eliminationshalbwertzeit ($t_{50\%}$)
Kontrollen	1,50 h	0,462 h
Valium (20 mg/kg KG)	0,32 h	2,16 h
Halothan (1 Vol%)	3,59 h	0,193 h
Ketanest (40 mg/kg KG)	1,73 h	0,40 h

werden dem Halothan hemmende Einflüsse zugeschrieben. Brown konnte zwei verschiedene Reaktionen bei in vitro-Untersuchungen von Halothan auf die Biotransformation einer Reihe von Pharmaka nachweisen [12], die das mischfunktionelle oxidative System betreffen. Die Gemeinsamkeit der Abbauwege im endoplasmatischen Retikulum der Leber bei gleichzeitiger Gabe verschiedener Substrate führt zur Hemmung des Pharmakon-Abbaus. So hemmt Halothan den Abbau von Hexobarbital, Pentobarbital und Aminopyrinen [1]. Neben dieser

Hemmung der Typ I-Substrate konnte Brown eine Stimulierung der Oxidation von Anilin-Derivaten (Typ II) feststellen. Es wird vermutet, daß die halogenierten Anästhetika nicht nur an einen Rezeptor des Cytochrom P 450 gebunden werden; es resultiert daraus einerseits eine dosisabhängige, reversible Hemmung verschiedener Oxidations- und Glukuronidierungsprozesse, andererseits ein beschleunigter Umsatz bestimmter Substrate.

Man könnte sich vorstellen, daß durch Reduktion der Typ-I-Oxidation Elektronen vom reduzierten NAD frei werden und über intermediäre Flavoproteine den Typ II-Reaktionen zugeführt werden und auf diese Weise der entsprechende Substrat-Metabolismus gesteigert wird. Im Xylidinring des Bupivacain-Moleküls findet sich die Struktur des Anilins. Eine Oxidation an diesem Ringsystem stellt einen üblichen Schritt im Metabolismus des Bupivacains dar.

Für Valium fällt auf, daß die Absorption verzögert erfolgt, die hepatische Clearance für Bupivacain vermindert wird und so eine deutlich verminderte Elimination vorhanden ist. Grundsätzlich kann davon ausgegangen werden, daß jedes Medikament, das der Oxidation durch das hepatische mikrosomale System unterworfen ist, mit anderen Pharmaka interferieren kann; die Hemmung der Enzymaktivitäten wird vornehmlich durch die jeweilige Gewebeaffinität und die Konzentration des Substrates in der Leber bestimmt; für Valium kann angenommen werden, daß es eine hohe Gewebeaffinität aufweist. Vesell und Passananti beschreiben für Prazepam, einem lang wirkenden Analogon des Diazepams, eine Hemmung im Sinne der Typ I-Reaktion [5]. Weiterhin ist bekannt, daß Diazepam die Plasmakonzentration von Phenytoin und Phenobarbital erhöht.

Valium besitzt eine hohe Plasma-Eiweiß-Bindung; dies führt durch Verdrängung bei gleichzeitiger Applikation zu einem erhöhten Angebot an freiem Bupivacain. Damit wird die für die Metabolisierung bedeutungsvolle Substratkonzentration erhöht.

Zusammenfassung

Obwohl die Übertragung tierexperimenteller Ergebnisse auf die Verhältnisse beim Menschen mit aller gebotenen Vorsicht zu erfolgen hat, geben die vorgestellten Ergebnisse eindeutige Hinweise. Unter Halothan kommt es zu einer erheblich beschleunigten Elimination von Bupivacain. Ketamine zeigt ein diesbezüglich indifferentes Verhalten. Valium verzögert in erheblichem Maß die Ausscheidung von Bupivacain, was in einer Eliminationshalbwertzeit von 2,14 h zum Ausdruck kommt.

Diese angegebenen Werte gelten zwar nur für die Ratte, die für ihre hohe Metabolisierungsrate bekannt ist, jedoch dürften die Verhältnisse zwischen den einzelnen Gruppen auch für den Menschen grundsätzlich Gültigkeit haben.

Literatur

1. Brown BR (1971) The diphasic action of halothane on the oxidative metabolism of drugs by the liver. Anesthesiology 35:241
2. Davie IT (1977) Specific drug interactions in anaesthesia. Anaesthesia 32:1000
3. Dennhardt R, Fricke M, Stöckert G (1978) Tierexperimentelle Untersuchungen zu Metabolismus und Verteilung von Bupivacain. I. Methodik und Metabolismus Regional-Anästhesie 1:59
4. Hansson E, Hoffman P, Kristerson L (1965) Fate of mepivacaine in the body. II. Excretion and biotransformation. Acta Pharmacol Toxicol 22:205

5. Vesell ES, Passananti GT (1973) Inhibition of drug metabolism in man. Drug Metab Disp 1:402
6. Wiklund L (1977) Human hepatic blood flow and its relation to systemic circulation during intravenous infusion of bupivacaine or etidocaine. Acta anaesth scand 21:189

Diskussion

Nolte: Wie würden Sie Ihre Unterschiede zu den Untersuchungen von Dr. Covino interpretieren? Sind Sie spezies-bedingt? Sind sie von der Untersuchungsmethodik her zu erklären oder spielt eventuell der Zeitpunkt und die Dauer der Applikation, z.B. von Diazepam oder Ketamin, eine Rolle?
Dennhardt: Ich glaube, letzterer Punkt hat eine entscheidende Bedeutung, da wir die Tiere Tage vorher behandelten. Wir haben sie z.B. täglich 4 Stunden 1–2 Vol% Halothan schnüffeln lassen und das über mehrere Tage. Wir haben ihnen intraportal Valium Tage vorher appliziert und noch einmal unmittelbar vor Versuchsbeginn. Auf diese Art und Weise ist sicherlich die Beeinflussung der Enzymsysteme wesentlich ausgeprägter. Denn eine Enzyminduktion oder -beeinflussung braucht eine gewisse Zeit. Dies tritt sicherlich nicht ein, wenn wir die Pharmaka unmittelbar vor der Bupivacaingabe geben.
Frage: Sie bekommen sicherlich häufig Patienten, die unter langer praeoperativer Valiumgabe gestanden haben. Wie müßte man sich Ihres Erachtens auf solche Patienten bei der Gabe von Lokalanaesthetika einstellen?
Dennhardt: Ich meine, man kann im Augenblick nur extrapolieren von den tierexperimentellen Ergebnissen. Es wird die weitere Aufgabe sein, das jetzt gezielt beim Menschen zu prüfen. Ich habe aber den Eindruck, daß die Spiegel durchaus erhöht sind. Ob sie inzwischen klinisch relevante Erhöhungen zeigen, sei dahingestellt.
Frage: Sie haben eben gesagt, daß durch längere Vorbehandlung mit Halothan die Elimination von Bupivacain beschleunigt ist und das muß man sich ja wohl, wie Sie sagten, dadurch erklären, daß das Halothan in die lipophilen Membranen des endoplasmatischen Retikulums hereingeht und dort zu einer stärkeren Enzyminduktion führt. Haben Sie jetzt beobachtet, wenn Sie Halothan und Bupivacain gleichzeitig verabreicht haben, daß hieraus eine Enzymhemmung resultiert und der Bupivacainabbau verzögert verläuft?
Dennhardt: Wir haben grundsätzlich auch während des Versuchs Halothan appliziert, und die Ergebnisse sind unter Halothanapplikation gewonnen worden.
Frage: Ich meinte, ohne Vorbehandlung.
Dennhardt: Wir haben bisher nur einzelne Ergebisse. Es sieht so aus, daß sie in derselben Größenordnung liegen. Man müßte natürlich eine größere Serie haben, um statistische Unterschiede zu finden.
Frage: Wie schnell erfolgte die Resorption?
Dennhardt: Die enterale Gabe ist von uns aus verschiedenen Gründen gewählt worden. Einmal, weil wir auf diese Art eine Aussage über die Wirkung der Substanzen auf Membraneigenschaften bekommen. Da ist es im Prinzip gleichgültig, ob wir das Epitel des Darmes nehmen oder andere epiteliale Strukturen. Die Resorption erfolgte sehr rasch, wie Sie aus den Peaks heute früh gesehen haben. Wir haben zwischen der 2. und 5. Minute das Maximum der Absorption; wenn Sie die Kurve integrieren, haben Sie ein 100%iges Wiederfinden der applizierten Bupivacainmenge im Darm. Das ist dadurch zu erklären, daß wir das Bupivacain in einem Volumen von 3 ml injiziert haben, so daß die Verteilung relativ gleichmäßig und schnell im Darm ist und so auch die Resorption sehr zügig erfolgen kann. Das geht also sehr, sehr schnell.
Covino: I have the impression that we might slightly disagree and therefore I think it's worthwhile clarifying some of the results. These are again your rat studies? So, on the one hand we are dealing with rats, on the other hand we're dealing with human beings. That's not the state that we can get valuable data from rats. But I would still like to know how much diazepam did you give these rats?
Dennhardt: We gave them 1 mg/kg bodyweight. It's a very high dose.
Covino: So you were giving them 10 times as much as we gave. We gave 0.1 mg/kg, you are giving 10 times as much. You are also giving 20 mg/kg bupivacaine and we are giving approximately 1 mg/kg of bupivacaine. So, we are dealing in quite different situations. I'm also concerned about your half-life values, even in your control group with the rats you are talking about a half-life of one half hour for bupivacaine, when all of the data that we have in man suggest that the total half-life is in the order of three hours. So, it appears that you have a quite different situation in the rats than we have in man. Before everybody gets totally confused I think, we have to recognize that the two experiments are not totally comparable.

Dennhardt: But the advantage is that we can give informations about what happens in the liver. This morning you have seen that the metabolites are the same in rats and in man.
Covino: Now I ask you the question that Dr. Nolte asked me before: what is the clinical relevance? When you get up to such levels of bupivacaine, I can guarantee you that you would kill a patient from convulsions before you ever got anything to do with pharmacokinetics. I think we have to be careful when we extrapolate this to the clinical situation.
Frage: Wie bestimmen Sie die Konzentration eines Lokalanaesthetikums?
Dennhardt: Wir bestimmen grundsätzlich im Vollblut, nachdem wir vorher Vergleichsuntersuchungen zwischen Vollblut und Plasma gemacht haben. Da sich in dieser Hinsicht keine Unterschiede gezeigt haben und wir der Meinung sind, daß die Substanzen ja im Vollblut angeboten werden, ist es sinnvoller, die Bestimmungen im Vollblut durchzuführen.

Der Einfluß von Flunitrazepam, Diazepam und Benzoctamin bei kontinuierlicher Applikation auf die Blutgase bei Plexusanästhesien

H.-J. Hartung, W. Tolksdorf, P.-M. Osswald und T. Kämmerer

In der plastischen und rekonstruktiven Chirurgie der Hand kann die Plexusanästhesie als berechtigte Alternative zur Allgemeinnarkose gelten. Bedingt durch längere Operationszeiten sowie oft ungenügender Vorbereitung der akut zur Versorgung kommenden Patienten ergeben sich besondere Probleme und Risiken, so daß der Einsatz von Leitungsanästhesien als günstig angesehen werden kann.

Da von den meisten Patienten der Wachzustand während der operativen Versorgung als nicht unerheblicher Streß empfunden wird, stellt die Sedierung des Patienten eine häufig angewandte Methode zur Reduzierung des Operationsstresses dar.

Neben den gewünschten Wirkungen sollten zur Sedation benutzte Medikamente möglichst keine Beeinflussung des kardiorespiratorischen Systems zeigen, um die Vorteile der Leitungsanästhesie nicht zu schmälern. Pharmaka der Benzodiazepin-Gruppe – Diazepam und Flunitrazepam – bewähren sich seit Jahren ebenso wie Benzoctamin [4, 6].

Diazepam und Flunitrazepam besitzen eine von der Injektionsgeschwindigkeit und Dosierung abhängige atemdepressive Wirkung [2, 8], so daß eine möglichst lange Injektionszeit vorteilhaft erscheint. Benzoctamin soll im Gegensatz zu diesen Medikamenten eine eher atemstimulierende Wirkung zeigen [3]. Deshalb untersuchten wir die Auswirkung einer kontinuierlichen Applikation der genannten Sedativa auf Blutgase, Säure-Basen-Haushalt und den erreichten Sedierungsgrad.

Patientengut und Methode

Die Studie wurde an 30 Patienten durchgeführt, die handchirurgisch in Plexusanästhesie nach Kulenkampff versorgt werden mußten. Eine Prämedikation erfolgte nicht. Die Probanden wurden drei Gruppen zufällig zugeteilt.

Das erste Kollektiv bestand aus Patienten im Alter zwischen 22 und 63 Jahren mit einem Altersmedian von 37 Jahren. Sediert wurde diese Gruppe mit 20 mg Diazepam während der ersten Stunde, 10 mg in den beiden folgenden und 5 mg in jeder weiteren Stunde.

Die Patienten der zweiten Gruppe – Alter zwischen 22 und 61 Jahren und einem Altersmedian von 44,5 Jahren – erhielten Flunitrazepam 0,8 mg in den beiden ersten und 0,4 mg in jeder nachfolgenden Stunde.

In Kollektiv III – das Alter lag hier zwischen 19 und 55, Altersmedian bei 43,5 Jahren – kam Benzoctamin zur Anwendung, 20 mg während der ersten, 10 mg in den folgenden Stunden.

Die Sedativa wurden 500 ml physiologischer Kochsalzlösung zugesetzt und die Infusionsgeschwindigkeit über einen Infusomaten so geregelt, daß kontinuierlich die oben genannten Dosen verabreicht wurden.

Präoperativ vor Anästhesiebeginn, sodann nach je einer Stunde wurden Blutgase, Säure-Basen-Gehalt und pH im arteriellen Blut bestimmt.

Die statistische Auswertung der Analysen erfolgte nach dem Wilcoxon Test bis einschließlich der dritten Stunde. Untersucht wurde auf dem 5%-Niveau (Tabelle 1).

Tabelle 1. Mittelwerttabelle und Standardabweichungen der Meßwerte

Zeit	p	1	2	3
		Benzoctamin		
pH 7,...	400 ± 33	380 ± 23	366 ± 27	381 ± 20
PCO_2	33,1 ± 2,9	39,6 ± 3,5	34,3 ± 6,4	35,2 ± 3,1
PO_2	87,9 ± 13,2	92,7 ± 20,6	92,8 ± 0,8	89,7 ± 7,8
BE	−3,2 ± 1,8	−3,5 ± 1,8	−4,9 ± 3,6	−3,4 ± 1,6
SAT	94,9 ± 1,8	95,4 ± 1,6	95,3 ± 1,3	95,3 ± 1,0
		Diazepam		
pH 7,...	369 ± 0,37	349 ± 0,65	361 ± 0,65	370 ± 0,33
PCO_2	37 ± 3,2	38,4 ± 4,8	36,6 ± 6,1	40 ± 9,5
PO_2	92,7 ± 12,7	87,9 ± 11	85 ± 6,5	81,5 ± 11,8
BE	−3,2 ± 3,71	−4,1 ± 3,36	−4,2 ± 3,66	−2,26 ± 2,3
SAT	−95,4 ± 1,92	94,6 ± 2,4	94,1 ± 1,9	92,2 ± 4,73
		Flunitrazepam		
pH 7,...	384 ± 0,32	376 ± 0,53	369 ± 0,57	340 ± 0,20
PCO_2	34,7 ± 4,2	36,6 ± 3,9	35,3 ± 2,7	30,4 ± 2,9
PO_2	86,1 ± 16,1	85,3 ± 14,4	87,4 ± 10,9	98,1 ± 2,2
BE	−3,72 ± 2,37	−3,26 ± 2,63	−4,33 ± 2,84	−8,3 ± 0,28
SAT	93,2 ± 4,8	94,5 ± 2,60	95,0 ± 1,6	96,2 ± 0,2

Ergebnisse

Bei allen Patienten wurde mit den gewählten Dosierungen über die gesamte Operationszeit eine ausreichende Sedierung erreicht. Nach der Skala von Pandit und Mitarbeitern erfolgte die Einstufung in Sedierungsgrad II–III [7], wobei Grad II überwiegend in der Benzoctamin-Gruppe, Grad III vorwiegend in den Benzodiazepin-Kollektiven beobachtet werden konnten. Die Patienten sind wach und ruhig, oder schlafend, aber durch Anruf leicht erweckbar (Tabelle 2).

Abb. 1 zeigt das Verhalten des arteriellen Sauerstoffpartialdruckes. Optisch ist in der Diazepam-Gruppe ein kontinuierlicher Abfall zu beobachten, doch sind die Veränderungen auf dem 5%-Niveau nicht auffällig.

Tabelle 2. Sedierungsgrad nach Pandit et al. [7]

Grad I:	Keine Sedierung
Grad II:	Ruhig, aber wach
Grad III:	Schlafend, aber leicht aufweckbar
Grad IV:	Schlafend, aber nur schwer aufweckbar
Grad V:	Keine Verständigung möglich

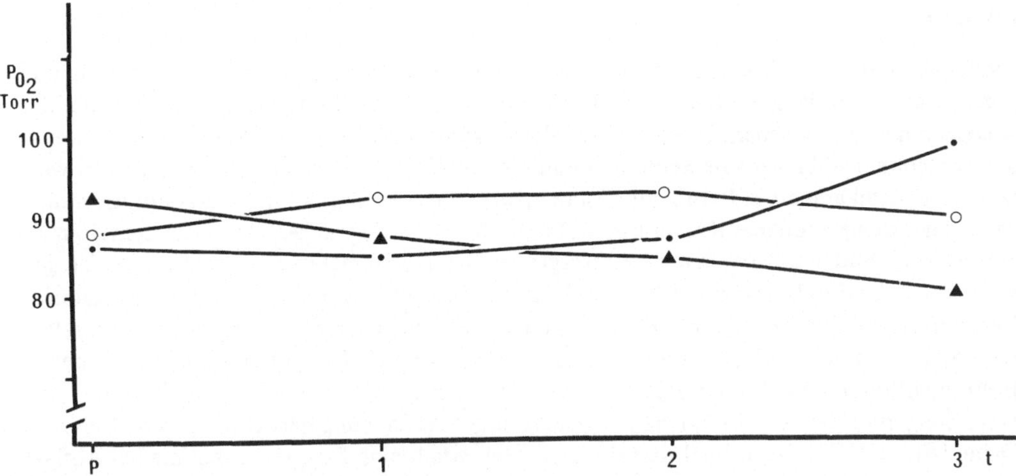

Abb. 1. Verhalten des arteriellen Sauerstoffpartialdruckes während drei Stunden, p = präoperativer Ausgangswert, ▲—▲ Diazepam ●—● Flunitrazepam ○—○ Benzoctamin

Das Flunitrazepam-Kollektiv zeigt im Vergleich zum präoperativen Ausgangswert keine signifikanten Änderungen.

Die mit Benzoctamin sedierten Patienten lassen einen paO_2-Anstieg erkennen, der statistisch jedoch nicht auffällig ist.

Keine Unterschiede zu den präoperativ gemessenen Werten ergeben sich in den Diazepam- und Benzoctamin-Kollektiven im Verhalten des Kohlendioxid Partialdruckes – Abb. 2 –, nur die Flunitrazepam-Gruppe verzeichnet einen signifikanten $paCO_2$-Anstieg nach 60 min gegenüber dem Ausgangswert.

Säure-Basen-Haushalt und pH – Abb. 2 – verändern sich zum Kontrollwert vor Sedierungsbeginn ebensowenig, wie die Hämoglobin-Sauerstoff-Sättigung.

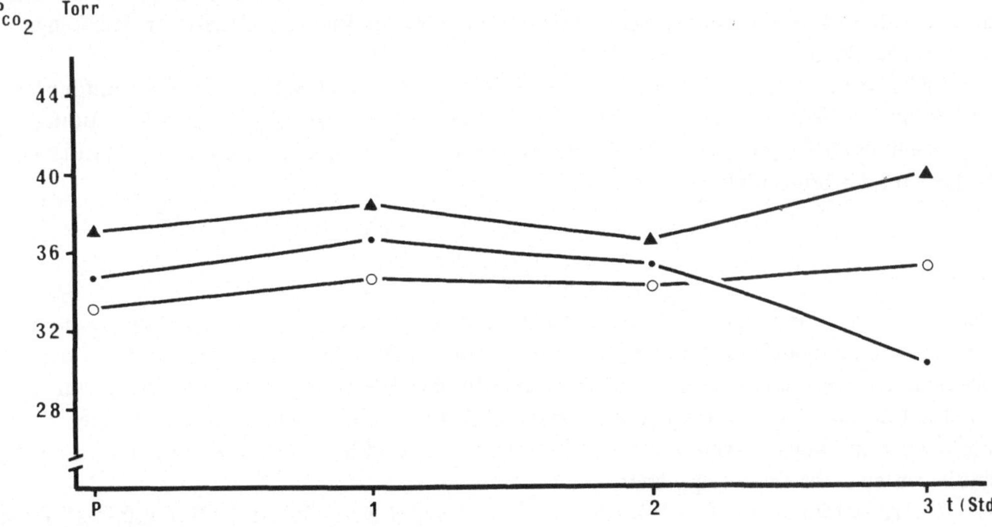

Abb. 2. CO_2-Partialdruck-Verlauf der Kollektive

Diskussion

Die fehlende Beeinträchtigung der Lungenfunktion durch die Plexusanästhesie im intra- und postoperativen Verlauf ist als wesentlicher Vorteil dieses Anästhesieverfahrens gegenüber der Allgemeinnarkose zu sehen. Dieser Vorteil der Regionalanästhesie kann durch eine notwendig werdende medikamentöse Sedierung und Ruhigstellung des Patienten eingeschränkt werden. Eine medikamentöse Beruhigung kann erforderlich werden, wenn der Patient die aufgezwungene, wenig bequeme Rückenlage während der durchweg langen Operationszeiten in der plastischen – und rekonstruktiven – Chirurgie der Hand nicht mehr zu tolerieren bereit ist, gelegentlich auch durch Angst und Uneinsichtigkeit. Die seit langem zur Sedation benutzten Benzodiazepine Flunitrazepam und Diazepam verursachen eine Atemdepression, die direkt von Injektionsgeschwindigkeit und Dosierung abhängig ist [2, 8]. So kommt es nach einer Bolusinjektion 0,5 mg Flunitrazepam – über einen Zeitraum von einer Minute injiziert – zu einer Steigerung der Atemfrequenz bei gleichzeitiger Abflachung der Atmung von 20 min Dauer [8]; nach Diazepam-Injektion findet sich ebenfalls eine Frequenzzunahme bei Abflachung der Atmung, so daß eine vermehrte Totraumventilation resultiert; folglich ist bei geriatrischen Patienten oder solchen mit Störungen der Lungenfunktion besondere Vorsicht geboten.

Um die bei der Bolusinjektion auftretenden inital hohen Plasmaspiegel des jeweiligen Medikamentes zu vermeiden [1], applizierten wir das Sedativum in klinisch üblicher Dosierung per infusionem. Bei diesem Procedere tritt die Sedierung sehr allmählich ein, welches vom Patienten als angenehm empfunden wird.

Die Überlegenheit der Methode liegt aber in der fehlenden Beeinflussung der Blutgase, mit Ausnahme des Ein-Stunden-Wertes des $paCO_2$ bei Flunitrazepam. Die zu diesem Zeitpunkt gemessenen CO_2-Werte fallen jedoch ausnahmslos in die physiologische Schwankungsbreite [5], so daß diese Abweichung als klinisch sicher nicht relevant anzusehen ist.

Das günstige Verhalten der Blutgase gewinnt noch an Bedeutung, da 50% der untersuchten Patienten klinisch und anamnestisch chronische broncho-pulmonale Erkrankungen aufzuweisen hatten.

Vorteilhaft ist ferner die mögliche gute Steuerbarkeit des Sedierungsgrades zu sehen, die durch Änderung der Infusionsgeschwindigkeit langsam den klinischen Erfordernissen angepaßt werden kann.

Nebenwirkungen auf das kardio-zirkulatorische System im Sinne einer Kreislaufdepression konnten ebenso wenig beobachtet werden, wie mögliche anaphylaktoide Reaktionen.

Nach den bislang vorliegenden Erfahrungen ist die langsame kontinuierliche Zufuhr des Sedativum der Bolusinjektion vorzuziehen.

Zusammenfassung

Bei je 10 nicht prämedizierten Patienten wurde der Einfluß von Diazepam, Flunitrazepam und Benzoctamin auf die Blutgase bei kontinuierlicher Applikation untersucht. Die Zufuhr des Sedativum erfolgte mittels einer Kochsalzlösung über einen Infusomaten. Dabei wurde wie folgt dosiert: Diazepam während der ersten Stunde 20 mg, in den beiden nächsten Stunden 10 mg und in jeder weiteren 5 mg. Flunitrazepam und Benzoctamin wurden in klinisch äquivalenter Dosis ebenso appliziert.

Die Auswirkungen auf die Blutgase sind im Gegensatz zur Bolusinjektion minimal. Komplikationen wurden nicht beobachtet.

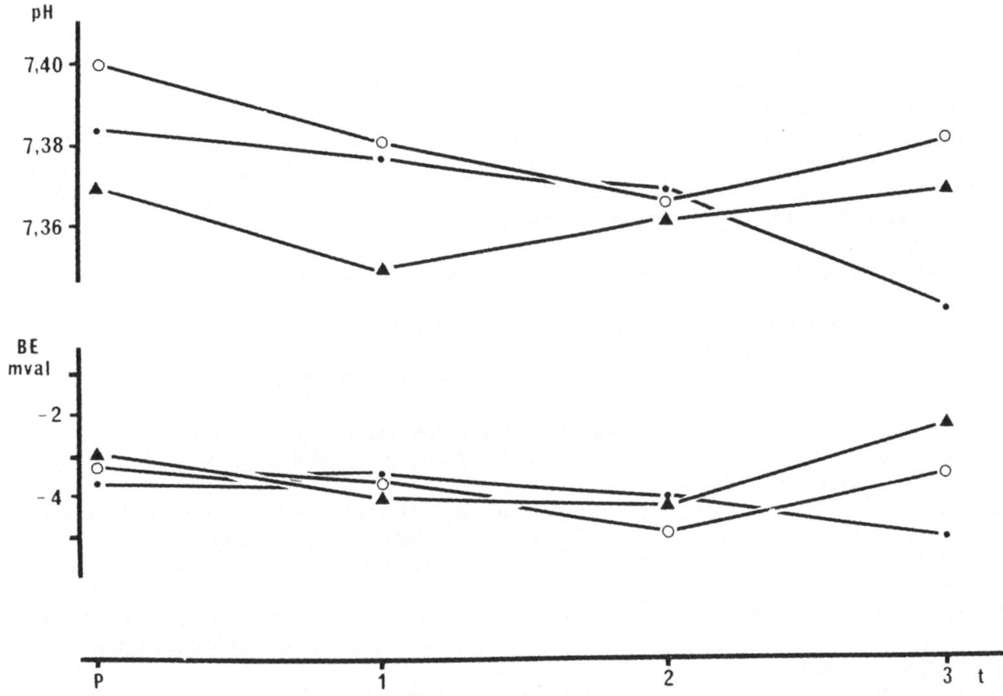

Abb. 3. Säure-Basen-Haushalt, pH-Verhalten der sedierten Patienten

Literatur

1. Amrein R (1978) Zur Pharmakokinetik und zum Metabolismus von Flunitrazepam. Klinische Anästhesiologie und Intensivtherapie Vol 17 Springer-Verlag
2. Doenicke A, Suttmann H, Sohler W (1978) Der Einfluß von Flunitrazepam und Lormetazepam auf die Blutgase. Klinische Anästhesiologie und Intensivtherapie, Vol 17 Springer-Verlag
3. Geisler L, Rost HD (1970) Untersuchung über den Einfluß von Tacitin auf die Atmung des Menschen. Internationales Symposium St. Moritz 16. 1. 1970: Entspannung, neue therapeutische Aspekte
4. Hartung HJ, Klose R, Nebel B, Schwarz P (1979) Probleme der Plexusanästhesie bei Langzeiteingriffen an der oberen Extremität. Prakt Anästh 14:47–51
5. Hedley-Whyte J, Burgess III GE, Feeley TW, Miller MG (1976) Applied Physiology of Respiratory Care. Little Brown & Co Boston
6. Heinzl HG, Hossli (1978) Anwendung und Dosierung von Flunitrazepam im Bereich der Prämedikation, Teil II. Klinische Anästhesiologie und Intensivtherapie, Vol 17 Springer-Verlag
7. Pandit SK, Heisterkamp DV, Cohon PC (1976) Further Studies of the Anti-Recall Effect of Lorazepam, Anästhesiology 45:495
8. Schmitz JE, Lotz P, Bock KH, Fisseler A, Ahnefeld FW. Auswirkung des Flunitrazepam auf die Atmung. Klinische Anästhesiologie und Intensivtherapie, Vol 27:197 Springer-Verlag

Diskussion

Strasser: Hat Ihre Untersuchung dazu geführt, daß jetzt in Ihrer Klinik die Plexusblockaden routinemäßig mit einer kontinuierlichen Infusion von Valium oder Flunitrazepam kombiniert werden?
Hartung: In der plastischen – rekonstruktiven Chirurgie wenden wir dieses Verfahren an.
Strasser: Sehen Sie darin nicht auch ein Risiko? Ich halte es bei der hier angegebenen Dosis für durchaus möglich, daß ein Patient – über 60 Jahre – bei 40 mg Valium in 4 Stunden u.U. zuviel bekommen kann.
Hartung: Das ist theoretisch durchaus denkbar. Wir haben bis zu 6 Stunden Op-Zeit untersucht und haben, zumindest auf die Blutgase, keinen negativen Einfluß gesehen. Auch ältere Patienten zeigten keine Atemdepression.
Frage: Haben Sie hinsichtlich der Nachschlafzeit nach Flunitrazepam irgendwelche Komplikationen gesehen?
Hartung: Nein, es traten auch bei älteren Patienten keine Komplikationen auf.
Frage: Wann würden Sie Benzoctamin dem Flunitrazepam vorziehen?
Hartung: Bei hohen Risikopatienten. Der Sedierungsgrad nach dem angegebenen Schema ist in der Regel bei 2 zu sehen.
Frage: Haben Sie paradoxe Reaktionen nach diesen Dosierungen der Benzodiazepine gesehen?
Hartung: Nein, bei diesen Patienten haben wir vielleicht zufällig keinen inversen Effekt gesehen. Bei Bolusinjektionen habe ich es öfter gesehen.
Frage: Sie scheuen etwas die Bolusinjektionen und propagieren das kontinuierliche Zuführen der Sedierung. Auf der anderen Seite verzichten Sie auf eine Praemedikation. Liegt da nicht ein gewisser Widerspruch? Könnte man nicht mit einer entsprechenden Valiumpraemedikation den Effekt noch wesentlich schonender einleiten?
Hartung: Das ist sicher richtig. Wir haben auf die Praemedikation verzichtet, um einheitliche Ausgangsbedingungen zu erhalten. Da die Patienten akut kommen, kann eine Praemedikation nicht zeitlich standardisiert gegeben werden.
Frage: Ich hätte gern gewußt, ob Sie grundsätzlich alle Patienten, die in Lokalanaesthesie operiert werden, praemedizieren, bzw. sedieren. Ich habe nämlich die Erfahrung gemacht, daß bei psychischer Vorbereitung und guter Führung eine Sedation normalerweise nicht notwendig ist.
Hartung: Das mag für kurze Op-Zeiten durchaus richtig sein. Wenn Sie aber Op-Zeiten bis zu acht oder zehn Stunden haben, wird die psychische Führung nicht mehr genügen.
Nolte: Frage an das Panel: Wie verhalten Sie sich hinsichtlich der zusätzlichen Sedierung bei Regionalanaesthesie?
Dennhardt: Bei älteren Patienten ist eine Sedierung in der Regel nicht angebracht.
Nolte: Dr. Covino, would you please give a comment on routine-premedication for regional anaesthesia and sedation during surgery? What do you do in your clinical routine?
Covino: We give premedication routinely for all regional anaesthetic procedures. That's usually 10 mg morphine or 50–75 mg of pethidine. It's very common now either to give 10 mg of diazepam orally at the time of premedication or 5 minutes before the procedure intravenously.
Nolte: Ich bevorzuge auch prinzipiell die Praemedikation und die Sedierung bis hin zum Schlaf. Entweder auf Wunsch des Patienten oder weil erforderlich. Mit psychischer Führung kann man zusätzliche Sedierung vermeiden. Wir müssen hier natürlich stundenlange Eingriffe in relativ unbequemer Lagerung als Sonderfall betrachten.
Tolksdorf: Neben der pharmakologischen Sedierung sollte die Möglichkeit der „Audio-Sedation" erwähnt werden. Wir geben den Patienten Musik über Kopfhörer. Damit haben wir ohne pharmakologische Beeinflussung bei langdauernden Operationen sehr gute Ergebnisse erzielen können.
Nolte: Es ist keine Frage, daß die Verabreichung von Musik über Kopfhörer die erforderliche Menge an Sedativa deutlich einschränkt. Die dritte Möglichkeit, die die Operateure meistens stört, ist, was wir „Quasselnarkose" nennen. Man kann bei nicht suffizienter Leitungsanaesthesie auch durch Besprechen des Patienten über die Runden kommen.

Flunitrazepam als Sedativum bei Leitungsanästhesien

W. Tolksdorf, H.-J. Hartung, R. Rohowsky und H. Lutz

Flunitrazepam, vorgesehener Handelsname Rohypnol, hat wie alle Benzodiazepine eine anxiolytische, antikonvulsive, muskelrelaxierende und zentral dämpfende Wirkung. Im Unterschied zu anderen Substanzen dieser Gruppe dominiert der sedative Effekt, der zudem mit wesentlich geringeren Dosierungen erzielt wird [8].

Dieses Wirkungsspektrum legte die Anwendung von Flunitrazepam als Adjuvans zur Leitungsanästhesie aus mehreren Gründen nahe:

1. Bei operativen Eingriffen in Lokalanästhesie verbleibt der Patient im Wachzustand, weshalb Anxiolyse und zentrale Dämpfung in dieser zumeist ängstlich erlebten Situation aus psychosomatischer und humaner Indikation wünschenswert erscheinen.
2. Die antikonvulsive Komponente kann bei etwaiger Überdosierung oder im Falle einer schnellen Resorption des Lokalanästhetikums die cerebrale Reaktion dämpfen.
3. Die muskelrelaxierende Wirkung bietet unter anderem Vorteile bei Anwendung von Lokalanästhetika mit wenig ausgeprägter Muskelrelaxation, insbesondere in der Abdominal- und Mikrochirurgie.
4. Auch die ausgeprägte anterograd amnestische Wirkung der Substanz kann im Hinblick auf eventuell notwendig werdende weitere operative Eingriffe in Lokalanästhesie sinnvoll sein [7, 11, 13], treffen wir doch immer wieder Patienten an, die, obgleich sie ein hohes Narkoserisiko aufweisen, ein Verfahren der Lokalanästhesie ablehnen, da das bewußte Miterleben der Anästhesie und Operation bei früheren Eingriffen in Lokalanästhesie unerträglich empfunden wurde.

Nachdem wir bei mehr als 400 Patienten Erfahrungen mit Flunitrazepam im Bereich Lokalanästhesie gesammelt hatten, führten wir eine prospektive, randomisierte Studie bei 118 Patienten im Alter zwischen 26 und 82 Jahren durch, um die sedative und amnestische Wirkung bei relativ kurzdauernden Eingriffen (in der Regel bis 60 Minuten) in Spinalanästhesie zu quantifizieren. Nachdem die Erfahrung gezeigt hatte, daß bereits geringe Dosen zum Erzielen der gewünschten Wirkungen ausreichen und auch Dosissteigerungen über ein Milligramm Flunitrazepam nicht zum gewünschten Ziel führen, prüften wir die Wirkung von 0,4 und 0,8 mg intravenös gegen Placebo, nach Anlegen der Spinalanästhesie, unmittelbar vor Operationsbeginn. Die Beurteilung der Sedation und Amnesie erfolgte 15 und 30 Minuten nach Injektion. Die Einteilung erfolgte in die Sedationsstadien wach, schläfrig, schläft – leicht weckbar und schläft – schwer weckbar. Die Amnesie wurde mit einer Modifikation der von Frumin u. Mitarb. [5] angegebenen Methode mit 10 Farbbildern durchgeführt, wobei 0–2 wiedererkannte Bilder als komplette bis starke Amnesie, 3–6 als mittelgradig bis schwach und 7–10 wiedererkannte Bilder als keine Amnesie klassifiziert wurden.

Nach Injektion von 0,4 mg Flunitrazepam konnte der Sedationseffekt noch 15 Minuten nach Injektion als gut bezeichnet werden. Die vorliegenden Ergebnisse weisen deutlich auf die Dosiszeitabhängigkeit der Wirkung hin [1].

Die Ergebnisse der Amnesieprüfung zeigen, daß zum Erzielen einer kompletten Amnesie zum Testzeitpunkt 15 Minuten nach Injektion 0,8 mg Flunitrazepam notwendig waren, nach 0,4 mg wiesen nur 35% der Patienten ausgeprägte Gedächtnisstörungen auf. Auch hier wird die Dosiszeitabhängigkeit der Wirkung deutlich (Tabellen 1 und 2).

Tabelle 1. Sedationsstadien bei 118 Patienten, 15 und 30 min. nach Injektion der Prüfsubstanz und Placebo in Prozent der Gesamtzahl

Sedations-stadien	Placebo 15 min post inj.	30 min post inj.	0,4 mg Flunitrazepam 15 min post inj.	30 min post inj.	0,8 mg Flunitrazepam 15 min post inj.	30 min post inj.
wach	96%	93%	13%	33%	19%	18%
schläfrig	4%	7%	48%	33%	4%	27%
schläft, leicht weckbar	0	0	30%	33%	50%	45%
schläft, schwer weckbar	0	0	9%	0	27%	9%
	n = 28	n = 15	n = 23	n = 15	n = 26	n = 11

Tabelle 2. Amnesiestadien bei 118 Patienten, 15 und 30 min. nach Injektion der Prüfsubstanz und Placebo in Prozent der Gesamtzahl

Amnesie	Placebo 15 min post inj.	30 min post inj.	0,4 mg Flunitrazepam 15 min post inj.	30 min post inj.	0,8 mg Flunitrazepam 15 min post inj.	30 min post inj.
komplett bis stark	0	0	35%	13%	80%	18%
mittelgradig bis schwach	0	0	39%	47%	8%	64%
keine	100%	100%	26%	40%	12%	18%
	n = 28	n = 15	n = 28	n = 15	n = 26	n = 11

Die von Amrein u. Mitarb. [1] beschriebene plasmakonzentrationsabhängige, enge Korrelation von Sedation und Amnesie, muß in dem, von uns untersuchten Anwendungsbereich dahingehend korrigiert werden, daß zum Erzielen ausreichender Sedation geringere Flunitrazepamdosen benötigt werden, als zum Erzielen einer kompletten Amnesie. Da beide Wirkungen in engem Zusammenhang mit der aktuellen Plasmakonzentration zu sehen sind, ist es möglich, bei nachlassender Wirkung durch Nachinjektion geringer Mengen (z.B. 0,1 mg) das erwünschte Sedationsstadium aufrecht zu erhalten.

Die Korrelation von Amnesie und Sedation kann zwar als sehr eng bezeichnet werden, doch zeigt die Tatsache, daß 20% der als nicht sediert, d.h. wach bezeichneten Patienten, eine komplette Amnesie aufweisen, daß nicht zuverlässig vom Sedationsgrad auf die amnestische Wirkung geschlossen werden kann. Dieser Befund läßt die Schlußfolgerung zu, daß tiefsedierte Patienten auch eine anterograde Amnesie aufweisen, daß jedoch auch unabhängig von der zu beobachtenden Wirkung Störungen der Gedächtnisleistung zu erwarten sind (Tabelle 3).

Tabelle 3. Korrelation zwischen Sedationsstadium und Amnaesiestadium nach Flunitrazepam (0,4 und 0,8 mg) 15 min. und 30 min. nach Injektion (n = 75)

Amnaesiestadien	Sedationsstadien			
	schläft, schwer weckbar	schläft, leicht weckbar	schläfrig	wach
komplett bis stark	80%	57%	25%	20%
mittelgradig bis schwach	20%	33%	50%	20%
keine	0	10%	25%	60%

Unabhängig vom Sedationsstadium waren alle Patienten auch nach Erwecken aus tiefem Schlaf kooperativ, wie wir anhand der Amnesieprüfung feststellen konnten.

Die Eignung eines Pharmakons hängt jedoch nicht allein von der Zuverlässigkeit seiner Wirkung, sondern wesentlich auch vom Ausmaß der Nebenwirkungen ab, von denen die Beeinflussung der vitalen Funktionen an erster Stelle zu nennen sind. Während die Nebenwirkungen auf das Herz-Kreislauf-System in dem von uns verwendeten Dosisbereich sowohl aufgrund eigener Erfahrung, als auch anhand der vorliegenden Literatur vernachlässigbar sind [3], muß der atemdepressiven Wirkung dieser Substanz Beachtung geschenkt werden [10]. Diese gewinnt um so mehr an Bedeutung, als gerade Patienten mit bronchopulmonalen Begleiterkrankungen, sowie reduzierter cardialer und cerebraler Hypoxietoleranz bevorzugt in Lokalanästhesie operiert werden.

Wir untersuchten deshalb unter klinischen Bedingungen bei 30 Patienten mit obstruktiven, restriktiven oder kombinierten Lungenfunktionsstörungen, die vorwiegend orthopädischen Eingriffen in Spinalanästhesie unterzogen wurden, die Lungenfunktion prä- und postoperativ sowie die Blutgase vor, sowie 3, 5, 15, 30 und 60 Minuten nach Injektionen von 0,4–0,8 mg Flunitrazepam und verglichen mit Placebo (Tabelle 4).

Der pH wies eine statistisch auffällige Reduktion ($p \leqslant 0{,}05$) auf, verursacht im wesentlichen durch den Anstieg des PCO_2, der jedoch innerhalb des physiologischen Normbereichs blieb. Der Sauerstoffpartialdruck wurde in den ersten 15 Minuten nach Injektion deutlich erniedrigt gemessen, wobei der physiologische Bereich mehrfach unterschritten wurde. Diese Veränderungen können auf die von Schmitz u. Mitarb. beschriebene Abnahme des Atemzugvolumens mit kompensatorischer Steigerung der Atemfrequenz zurückgeführt werden [10]. Die Lungenfunktionsprüfung am 1. postoperativen Tag ergab einen statistisch auffälligen Abfall des Restriktionsparameters FVC, des peak flow sowie der Einsekundenkapazität, doch können Unterschiede zwischen sedierten und nicht sedierten Patienten nur im Verhalten der forcierten Vitalkapazität gefunden werden (Tabelle 5).

Im Vergleich zu den Veränderungen der Lungenfunktionswerte bei allgemein anästhesierten Patienten, muß die durch Sedation mit Flunitrazepam bedingte Reduktion dieser Parameter jedoch als gering bezeichnet werden [14].

Tabelle 4. Verhalten von pO_2 (Torr), pCO_2 (Torr) und pH nach Injektion von Flunitrazepam (0,4–0,8 mg) und Placebo bei Patienten mit eingeschränkter Lungenfunktion in Spinalanaesthesie und Rückenlage

	prae inj.	3 min post inj.	5 min post inj.	15 min post inj.	30 min post inj.	60 min post inj.
Placebo						
pO_2	102,9 ± 21,10	95,8 ± 16,3	93,42 ± 16,06	97,7 ± 18,5	100,6 ± 15,0	96,4 ± 10,1
pCO_2	38,5 ± 4,3	37,9 ± 3,5	39, 8 ± 3,6	39,0 ± 3,2	38,9 ± 3,8	38,4 ± 3,2
pH	7,36 ± 0,05	7,38 ± 0,03	7,37 ± 0,03	7,37 ± 0,03	7,37 ± 0,03	7,37 ± 0,02
Flunitrazepam (o,4–0,8 mg)						
pO_2	83,7 ± 15,4	79,2 ± 17,0	75,8 ± 17,5	78,7 ± 9,9	85,3 ± 12,6	83,6 ± 14,5
pCO_2	36,4 ± 3,6	37,2 ± 3,8	38,0 ± 3,9	39,0 ± 4,9	38,2 ± 3,4	37,8 ± 3,4
pH	7,41 ± 0,04	7,40 ± 0,05	7,38 ± 0,04	7,39 ± 0,04	7,38 ± 0,04	7,39 ± 0,03

Tabelle 5. Lungenfunktion prä- und postoperativ nach Gabe von Flunitrazepam (0,4–0,8 mg) und Placebo in Prozent der von Morris u. Mitarb. [9] angegebenen Normwerte. FVC = Forcierte Vitalkapazität, PF = Max. exspir. Atemstrom, FEV_1% = Relative Einsekundenkapazität. Korrektur der FVC nach Anderhub u. Mitarb. [2]

Placebo	präoperativ	OP-Abend	1. postop. Tag
FVC	76,5 ± 25,1	80,8 ± 24,7	83,7 ± 17,1
PF	48,7 ± 17,2	47,5 ± 16,1	52,1 ± 16,1
FEV_1%	64,8 ± 14,2	66,9 ± 13,5	65,9 ± 9,2
Flunitrazepam			
FVC	78,6 ± 16,4	71,7 ± 21,6	73,8 ± 21,5
PF	47,6 ± 13,2	42,9 ± 15,9	42,2 ± 13,4
FEV_1%	67,7 ± 10,0	65,5 ± 14,9	66,8 ± 17,3

Geben die Veränderungen der Blutgase bei Eingriffen in Rückenlage bereits Anlaß zu einer vorsichtigen Anwendung dieser Substanz, so muß Flunitrazepam als Sedativum bei Operationen in Bauchlage beim spontan atmenden Patienten, als gefährlich angesehen werden. Bei 10 Patienten, die nach Aufklärung mit 0,4–0,8 mg Flunitrazepam zur translumbalen Aortographie in Spinalanästhesie sediert wurden, waren die Veränderungen der Blutgase, insbesondere der Abfall des PO_2 so ausgeprägt, daß eine erhebliche Beeinträchtigung der vitalen Funktionen nicht ausgeschlossen werden kann (Tabelle 6) [12].

Unter Berücksichtigung der Wirkungen und Nebenwirkungen muß Flunitrazepam als intravenöses Sedativum bei Eingriffen in Lokalanästhesie sowohl aufgrund unserer Erfahrungen sowie der Ergebnisse unserer Untersuchungen wie folgt beurteilt werden:

1. Bereits in geringen Dosisbereichen (0,4 mg) wirkt Flunitrazepam ausreichend sedativ, eine zuverlässige Amnesie kann mit 0,8 mg erreicht werden. Aufgrund der Plasmakonzentrationsabhängigkeit, der sedativen und amnestischen Wirkung ist es möglich, durch Nachinjektion geringer Mengen die erwünschten Stadien aufrecht zu erhalten.
2. Unabhängig vom Ausmaß der Sedation ist der Patient in der Regel kooperativ.
3. Die amnestische Wirkung ist nicht anhand des Sedationsstadiums vorhersagbar. Hieraus resultiert, daß beispielsweise ärztliche Anordnungen nach Applikation von Flunitrazepam

Tabelle 6. Verhalten von pO_2 (Torr), pCO_2 (Torr) und pH nach Injektion von Flunitrazepam (0,4–0,8 mg) und Placebo bei kurzdauernden Eingriffe in Spinalanaesthesie in Bauchlage

	prae inj.	3 min post inj.	5 min post inj.	10 min post inj.
Ohne Sedativum (n = 10)				
pO_2	88,40 ± 13,57	91,83 ± 18,41	84,66 ± 13,89	80,86 ± 15,47
pCO_2	41,26 ± 5,31	40,32 ± 6,58	42,89 ± 6,25	42,43 ± 4,85
pH	7,36 ± 0,046	7,33 ± 0,058	7,32 ± 0,044	7,34 ± 0,041
0,4–0,8 mg Flunitrazepam i.v. (n = 10)				
pO_2	81,76 ± 13,34	67,70 ± 13,03	67,16 ± 9,72	66,35 ± 9,97
pCO_2	41,66 ± 5,38	45,19 ± 5,86	46,34 ± 6,48	46,21 ± 6,24
pH	7,38 ± 0,033	7,34 ± 0,032	7,33 ± 0,039	7,33 ± 0,039

nicht zuverlässig erinnert werden, weshalb eine besondere Überwachung in der postoperativen Phase erforderlich ist.

4. Die atemdepressiven Nebenwirkungen müssen als limitierender Faktor für die Anwendung von Flunitrazepam auch in den von uns verwendeten geringen Dosierungen gesehen werden. Besondere Vorsicht ist bei cerebral und cardial gefährdeten Patienten geboten, Sauerstoffzufuhr ist zumindest während der ersten 20 Minuten obligat. Atemungünstige Lagerungen schränken die Anwendbarkeit weiter ein, bei Eingriffen in Bauchlage ist Flunitrazepam als Bolusinjektion nicht indiziert.

Während die kontinuierliche Zufuhr von Flunitrazepam [6] durchaus empfohlen werden kann, erscheint die Bolusinjektion bei kürzer dauernden Eingriffen in Leitungsanästhesie nur mit Einschränkungen empfehlenswert. Eine weitere Möglichkeit die positiven Wirkungen von Flunitrazepam als Sedativum bei Leitungsanästhesien ohne Beeinträchtigung des respiratorischen Systems zu nutzen, könnte in der intramuskulären Prämedikation gesehen werden. Ergebnisse hierüber stehen jedoch noch aus.

Literatur

1. Amrein R (1978) Zur Pharmakokinetik und zum Metabolismus von Flunitrazepam. Klin Anästhesiologie und Intensivtherapie Vol 17, Springer, Berlin-Heidelberg- New York
2. Anderhub HP, Keller E, Herzog H (1974) Spirometrische Untersuchung der forcierten Vitalkapazität, Sekundenkapazität und maximalen Atemstromstärke bei 13 798 Personen. Dtsch med Wschr 2:33
3. Brückner JB, Hess W, Johannsen HJ, Kielmann D, Oser G, Schweichel E (1978) Kreislaufbeeinflussung, Koronardurchblutung und Sicherheitsbreite von Rohypnol. Klin Anästhesiologie und Intensivtherapie Vol 17, Springer, Berlin-Heidelberg-New York
4. Doenicke A, Suttmann H, Sohler W (1978) Der Einfluß von Flunitrazepam und Lormetazepam auf die Blutgase. Klin Anästhesiologie und Intensivtherapie Vol 17, Springer, Berlin-Heidelberg-New York
5. Frumin J, Herekar VR, Jarvik NE (1976) Amnesic actions of diazepam and scopolamin in man. Anesthesiology 45:406
6. Hartung HJ, Tolksdorf W, Osswald PM, Kämmerer T (1979) Der Einfluß von Flunitrazepam, Diazepam und Benzoctamin bei kontinuierlicher Applikation auf die Blutgase bei Plexusanästhesien. Symposium: Neue Aspekte in der Regionalanästhesie, Düsseldorf, 12., 13. Mai 1979

7. Heipertz W, Vontin H, Schorer R, Junger H (1978) Die Amnesie nach den Benzodiazepinen, Flunitrazepam und Lorazepam. Klin Anästhesiologie und Intensivtherapie Vol 17, Springer, Berlin-Heidelberg-New York
8. Kapp W (1978) Zur Pharmakologie von Flunitrazepam. Klin Anästhesiologie und Intensivtherapie Vol 17, Springer, Berlin-Heidelberg-New York
9. Morris JF, Koski A, Johnson LC (1971) Spirometric standards for healthy nonsmoking adults. Amer Rev resp Dis 103:57
10. Schmitz JE, Lotz P, Bock KH, Fisseler A, Ahnefeld FW (1978) Auswirkung des Flunitrazepam auf die Atmung. Klin Anästhesiologie und Intensivtherapie Vol 17, Springer, Berlin-Heidelberg-New York
11. Schulte-Steinberg O (1978) Anwendung und Dosierung von Flunitrazepam in Kombination mit der Regionalanästhesie. Klin Anästhesiologie und Intensivtherapie Vol 17, Springer, Berlin-Heidelberg-New York
12. Tolksdorf W, Hartung HJ, Rohowsky R, Vins G, Klose R, Lutz H (1978) Der Einfluß der Sedation bei rückenmarksnahen Leitungsanästhesien auf Blutgase und Lungenfunktion. Vortrag – Jahrestagung der DGAJ Würzburg 12.–14.10.78
13. Tolksdorf W, Berlin J, Bethke U, Striebel JP, Westphal KTP, Lutz H (1979) Rohypnol (Flunitrazepam) als Sedativum bei Leitungsanaesthesien auf Blutgase und Lungenfunktion. Vortrag – Jahresta-Wirkung. Prakt Anästh 14:59
14. Tolksdorf W, Raiss G, Striebel JP, Lutz H (1979) Intra- und postoperative cardiopulmonale Komplikationen bei transurethralen Prostataresektionen in Intubationsnarkose und rückenmarksnaher Leitungsanaesthesie. Anaesthesiologie und Intensivmedizin, Bd 124, Neue Aspekte in der Regionalanaesthesie

Diskussion

Strasser: Ist die Aussage der absoluten Kontraindikation von Flunitrazepam bei Patienten in Bauchlage abzuleiten aus den Ergebnissen, die Sie zuletzt gezeigt haben?
Tolksdorf: Ja. Der PO_2 sinkt in vielen Fällen unter 60 mmHg. Damit ist eine erhebliche Gefährdung des Patienten gegeben. Bei Bolusinjektionen kann es zum Atemstillstand kommen. Wenn die Patienten sich dann in Bauchlage befinden, ist die Beatmung sehr schwierig. Man sollte die Substanz hier nicht anwenden. Es gibt andere Substanzen, die ebenfalls sedierend wirken und diese atemdepressiven Nebenwirkungen nicht haben.
Nolte: Die Substanz bringt also nichts wesentlich Besseres?
Tolksdorf: Man muß sagen, daß im Vergleich zu anderen Benzodiazepinen, z.B. Diazepam, die sedativen und die anamnestischen Wirkungen ausgeprägter sind.
Frage: Ich habe festgestellt, daß 0,1 mg Flunitrazepam ausreichen, um eine Sedierung für eine 1–2 Stunden dauernde Operation an älteren Patienten durchzuführen.
Tolksdorf: Die sedative und die amnestische Wirkung hängen sehr eng mit dem Plasmaspiegel zusammen. Sedierend wirkt die Substanz, wenn Sie einen Plasmaspiegel von mehr als 12 Nanogramm/ml haben. Das erscheint mir 2 Stunden nach Gabe von 0,2 mg sehr unwahrscheinlich.
Frage: Ich habe beobachtet, daß manche Patienten nach 1/2 mg Flunitrazepam so stark sediert waren, daß sie einen oralen Tubus benötigten, um spontan atmen zu können.
Tolksdorf: Das kann durchaus vorkommen. Man muß in diesem Zusammenhang noch darauf hinweisen, daß sich die atemdepressive Wirkung noch verstärkt, wenn der Patient mit einem Opiat praemediziert wurde. Es wurden Atemstillstände auch schon nach 1/2 und 1 mg nach vorhergehender Praemedikation beschrieben.

Analyse der Blutdrucksenkung und negativ inotropen Wirkung von Lokalanästhetika*

U. Borchard

Während einer Regionalanästhesie besteht die Möglichkeit, daß das Lokalanästhetikum in die Blutbahn gelangt und zu einer Beeinträchtigung der Herz-Kreislauf-Funktion führt. Tierexperimentelle Untersuchungen zur kardialen Wirkung der Lokalanästhetika kommen zu unterschiedlichen Ergebnissen: So wird bei niedrigen Dosen eine Abnahme, Zunahme oder keine Änderung der myokardialen Kontraktilität und Auswurfrate beschrieben [3, 6, 8]. Ähnliches gilt auch für den Blutdruck. Während eine Reihe tierexperimenteller Untersuchungen auf eine Blutdruckerhöhung bei niedrigen Lokalanästhetikadosen hinweist, wird von einigen Autoren andererseits eine Senkung oder keine Änderung des Blutdrucks beschrieben (Literaturübersicht bei [9]). Wir haben daher an der narkotisierten Katze den Einfluß von Lokalanästhetika auf den Blutdruck und die Herzfunktion untersucht und zur quantitativen Bewertung der inotropen Wirkung die Ventrikeldruckkurve im isovolumetrischen Abschnitt rechnergesteuert analysiert. Der Einfluß der Lokalanästhetika auf die Kontraktilität wurde unter Verwendung eines speziellen Auswertverfahrens unabhängig von der Blutdruckwirkung dargestellt.

Methode

Die Versuche wurden an narkotisierten Katzen (75 mg/kg Chloralose, 350 mg/kg Urethan) durchgeführt. Es wurden folgende Parameter registriert und dem Analog-Digitalwandler eines Prozeßrechners Dietz Mincal 621 zugeführt: linksventrikulärer Druck P, dP/dt, Blutdruck BP (A. femoralis), Herzfrequenz und EKG. Die Sampling-Frequenz wurde signalangepaßt und betrug P: 700/s, dP/dt: 2800/s, BP: 700/s, EKG: 1400/s. Die Auswertung erfolgte off-line nach dem Experiment. Für die Bolusinjektionen wurden äquimolare Dosen von Lidocain (1,69 mg/kg) und Carticain (2 mg/kg) verwendet und der Effekt mit einer Injektion von 13 μg/kg Nitroprussidnatrium (NPN) verglichen. Ferner wurden Lidocain bzw. Carticain als Dauerinfusion in einer Dosis von 1,69 bzw. 2 mg/(kg × min) mit einer Infusionsgeschwindigkeit von 0,375 ml/min appliziert. Für NPN betrugen die Dosis 13 μg/(kg × min) und die Infusionsgeschwindigkeit 0,2 ml/min. Zur Ausschaltung der Gegenregulation wurde in den Versuchen mit NPN Pindolol (0,15 mg/kg i.v.) verwendet.

Zur Auswertung wurde ein Ventrikeldruck CPIP (peak common developed isovolumetric pressure) bestimmt, bis zu dem sich das Herz isovolumetrisch kontrahiert. Beim Druck CPIP wurden die dP/dt-Werte von Versuchs- und Kontrollkurve ermittelt und der Quotient (dP/dt)/CPIP gegen die infundierte Dosis aufgetragen. Ferner wurden Änderungen des instan-

* Mit Unterstützung der Deutschen Forschungsgemeinschaft, SFB 30, Kardiologie

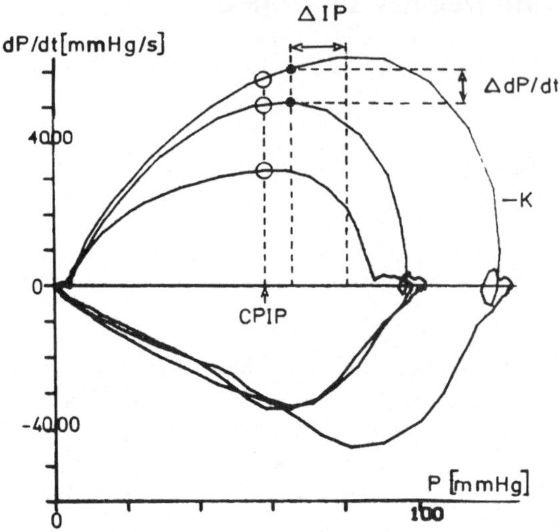

Abb. 1. Die Versuchsergebnisse wurden nach 2 Verfahren ausgewertet: 1) Vergleich der dP/dt-Werte der Versuchskurven beim Ventrikeldruck CPIP (peak common developed isovolumetric pressure = Ventrikeldruck, der dem niedrigsten $[dP/dt]_{max}$ entspricht). 2) Beim instantanen Ventrikeldruck IP der Versuchskurve wurde die Veränderung von dP/dt gegenüber der Kontrollkurve (Δ dP/dt) bestimmt. Ferner wurde die Differenz der IP-Werte von Kontroll- und Versuchskurve ermittelt und gegen Δ dP/dt aufgetragen (vgl. Abb. 7) K = Kontrolle

tanen Druckes IP mit den entsprechenden Änderungen von dP/dt verglichen. Das Auswertverfahren ist in Abb. 1 dargestellt.

Zur Bestimmung der negativ inotropen und chronotropen sowie der antiarrhythmischen Wirkung von Lokalanästhetika in vitro wurden Versuche an isolierten spontan schlagenden rechten Vorhöfen und elektrisch gereizten Papillarmuskeln des Meerschweinchens (Reizparameter: 1 Hz, 1 ms, 20% überschwellig) unter isometrischen Kontraktionsbedingungen bei 31 °C in Krebs-Henseleit-Lösung durchgeführt. Die zur Beurteilung der antiarrhythmischen Wirkung gemessene Asystolieschwelle wurde mit Wechselstrom (50 Hz) ansteigender Stromstärke bestimmt und durch das Ausbleiben der Kontraktionen angezeigt [5].

Statistik: Es sind jeweils die Mittelwerte ($\overline{x}$) und ihre mittleren Fehler ($\pm s_{\overline{x}}$) angegeben. Die Prüfung der Signifikanz erfolgte mit dem gepaarten bzw. ungepaarten t-Test nach Student.

Ergebnisse

Die Bolusinjektion von Carticain und Lidocain führt zu einer raschen Abnahme der Inotropie, wobei die dP/dt(P)-Kurven während der isovolumetrischen Kontraktion bereits ab 30 mmHg deutlich unter der Kontrollkurve liegen und Minimalwerte 48 s nach Injektion erreicht werden. Eine charakteristische Originalaufzeichnung für Carticain ist in Abb. 2 dargestellt. Die Ventrikeldruckkurve wird durch Carticain deutlich verbreitert und die Kontraktionsgeschwindigkeit liegt bis zu niedrigen Ventrikeldrucken unterhalb der Kontrollwerte.

Zu gleichen Ergebnissen führten Versuche, in denen 2 bzw. 1,69 mg/(kg × min) Carticain bzw. Lidocain über 10 min infundiert wurden. In Abb. 3 ist der Einfluß einer Infusion

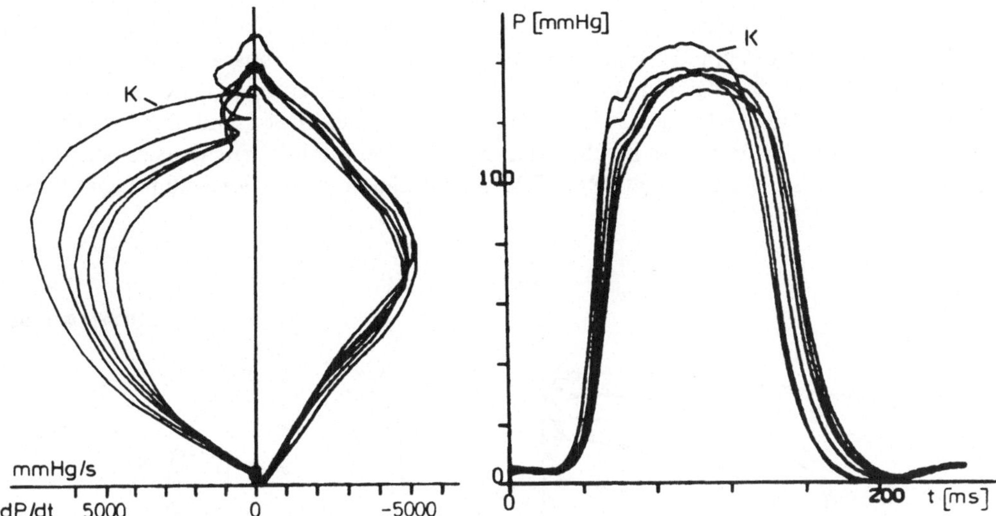

Abb. 2. Linksventrikulärer Druck P und dP/dt nach i.v.-Injektion von 2 mg/kg Carticain. Fortlaufende Registrierung von Kontrolle (K) und 5 weiteren Kurven bis zum maximalen Effekt nach 48 s

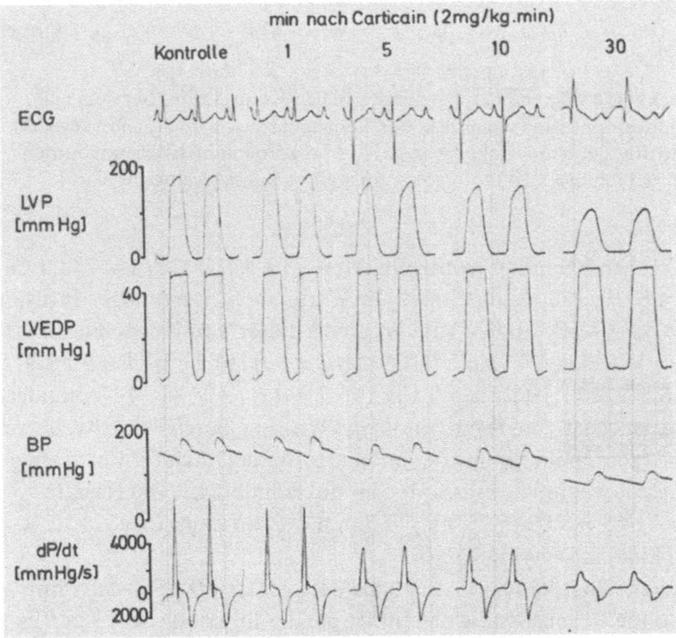

Abb. 3. Originalaufzeichnung einer Infusion von 2 mg/(kg × min) Carticain. Von oben nach unten sind wiedergegeben: Elektrokardiogramm (ECG); linksventrikulärer Druck (LVP); linksventrikulärer enddiastolischer Druck (LVEDP); Blutdruck (BP) und Anstiegsgeschwindigkeit des linksventrikulären Druckes (dP/dt)

von 2 mg/(kg × min) Carticain auf die Herz-Kreislauf-Funktion der narkotisierten Katze dargestellt. Typische EKG-Veränderungen, die mit zunehmender Infusionsdauer zu beobachten sind, sind ein Anstieg der PQ- und QT-Dauer sowie eine Verbreiterung des QRS-Komplexes. In Abb. 4 ist eine typische Originalaufzeichnung von Ventrikeldruck P und dP/dt für Lidocain wiedergegeben, während das Ergebnis der rechnergesteuerten Versuchsauswertung in Abb. 5 dargestellt ist. Der Quotient dP/dt(CPIP)/CPIP nimmt proportional zum Logarithmus

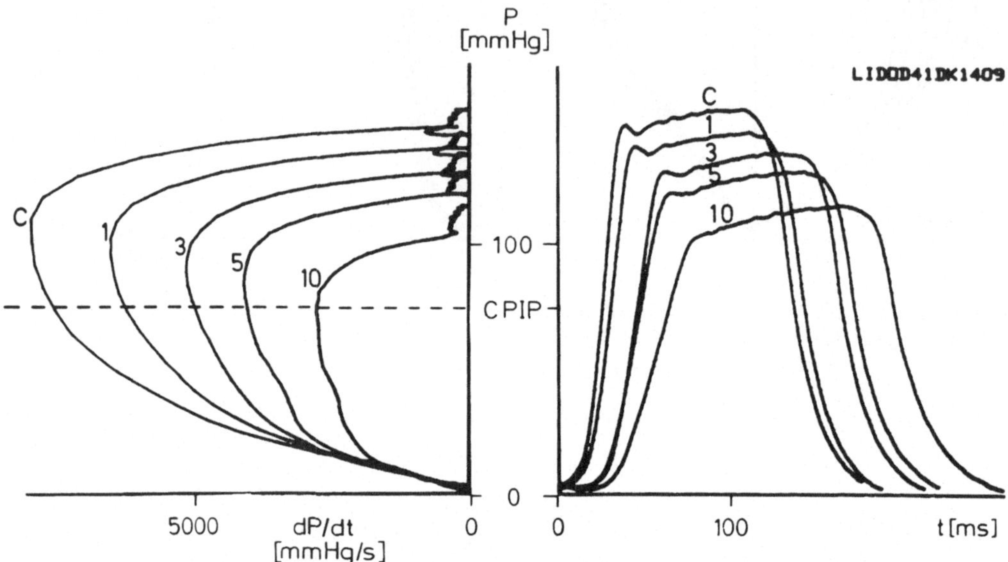

Abb. 4. Analyse der Ventrikeldruckkurve während der isovolumetrischen Kontraktion. Der dem $(dP/dt)_{max}$-Wert nach 10minütiger Lidocain-Infusion entsprechende Ventrikeldruck wird als CPIP gewählt. Bis zum Druck CPIP verlaufen alle dP/dt-Kurven (linker Abschnitt) in der isovolumetrischen Kontraktionsphase. C = Kontrolle; 1, 3, 5, 10 min nach Infusion von 1,69 mg/(kg × min) Lidocain

der infundierten Dosis ab. Ausgehend von den Kontrollwerten 93,6 ± 5,7 s^{-1} (n = 7) für Carticain bzw. 90,2 ± 8,7 s^{-1} (n = 8) für Lidocain nehmen die Werte nach einminütiger Infusion auf 84,2 ± 5,7 s^{-1} bzw. 80,2 ± 8,5 s^{-1} ($P < 0{,}005$) ab. Während dieser Zeit hat sich der Blutdruck (mmHg) für Carticain im Mittel von 163,6 ± 7,3 / 118,2 ± 5,0 auf 162,2 ± 6,6 / 120,5 ± 6,3 und für Lidocain von 146,5 ± 5,0 / 106,7 ± 5,0 auf 145,2 ± 4,6 / 106,4 ± 4,3 verändert. Dies bringt deutlich zum Ausdruck, daß die negativ inotrope Wirkung bereits eintritt, bevor die Blutdrucksenkung erfolgt. Nach 1 min nimmt der enddiastolische Druck für Carticain geringfügig um 0,2 ± 0,08 mmHg zu, während er für Lidocain unverändert ist. Die Herzfrequenz nimmt nach 1 min von 224,5 ± 8,0 auf 220,5 ± 8,3 min^{-1} (Carticain) bzw. 213,2 ± 11,3 auf 209,4 ± 11,0 min^{-1} (Lidocain) geringfügig ab.

Im Vergleich zu den Lokalanästhetika ist in Abb. 6 als Beispiel für eine Substanz mit blutdrucksenkender Wirkung ohne Beeinflussung der Inotropie die Infusion von 13 μg/(kg × min) NPN dargestellt. Bis zu einer Dosis von 34 μg/kg, entsprechend einer ca. 40%igen Senkung des diastolischen Druckes, bleibt die Inotropie unverändert.

Vergleicht man die blutdrucksenkende Wirkung mit der Änderung der Inotropie, gemessen als Δ dP/dt (vgl. Abb. 1), so ergibt sich für die Lokalanästhetika Lidocain und Carticain

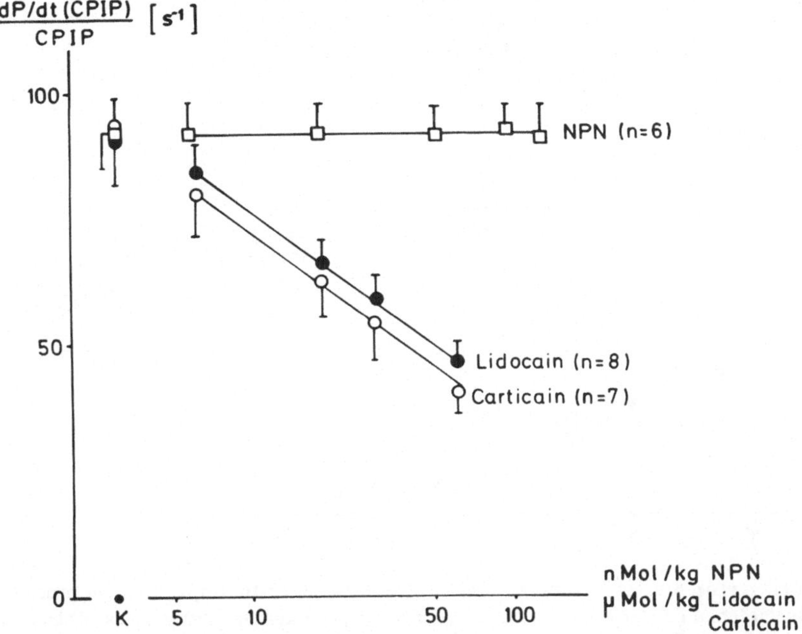

Abb. 5. Druckanstiegsgeschwindigkeit beim gemeinsamen Ventrikeldruck CPIP (= dP/dt[CPIP]), normiert auf CPIP (= dP/dt[CPIP]/CPIP) bei Infusion von 6,2 μM/(kg × min) Carticain bzw. Lidocain und 44 nM/(kg × min) NPN. CPIP entspricht dem instantanen Ventrikeldruck bei 10 min Infusion der Lokalanästhetika bzw. 200 s NPN. K = Kontrolle

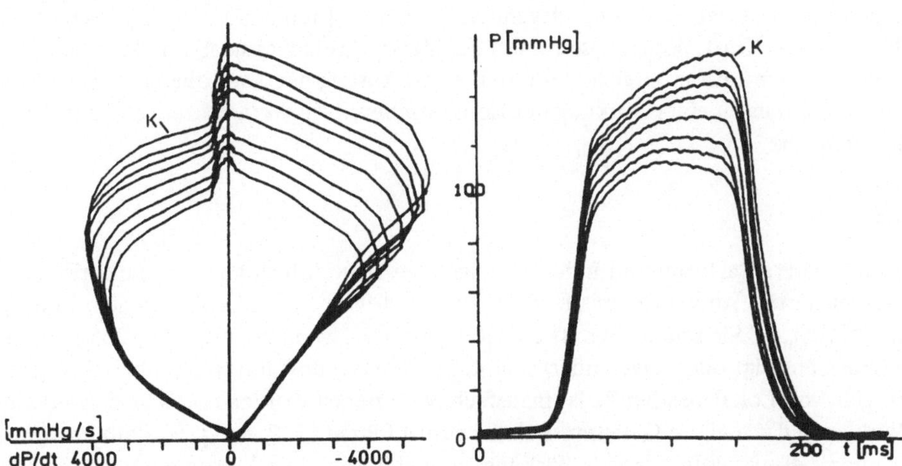

Abb. 6. Linksventrikulärer Druck P und der dazugehörige Differentialquotient dP/dt nach i.v. Gabe von 13 μg/kg Niktroprussidnatrium (NPN). K = Kontrolle

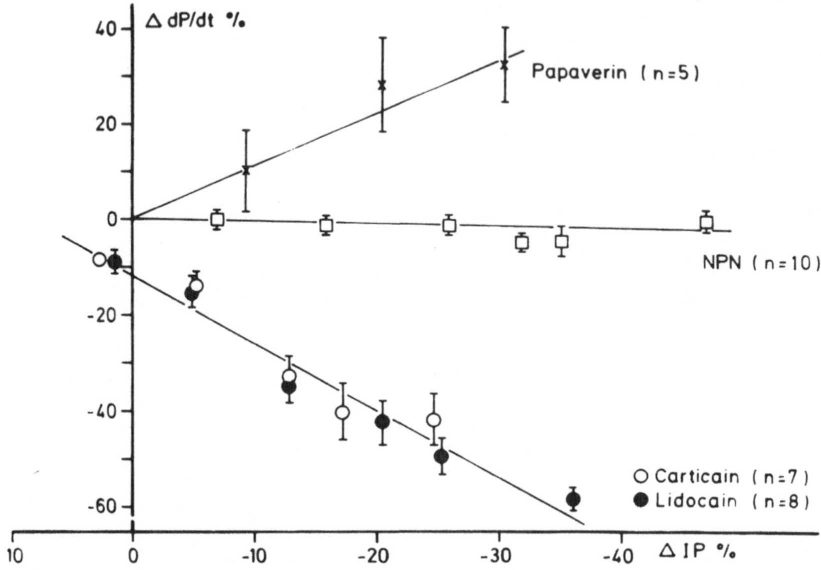

Abb. 7. Vergleich zwischen prozentualer Änderung von dP/dt (Bewertung der Inotropie) und der prozentualen Abnahme des instantanen Druckes IP (Bewertung der Blutdrucksenkung). Auswertung s. Abb. 1. Die Δ IP-Werte wurden in Intervallen von 5 bzw. 10 mmHg gemittelt und gegen die entsprechenden ΔdP/dt-Werte aufgetragen

bereits eine negative Inotropie, wenn der Blutdruck bei niedrigen Dosen leicht ansteigt bzw. gleich bleibt (Abb. 7). Demgegenüber zeigt NPN keinen Einfluß auf die Inotropie, während Papaverin den Blutdruck senkt und positiv inotrop wirkt.

Da Lokalanästhetika heute für die Behandlung ventrikulärer Tachykardien eine Rolle spielen, ist es von Interesse, das Ausmaß der bei therapeutischen Konzentrationen auftretenden negativ inotropen und chronotropen Wirkung zu kennen. In Abb. 8 ist das Ergebnis von Versuchen an isolierten spontan schlagenden Vorhöfen (Frequenz) und elektrisch gereizten Papillarmuskeln (Kraft, Asystolieschwelle) des Meerschweinchens dargestellt. Im antiarrhythmischen Konzentrationsbereich, der durch einen Anstieg der Asystolieschwelle gekennzeichnet ist, kommt es zu einer Senkung der isometrischen Kontraktionskraft und zur Abnahme der Frequenz.

Diskussion

Die Lokalanästhetika Carticain und Lidocain zeigen bei Dauerinfusion an der narkotisierten Katze eine gleichartige Abnahme von Herzfrequenz, systolischem und diastolischem Blutdruck und $(dP/dt)_{max}$. Sie senken bereits die Kontraktilität, wenn bei niedriger Dosis der diastolische Druck ansteigt oder unverändert bleibt. Ein Anstieg des Blutdruckes bei niedrigen Plasmaspiegeln von Lokalanästhetika ist mehrfach beschrieben worden und läßt sich auf eine direkte Wirkung auf die glatte Gefäßmuskulatur zurückführen [1, 2, 4, 7]. Erst mit ansteigender Dosis nimmt die gefäßdilatierende Wirkung zu, wobei zwischen Lidocain und Carticain in unseren Versuchen keine Wirksamkeitsunterschiede bestehen. Die negativ inotrope Wirkung ist stärker ausgeprägt als die blutdrucksenkende Wirkung. An der Abnahme der Kon-

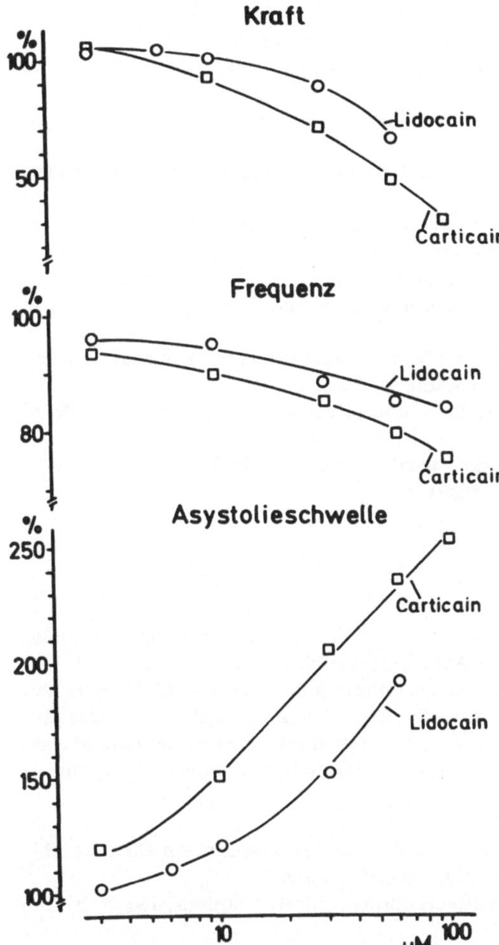

Abb. 8. Einfluß von Lidocain und Carticain auf Frequenz (rechter spontan schlagender Vorhof des Meerschweinchens), isometrische Kraft und Asystolieschwelle (Papillarmuskel des Meerschweinchens). Im antiarrhythmischen Konzentrationsbereich, erkennbar am Anstieg der mit Wechselstrom (50 Hz) bestimmten Asystolieschwelle, nehmen Kraft und Frequenz deutlich ab

traktionskraft dürften neben einer Ca^{++}-antagonistischen Wirkkomponente zusätzlich die Frequenzsenkung sowie eine endovasale Anästhesie kardialer sympathischer Nervenfasern mitbeteiligt sein. Die Ergebnisse zeigen, daß das rechner-gestützte Auswertverfahren eine von der Nachlast unabhängige quantitative Beurteilung der negativ inotropen Wirkung von Lokalanästhetika ermöglicht, wobei gleichzeitig ein Vergleich zwischen Veränderung der Inotropie und Blutdrucksenkung möglich ist.

Im antiarrhythmischen Konzentrationsbereich weisen die Lokalanästhetika eine negative Inotropie und Chronotropie auf. Dies ist von therapeutischem Interesse, wenn eine gleichzeitige Behandlung mit negativ inotropen bzw. chronotropen Substanzen wie Antiarrhythmika, Ca^{++}-Antagonisten oder adrenergen β-Rezeptorenblockern durchgeführt wird. Bei bestehender Therapie mit β-Blockern ist eine Unterbrechung der Therapie bei Gabe von Lokalanästhetika nicht angezeigt, jedoch sollte eine sorgfältige Überwachung der Herzfunktion des Patienten erfolgen.

Literatur

1. Åberg G, Andersson R (1972) Studies on mechanical actions of mepivacaine (carbocaine) and its optically active isomers on isolated smooth muscle: Role of Ca^{++} and cyclic AMP. Acta Pharmacol Toxicol 31:321–336
2. Åberg G, Dhuner K-G (1972) Effects of mepivacaine (carbocaine) on femoral blood flows in the dog. Acta Pharmacol Toxicol 31:267–272
3. Austen WG, Moran JM (1965) Cardiac and peripheral vascular effects of lidocaine and procainamide. Am J Cardiol 16:701–707
4. Blair MR (1975) Cardiovascular pharmacology of local anaesthetics. Br J Anaesth 47:247–252
5. Borchard U (1978) Untersuchungen zum Wirkungsmechanismus und zur pharmakologischen Charakterisierung von Lokalanästhetika, Habilitationsschrift, Düsseldorf
6. Covino BG, Vasallo HG (1976) Local anesthetics. Mechanism of action and clinical use. Grune u. Stratton, Inc, New York
7. Jorfeldt L, Löfström B, Pernow B, Wahren J (1970) The effect of mepivacaine and lidocaine on forearm resistance and capacitance vessels in man. Acta Anaesthesiol Scand 14:183–201
8. Kao FF, Jalar KH (1959) The central action of lignocaine and its effect on cardiac output. Br J Pharmacol 14:522–526
9. Wu D, Rosen KM (1975) Lidocaine as an antiarrhythmic agent. In: Ephraim Donoso (Ed.) Current cardiovascular topics, Vol 1, pp. 36–48. Thieme, Stuttgart

Diskussion

Tolksdorf: Wenn Sie die Wahl hätten zwischen einem Verfahren der Allgemein- oder Leitungsanaesthesie bei einem Patienten, der Beta-Blocker einnimmt, welches Anaesthesieverfahren würden Sie wählen?
Borchard: Man darf nicht davon ausgehen, daß die Allgemeinanaesthesie keine Wirkung auf das Herz hat. Ich würde bei entsprechenden Indikationen die Regionalanaesthesie wählen. Beta-Blocker sind keine direkte Kontraindikation. Was gesagt werden sollte, ist vor allem, daß Patienten, die unter der Beta-Blockade stehen, infolge der Verminderung des kardialen Antriebs stärker gefährdet sind, wenn das Lokalanaesthetikum in den Kreislauf gelangt.
Frage: Würden Sie Beta-Blockierungen vorher absetzen?
Borchard: Nein, denn es gibt eine ganze Reihe von Hinweisen dafür, daß das Absetzen, vor allem das abrupte Absetzen von Beta-Rezeptorenblockern, sich nachteilig auswirken kann.
Wiklund: Do you mean, that you see negative inotropic effects during clinical conditions, due to the local anaesthetic drug?
Borchard: That depends on what index you measure. If you really want to have an index for the inotropy, for instance dp/dt max., you can't measure it directly, because you have an alteration in the afterload. There are few measuring systems directly correlating the inotropy to the depression in the blood-pressure.
Wiklund: But what about the sympathetic nervous system?
Borchard: We have had general anaesthesia, that means chloralose urethane. This anaesthesia really depresses the sympathetic tone and normally you get a reflex tachycardia if blood pressure is decreased. The local anaesthetics, administered intravenously, cause an endoanaesthesia, that means the nerves are blocked from the side of the blood system. We never observed, as we did with nitroprussid sodium, when blood pressure dropped, that the heart rate increased. We never saw this with the local anaesthetics. So there seems to be some sort of endoanaesthesia blocking the reflex-circle which would lead to an increase in frequency.
Strasser: Wenn ich Sie richtig verstanden habe, Herr Wiklund, ging Ihre Frage dahin, ob die Effekte auch in der Klinik gesehen werden, die hier tierexperimentell beobachtet wurden. Diese Dosis, die hier tierexperimentell gegeben worden ist, geben wir bei der Leitungsanaesthesie auch, allerdings erreicht man dabei nicht diese Spiegel im Blut. Man wird immer erst dann mit diesen gefährlichen Kreislaufreaktionen rechnen müssen, wenn es zu versehentlichen intravasalen Injektionen kommt.

Die Methode und einige Versuchsergebnisse sind bereits in Basic Res. Cardiol. 75, 378 (1980) publiziert. D. Diensberg, U. Goldstein und R. Zimnik gilt mein Dank für technische Unterstützung.

Die Kreislaufwirkung von Diazepam, Etomidate und Gamma-Hydroxybuttersäure während kontinuierlicher Epiduralanästhesie

H.J. Wüst, W. Sandmann und G. Florack

In der Gefäßchirurgie hat sich die kontinuierliche Epiduralanaesthesie bewährt. Die Dauer und der Umfang der Eingriffe im Beckenbereich erfordert die Sedierung und die Beatmung der Patienten. Geeignet zur Sedierung erscheinen Diazepam, Etomidate und Gammahydroxybuttersäure, da diese Medikamente im Vergleich zu anderen Hypnotika und Sedativa nur eine geringe Wirkung auf den Kreislauf und die Spontanatmung haben [1–3]. In einer orientierenden Voruntersuchung sollte deshalb geklärt werden, ob sich auch bei einer hohen Gesamtdosierung, wie sie sich zwangsläufig bei einer Operationsdauer von 4–5 Stunden ergibt, in Kombination mit der hohen thorakalen Epiduralanaesthesie, diese geringe Kreislaufwirkung bestätigen läßt.

Methode

Bei insgesamt 31 Patienten, die in kontinuierlicher thorakaler Epiduralanaesthesie einen aortofemoralen Bypass erhielten, wurde die Wirkung einer zusätzlichen Sedierung mit entweder Diazepam (17 Patienten), Etomidate (6 Patienten) oder Gammahydroxybuttersäure (8 Patienten) auf die Herzfrequenz und den arteriellen Mitteldruck untersucht. Zusätzlich wurde bei den Patienten, die mit Diazepam oder Etomidate sediert wurden, das Herzzeitvolumen mit der Kälteverdünnungstechnik (Devices cardiac output computer 3750) gemessen.
Vor Beginn und am Ende der Narkose wurde bei allen Patienten der Diazepam- und Etomidategruppe sowie bei 4 Patienten, die Gammahydroxybuttersäure erhielten, der Säurebasenstatus untersucht.

Das Alter der Patienten, die Narkosedauer und die Dosierung von Diazepam, Etomidate und Gammahydroxybuttersäure sind in Tabelle 1 zusammengestellt. Nachdem eine Blockade der sensiblen Innervation von Th_5 bis L_5 durch Injektion von 20 ml Bupivacain 0,5% über einen bei Th_8 eingelegten Epiduralkatheter erreicht war, wurde die Sedierung mit einer Bolusinjektion begonnen (Tabelle 1).

Tabelle 1

	n	Alter Jahre	Narkosedauer h	Einleitungsdosis mg/kg	Unterhaltungsdosis mg/kg/h	Gesamtdosis mg/kg
Diazepam (V)	17	57,5 ± 7,5	4,94 ± 1,07	0,26 ± 0,07	0,15 ± 0,06	0,98 ± 0,31
Etomidate (E)	6	56,2 ± 9,2	4,21 ± 0,89	0,2 ± 0,03	0,28 ± 0,15	1,39 ± 0,3
Gamma-Hydroxybuttersäure (S)	8	51,8 ± 11,8	5,44 ± 1,32	43,7 ± 7,1	19,2 ± 6,4	129,1 ± 33,6

Nach Erlöschen des Lidreflexes wurden die Patienten mit 1 mg/kg Succinylcholin intubiert und mit Lachgas:Sauerstoff im Verhältnis 2:2 beatmet (AMV 108 ml/kg).

Weitere Gaben von Diazepam bzw. Gammahydroxybuttersäure erfolgten in 1/2 bzw. 1 1/2 stündigen Intervallen. Etomidate wurde mit einer Motorspritze (Perfusor V, Fa. Braun-Melsungen) kontinuierlich injiziert.

Die Ergebnisse werden aufgrund des präliminären Charakters der Studie im Folgenden deskriptiv anhand der Mittelwerte und den Standardabweichungen mitgeteilt.

Ergebnisse

Kreislaufwirkung

Auffällig ist, wie die Abb. 1 vermittelt, daß die Herzfrequenz und der arterielle Mitteldruck für die Narkosedauer in den drei Kombinationen erniedrigt war. Auch während der kritischen Phase eines aortofemoralen Bypasses, wie das Abklemmen und die Wiederfreigabe der Aorta abdominalis, blieben der arterielle Mitteldruck und die Herzfrequenz gesenkt.

Diazepam

Die Kombination der hohen thorakalen Epiduralanaesthesie mit Diazepam senkte den arteriellen Mitteldruck (-21 ± 5,7 %) vorwiegend durch eine periphere Gefäßweitstellung (totaler peripherer Widerstand -19,1 ± 11 %). Gleichzeitig nahm der Herzindex (-7,7 ± 11,9 %) frequenzbedingt (-8,6 ± 5,9 %) geringfügig ab. (Abb. 1)

Etomidate

Bei der Kombination mit der kontinuierlichen Infusion von Etomidate nahm bei praktisch unverändertem peripheren Widerstand (-0,2 ± 14,5 %) der arterielle Mitteldruck (-28,2 ± 12,3 %) durch eine vorwiegend frequenzbedingte (-22,5 ± 4,3 %) Reduktion des Herzindexes (-32,6 ± 10,1 %) ab. (Abb. 1)

Gamma-Hydroxybuttersäure

Die Gamma-Hydroxybuttersäure senkte in der Kombination mit der hohen thorakalen Epiduralanaesthesie den arteriellen Mitteldruck (-10,1 ± 4,9 %) und die Herzfrequenz (-15,2 ± 3,1 %). (Abb. 1)

Säurebasenstatus

Diazepam

Am Narkoseende zeigte sich in der Kombination mit Diazepam eine respiratorische Alkalose, die metabolisch kompensiert war ($PaCO_2$ 34,8 ± 4,0 mm Hg, pHa 7,37 ± 0,06, Standardbikarbonat 20,8 ± 2,5 mmol/l, BE -4,8 ± 2,8 mmol/l). (Abb. 2)

Etomidate

Bei den 6 Patienten, bei denen Etomidate kontinuierlich infundiert wurde, entwickelte sich bis zum Narkoseende eine metabolische Azidose ($PaCO_2$ 39,6 ± 8,8 mm Hg, pHa 7,32 ± 0,07, Standardbikarbonat 19,5 ± 3,7 mmol/l, BE -5,6 ± 4,6 mmol/l). (Abb. 2)

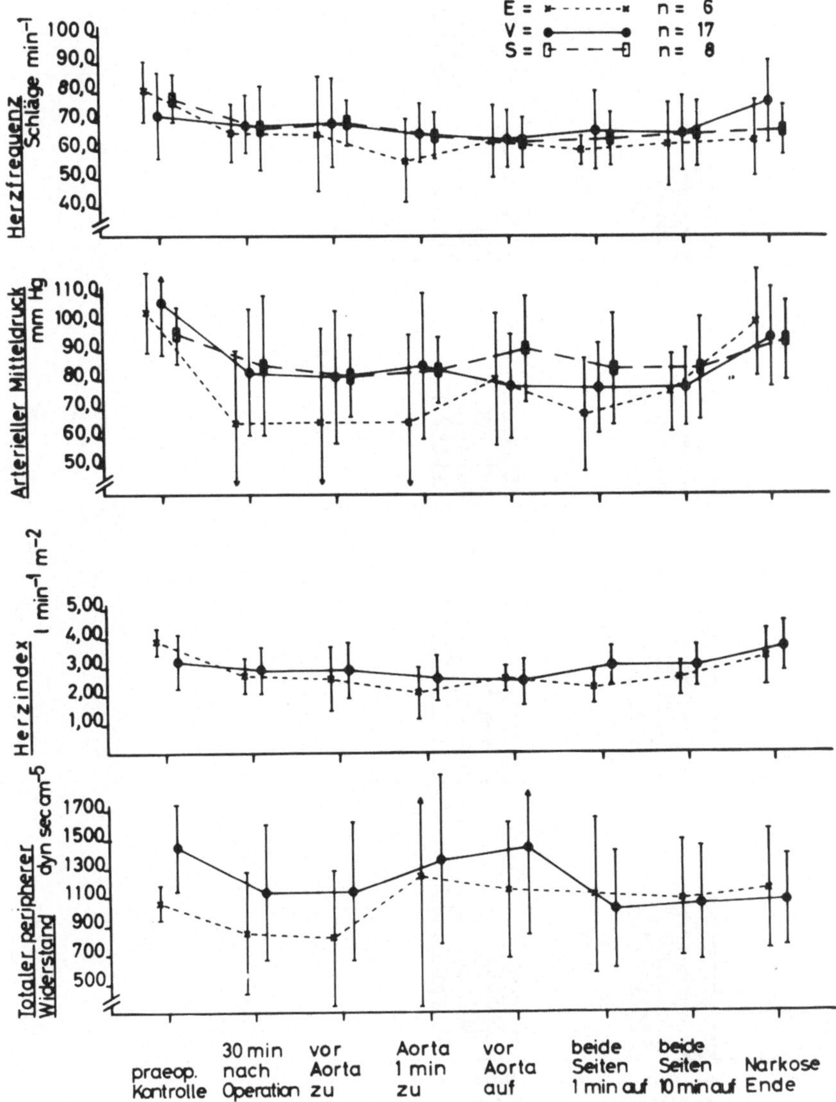

Abb. 1. Mittelwerte und Standardabweichungen der Herzfrequenz, des arteriellen Mitteldruckes, des Herzindexes sowie des totalen peripheren Widerstandes während der hohen thorakalen Epiduralanaesthesie in der Kombination mit Etomidate (E), Diazepam (V) bzw. Gamma-Hydroxybuttersäure (S)

Gamma-Hydroxybuttersäure

4 der 8 Patienten, die in der Kombination mit Gamma-Hydroxybuttersäure untersucht werden konnten, zeigten am Narkoseende keine Veränderung des Säurebasenstatus gegenüber der praeoperativen Kontrolle. (Abb. 2)

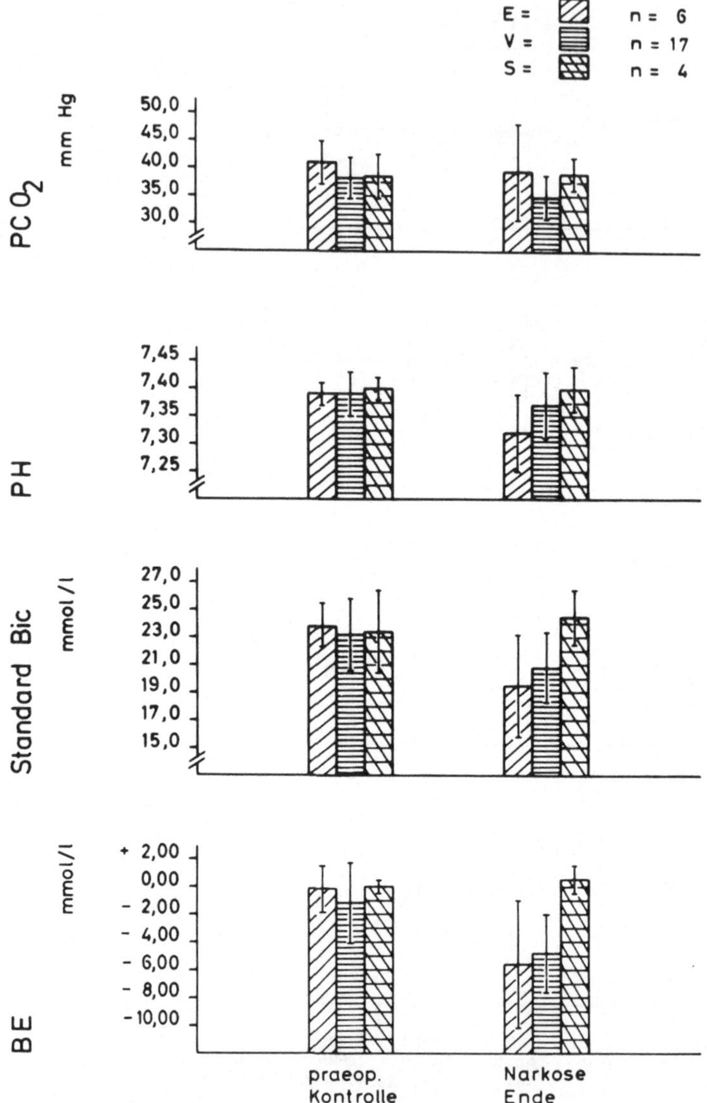

Abb. 2. Veränderung des Säurebasenstatus im Verlauf der Implantation eines aortofemoralen Bypasses in den drei Medikamentenkombinationen mit der hohen thorakalen Epiduralanaesthesie

Diskussion

Die Ergebnisse dieser Voruntersuchung bestätigen die im Hinblick auf den Energiebedarf des Herzens günstige Bradykardie und Druckentlastung unter der hohen thorakalen Epiduralanaesthesie bei Verwendung von Lokalanaesthetika ohne Adrenalinzusatz. Dabei ist die Unterdrückung der gefürchteten Druckreaktionen beim Abklemmen der Aorta nicht spezifisch für die Kombination der Epiduralanaesthesie mit Diazepam.

Andererseits zeigt sich aber, daß Medikamente, die in niedriger Dosierung beim Risikopatienten nur eine geringe Wirkung auf den Kreislauf haben, in höherer Dosierung und in Kombination mit einer Epiduralanaesthesie durchaus die Kreislauffunktion deprimieren können. Dadurch kann, wie durch die Infusion von Etomidate, die Auswurfleistung des Herzens so weit reduziert sein, daß eine Versorgung der Gewebe mit Sauerstoff nicht immer gewährleistet ist.

Diazepam beeinflußt dagegen die Herz-Kreislauf-Funktion während der hohen thorakalen Epiduralanaesthesie nicht ungünstig. Dies scheint auch für Gamma-Hydroxybuttersäure zuzutreffen.

Jedoch muß diese Wirkung in einer kontrollierten Studie überprüft werden, in der auch die Nebenwirkungen, wie paradoxe Reaktionen bzw. der Nachschlaf, mit berücksichtigt werden.

Allerdings erscheint aufgrund der Kreislaufwirkung die Kombination mit Etomidate nicht empfehlenswert zu sein, obwohl sich aus der kurzen Wirkdauer des Medikaments im Vergleich zu Diazepam und Gamma-Hydroxybuttersäure eine bessere Steuerbarkeit des Schlafes ergibt.

Literatur

1. Dalen JE, Evans GL, Banas JS, Brooks HL, Paraskos JA, Dexter L (1969) The hemodynamic and respiratory effects of Diazepam (Valium) Anesthesiology 30:259
2. Hempelmann G, Hempelmann W, Piepenbrock S, Oster W, Karliszek G (1974) Die Beeinflussung der Blutgase und Haemodynamik durch Etomidate bei myokardial vorgeschädigten Patienten. Anaesthesist 23:423
3. Junger H, Bader R, Scherer R (1978) Kreislauf, Blutgase und Säure-Basen-Haushalt unter Gamma-Hydroxybuttersäure. In: Frey R (Hrsg) Anaesthesie u. Intensivmedizin, Bd 110, Neue Untersuchung mit Gamma-Hydroxybuttersäure. Springer-Verlag, Berlin Heidelberg New York

Diskussion

Strasser: Würden Sie meinen, daß die Dosierung, die Sie für Etomidate in der Dauerinfusion gewählt haben, zu hoch gewesen ist, oder wie erklären Sie sich den negativen Effekt von Etomidate in dieser Situation?

Wüst: Die Dosierung von Etomidate richtete sich in dieser Untersuchung nach klinischen Bedürfnissen. Es konnte jedoch trotz kontinuierlicher Infusion der genannten Dosen von Etomidate nicht verhindert werden, daß die Patienten zwischendurch wach wurden und zur Sedierung zusätzliche Bolusinjektionen notwendig waren.

Strasser: Sind die Veränderungen und die klinischen Eindrücke, die Sie gewonnen haben so, daß Sie meinen, eine prospektive Studie würde sich lohnen?

Wüst: Aufgrund der beobachteten erheblichen Kreislaufdepression, die in einzelnen Fällen zu einem pH-Wert 7,18 und einem Base excess von –16 führte, erscheinen uns weitere Untersuchungen der Kombination Etomidate und kontinuierliche Epiduralanaesthesie nicht angezeigt. In den beiden anderen Gruppen wurden dagegen Veränderungen im Säurebasenstatus von diesem Ausmaß nicht beobachtet.

Strasser: Könnte das Ausdruck einer unzureichenden Schlaftiefe sein?

Wüst: Nein. Die Bradycardie und Hypotension schließen eine Stimulation durch den Operationsstreß bzw. durch eine unzureichende Schlaftiefe eigentlich aus. Die endogenen Katecholamine, die in derartigen Situationen freigesetzt werden, sind auch bei Blockaden der praeganglionären sympathischen Innervation des Herzens und der Gefäße direkt am Herzen bzw. an den Gefäßen wirksam. Dann wird eine Tachykardie und ein erhöhter Blutdruck beobachtet.

Strasser: Sie haben nichts über die Atmung in Ihrer Untersuchung gesagt. Aber ich nehme an, daß Sie die Beatmungsparameter standardisiert haben. Das Abklemmen und das anschließende Auswaschen saurer

Metaboliten aus den Gefäßgebieten, die für 1–2 Stunden ausgeklemmt waren, dürften den Säurebasenstatus zusätzlich beeinflussen. Haben Sie die „Auswasch"-Azidose gelegentlich mit Natriumbikarbonat neutralisiert?

Wüst: Alle Patienten wurden mit 108 ± 9 ml/kg bei einer Frequenz von 10 Atemzügen in der Minute kontrolliert beatmet. Die Patienten der Diazepamgruppe waren bei dieser Beatmung hyperventiliert.
In der Kombination der Epiduralanaesthesie mit Gamma-Hydroxybuttersäure bzw. Etomidate waren die Patienten hingegen bei gleicher Beatmung normoventiliert. Eine Erklärung dafür können wir nicht geben.
Natriumbikarbonat wurde in keinem Fall prophylaktisch zur Neutralisation der Auswaschazidose gegeben.
Erst nach Erhebung der gezeigten Befunde wurde in Extremfällen der Etomidategruppe Natriumbikarbonat gegeben.

Intravenous Sedation as Adjunct to Local Anaesthetic Techniques

K. Korttila

Patients often consider local anaesthetic techniques or procedures performed without general anaesthesia as disagreeable and frightening, which stresses the importance of the use of concomitant sedation. Techniques using continuous intravenous infusion of ketamine or althesin to sedate or even to put patients to sleep can rather be considered as an anaesthetic technique instead of intravenous sedation [8, 12, 33].

Despite occasional severe untoward effects on the cardiorespiratory system associated with intravenous administration of diazepam [38], the popularity of intravenous benzodiazepines as a technique for controlling pain and anxiety during dentistry, minor surgery, and diagnostic outpatient procedures has resulted largely from their capacity to induce amnesia without affecting the level of consciousness or causing depression of the cardiopulmonary system [6, 11, 37]. With such amnesic action, one notices a period of time after drug administration which the patients do not remember when they are later asked about it.

When using benzodiazepines for sedation during local anaesthetic techniques, one usually expects to achieve antianxiety and amnesic effects. However, in addition to these desired effects, the use of benzodiazepines is associated with residual effects which one would like to avoid, such as impaired psychomotor performance of patients and untoward venous sequelae in the vein used for drug injection. The purpose of this communication is to present some studies concerning the effects of the most commonly used benzodiazepines for intravenous sedation.

Testing of Amnesic Action

Amnesic actions of drugs have commonly been evaluated by injecting these drugs into healthy volunteers or patients, followed by the exposure to different stimuli. Later, they are asked which stimuli, e.g. visual (pictures), auditory (voices), tactile (pinching), they are able to recall. Similarly, one can also get an expression of the effects of dose, age, or simultaneous other medication on the amnesic profile of a drug. A good example of such a technique is presented by Gregg et al. [11], when testing the amnesic action of diazepam in patients undergoing extraction of impacted third molards during local anaesthesia. With such techniques, one has to remember that the anti-recall of a picture is not always the same as anti-recall of a tactile stimulus. Tactile stimuli tend to be better remembered than different pictures shown to patients [11, 18].

Testing of Residual Effects

In outpatient anaesthesia, residual effects of drugs which impair psychomotor performance are distinct untoward effects, since these may postpone safe discharge of patients from hospitals and be deleterious outside the hospital, e.g. in traffic. When speaking of recovery from anaesthesia or sedation, one should always quote the method used and distinguish clearly between immediate clinical recovery, i.e. ability to stand, walk, etc., and full psychomotor recovery, i.e. ability to participate in skillful jobs or to drive a car. It is obvious that the more complex and sensitive tests one uses, the longer one can demonstrate impaired psychomotor performance after drug administration. Readers interested in more detailed information on the methodology used to test residual effects of drugs on psychomotor skills or to test recovery from anaesthesia or sedation are referred to pertinent reviews [16, 27].

When following venous sequelae in the veins used for drug injections, one should examine the vein for more than two weeks, since these phenomena may not appear until 2–3 weeks after the injection. Hewitt et al. [14] described a method where venous complications are graded to phlebitis, thrombosis, or thrombophlebitis according to the presence and extent of erythema or thrombosis of the vein or the pain felt when palpating the vein.

Amnesic Action of Intravenous Sedation

Diazepam

Intravenously administered diazepam induces dose-related anterogradic amnesic action. When injected at a rate of 5.0 mg/minute, the amnesic effect of diazepam peaks at approximately onehalf to one minute after the cessation of injection and lasts for 5–15 minutes [11, 19]. Ninety percent of healthy volunteers injected with 0.3 mg diazepam per kg i.v. did not remember that they were pinched on the abdomen when asked afterwards [19]. When the dose was reduced to half, i.e. 0.15 mg/kg, only 30 percent did not remember the pinching, whereas increasing the dose to 0.45 mg/kg did not increase the amnesic effect over the dose of 0.3 mg/kg.

When diazepam was injected i.v. before the performance of bronchoscopy, 59 percent and 30 percent failed to recall the performance of bronchoscopy after 0.125 mg/kg and 0.25 mg/kg, respectively, when asked during the following day [22]. Gregg et al. [11], while studying the effect of dose on the amnesic action of diazepam, suggest that increasing the dose to more than 0.3 mg/kg will result in an increased duration of amnesic action rather than increased depth of amnesia. A rapid i.v. injection of diazepram induced greater sedative and amnesic effects than did a slow injection of the same dose, but a slow injection of a greater dose is preferable due to the possibility of thrombophlebitis after rapid injection [21].

For practitioners, the ptosis of the upper eyelid to cover half the pupil during i.v. injection of diazepam has been suggested as a guideline when predicting the patient to be amnesic afterwards [19, 28]. This usually corresponds to a dose of 0.3 mg/kg diazepam i.v. without premedication in adults and less in older patients, and if simultaneous other medications, e.g. narcotic analgetics, are used [18].

Flunitrazepam

When the effect of flunitrazepam on inducing amnesia for abdominal pinching was studied in young, healthy volunteers, even the smallest dose of flunitrazepam (0.01 mg/kg) caused the amnesia without affecting the level of consciousness [20]. When flunitrazepam was given i.v. before bronchoscopy, only 29 percent and 5 percent of the patients remembered the procedure after 0.01 and 0.02 mg/kg, respectively [22]. These figures indicate that in dosages associated with similar side and residual effects, i.e. in a potency ratio diazepam: flunitrazepam/10:1, flunitrazepam has a slightly better amnesic action than that of diazepam. This has also been suggested by George and Dundee [10] who noticed a slightly longer duration of amnesia after flunitrazepam than diazepam injections.

When the effect of age on flunitrazepam-induced amnesia and sedation was studied during local anaesthesia for bronchoscopy, there was an increase in anti-recall of bronchoscopy with increasing age, but the most distinct difference between age groups was that the amnesic action of flunitrazepam began earlier and persisted longer in patients over 60 years of age than in those under 60 of age [23]. According to our experience, when amnesia is sought after i.v. injection of flunitrazepam, the following doses should induce amnesic action of 5–15 minutes duration for 80–100 percent of patients:

Patients under 40 years of age: Flunitrazepam 0.02 mg/kg
Patients 40–59 years of age: Flunitrazepam 0.015 mg/kg
Patients over 60 years of age: Flunitrazepam 0.01 mg/kg

Contrary to that of i.v. diazepam, amnesia can be expected after i.v. flunitrazepam even if the ptosis of the upper eyelid does not reach as far down as to cover half the pupil [20].

Lorazepam

The amnesic action of lorazepam differs from those of diazepam and flunitrazepam in two respects: (1) Even after i.v. injection, the onset of amnesic effect of lorazepam is slow; (2) The duration of amnesic action of lorazepam is distinctly longer than that of other benzodiazepines.

Pandit et al. [31] showed in a well-controlled study that lorazepam 2 mg i.v. produced a short anti-recall effect in 50 percent of patients with a latency of 30 minutes and a duration of less than half an hour. After 4 mg lorazepam i.v., more than 70 percent of the patients were amnesic for visual stimuli 15 minutes to 4 hours after injection. Sedation was long-lasting following both doses of lorazepam, but was not related to the anti-recall effect [31]. Pagano et al. [30] followed thoroughly with memory cards the onset of anti-recall effect of lorazepam. They noticed that after 2 mg lorazepam i.v., only 8 percent and 40 percent of patients were amnesic 4 and 30 minutes after the injection, respectively; the respective percentages for patients given 4 mg lorazepam i.v. were 37 percent at 4 minutes and 70 percent at 30 minutes.

Lorazepam has been shown to produce distinct amnesic action also when given orally or intramuscularly. Dundee et al. [7] gave 4 mg lorazepam orally or i.m. as premedicants to patients undergoing minor gynaecological operations. Forty percent of patients did not remember the journey to the operating theatre nor the i.v. injection of the anaesthetic induction agent. With oral or i.m. administration, the duration of amnesia after lorazepam is similar to that noticed after i.v. injection; however, the onset of action is even slower than with the former modes of administration.

When the relative amnesic actions are compared, the most distinct difference is that, with lorazepam, the onset of amnesia is slower and lasts longer (up to 4 hours) than with diazepam or flunitrazepam. The incidence of amnesia is slightly more frequent and its duration slightly longer after flunitrazepam than after diazepam.

Recovery from Intravenous Sedation

Diazepam and Flunitrazepam

With small doses, both the immediate recovery and recovery of psychomotor skills is similar after small doses of diazepam and flunitrazepam, but if the dose is increased to more than 0.3 mg/kg vs 0.02 mg/kg of diazepam and flunitrazepam, respectively, both immediate and complete recovery are slower after flunitrazepam than after diazepam [19, 22]. It took healthy volunteers an average of 36 minutes until they could stand steadily after i.v. injection of 0.3 or 0.45 mg/kg diazepam [19]; but, subjects injected with 0.03 mg/kg flunitrazepam could not stand steadily before 90 minutes after injection, and vertigo or unsteady gait were still common 4 hours afterwards [20]. Orr et al. [29] demonstrated impaired standing steadiness of volunteers for 2.5 hours and 4 hours after 10 and 20 mg oral diazepam. They did not test flunitrazepam with the same method. Patients' ability to stand and walk a straight line was similar after 0.125 mg/kg diazepam i.v. and 0.01 mg/kg flunitrazepam i.v.; but, after 0.25 mg/kg diazepam i.v. and 0.02 mg/kg flunitrazepam i.v., these functions normalized more slowly after flunitrazepam [22]. When the effect of age was studied on recovery after flunitrazepam sedation, the patient's eye coordination and ability to stand steadily and walk a straight line normalized more slowly in patients over 60 years of age than in those under 60 years of age; however, no differences in recovery were noted between patients under 40 and those 40–59 years of age or between those 60–69 and those over 70 years of age [23].

When the residual effects of diazepam and flunitrazepam have been tested with psychomotor test battery, coordination skills have always been affected greatest and for the longest time [18, 20, 22, 23]. After intravenous diazepam, healthy volunteers' coordination skills were impaired for 4, 6, and 8 hours after doses of 0.15, 0.30, and 0.45 mg/kg, respectively [19]. After 0.01 mg/kg flunitrazepam i.v., eye-hand coordination was slightly impaired for as long as 6 hours after injection; and after 0.02 and 0.03 mg/kg, the impairment was still distinct at the last observation period, 10 hours after injection [19]. Bond and Lader [2] have also shown a motor impairment in behavioural tests 12 hours after and altered EEG up to 18 hours after 1-mg and 2-mg doses of oral flunitrazepam. Because of slow recovery and long-lasting residual effects on psychomotor skills, more than 0.02 mg/kg flunitrazepam should be avoided in outpatient anaesthesia or sedation.

Baird and Hailey [1] first reported that after i.v. sedation with diazepam, clinical sedation with an increase in plasma diazepam concentrations may recur at 6 hours and beyond. Later, we have repeatedly shown this late elevation to be due to food intake [17, 21, 26], which presumably remobilizes diazepam from some storage site, e.g. from the liver or the wall of the gastrointestinal tract [21]. This elevation of serum diazepam may induce a late impairment of psychomotor skills, especially if the food is eaten within less than 5 hours after injection [21]. From a practical point of view, it appears that, although this late elevation is true also with oral and i.m. administration of diazepam, the mode of administration should be i.v. and the dose more than 0.3 mg/kg before any clinically significant late impairment can be expected.

Lorazepam

Residual effects of lorazepam have not been studied as extensively as those after diazepam and flunitrazepam. After lorazepam premedication in women undergoing minor gynaecological operations, the maximum sedative effect and drowsiness persisted for at least 4 hours and patients showed residual drowsiness which continued for up to 6 hours.

Stoller et al. [35], using visual tracking as a method of detecting the residual effects of lorazepam, found that impaired hand-eye coordination may persist for 4 hours after lorazepam 2 mg i.m. and 8 hours after lorazepam 4 mg i.m. Seppälä et al. [34] compared residual effects and skills related to driving after oral administration of diazepam (10 mg) and lorazepam (2.5 mg). Lorazepam impaired almost all the measured skills more than did diazepam, and the lorazepam impairment of reactive skills and flicker fusion discrimination remained statistically significant for as long as 12 hours.

The long-lasting drowsiness and residual effects of psychomotor skills indicate that lorazepam should not be used in outpatient anaesthesia or sedation as stressed by many investigators [7, 34, 35]. Dundee et al. [7] reminds us that the medicolegal implications of long-lasting amnesia must also be remembered, particularly if the patient is told something about the operation or given instructions under the influence of lorazepam.

Venous Complications after Intravenous Sedation

Intravenous administration of diazepam has been reported to be associated with an unacceptably high incidence of thrombophlebitis [25], presumably because of diazepam precipitates penetrating into the vein [15]. Vein-irritating properties of diazepam can be minimized if care is taken not to inject the drug more rapidly than at a rate of 5 mg/minute if large veins are used for injection and if the vein is flushed with saline after diazepam injection.

Since the vein-irritating properties of diazepam have been suggested to be attributable to its solvent, propylene glycol, attempts have been made to use other solvents for diazepam. Von Dardel et al. [5] suggest that the use of diazepam in an emulsion form is not associated with venous sequelae in the vein used for injection site. Similarly, diazepam with chremophor-EL as a solvent should not cause thrombophlebitis. But the use of chremophor-EL for this purpose has seriously been questioned due to the hypersensitivity reactions associated with diazepam dissolved in chremophor-EL [3]. One preparation with polyethylene glycol as a main solvent for diazepam has been shown, by in vitro studies, to cause less precipitation with intravenous solutions than diazepam with propylene glycol as a solvent, indicating the former to be associated with less venous sequelae than with the conventional solvent [24].

Comparative clinical studies on the incidence of venous sequelae after intravenous injections of different benzodiazepines have not been presented until recently by Hegarty and Dundee [13]. They report a distinctly greater incidence of venous sequelae after i.v. diazepam (39 percent) than after flunitrazepam (5 percent) or lorazepam (15 percent). Thornton et al. [36] have also suggested that flunitrazepam used in sedation for dentistry caused less thrombophlebitis than did diazepam used for the same purpose.

We compared venous complications after intravenous sedation to those complications noted after intravenous anaesthesia in the same patients; it is our opinion that if the intravenous sedatives are injected slowly enough, the occurrence of venous sequelae is not greater after intravenous sedation than it is after routine intravenous anaesthesia as shown in Table 1.

Midazolam Maleate

It appears that intravenous sedation has become a wellestablished technique for controlling pain and anxiety during local anaesthesia techniques. An ideal drug for this purpose would

Table 1. Percentage incidence of venous complications after intravenous sedation and intravenous anaesthesia (Korttila and Aromaa. Acta anaest Scand 1980: 24:227–230)

Treatment	No. of Patients	Venous Complications* On 14th Day after Injection			
		Phlebitis only (%)	Thrombosis (%)	Thrombophlebitis (%)	Total (%)
Diazepam in propylene glycol (Valium) 0.15 mg/kg	39	5	13	3	18
Diazepam in polyethylene glycol (Diapam) 0.15 mg/kg	37	3	6	3	9
Flunitrazepam 0.0125 mg/kg	39	0	0	0	0
Thiopentone 4.0 mg/kg**	65	5	18	9	23
Etomidate 0.3 mg/kg**	40	13	33	25	44

* According to [14]

** Given to induce a balanced general anaesthesia where succinylcholine, tubocurarine, fentanyl, atropine, neostigmine, and Ringer's lactate plus sugar in water were given in a controlled manner into the same vein

be a drug which has no cardiorespiratory side effects nor other untoward effects and which induces rapid and easily predictable amnesic action of short duration without having either long-lasting residual effects on psychomotor performance or any untoward venous sequelae. Recently, a new water-soluble benzodiazepine, midazolam maleate (Ro 21–3981), has been suggested to have, at least to some extent, these properties [4, 9, 32]. At this time, information on this newly synthesized benzodiazepine is limited to anaesthetic doses, and it is too early to predict its future usefulness in intravenous sedation. Studies carried out in a similar fashion to those overviewed in this communication will reveal the future place of this and other new drugs among the other benzodiazepines now available.

Summary

This communication gives an overview of the amnesic actions and residual effects of three different benzodiazepines which should give a basis upon which one would use a specific benzodiazepine to supplement local anaesthetic techniques in relation to the desired rapidity of onset and the duration of amnesia, as well as in relation to the acceptable amount of residual effects. Diazepam induces a rapid amnesic action of short duration and may have residual effects for as long as 10 hours after injection. Flunitrazepam induces a rapid amnesic action of short (intermediate) duration and may have residual effects for as long as 10–24 hours after injection, depending upon the dosage. Lorazepam has a slow-starting amnesic action of long duration and has distinct residual effects for as long as 24 hours after its injection. Lorazepam has an amnesic effect also when given orally or i.m. Flunitrazepam in dosage of more than 0.02 mg/kg or lorazepam in any dosage capable of producing amnesia should be avoided in outpatient anaesthesia or sedation.

References

1. Baird ES, Hailey DM (1972) Delayed recovery from a sedative: Correlation of the plasma levels of diazepam with clinical effects after oral and intravenous administration. Brit J Anaesth 44:803–808
2. Bond AJ, Lader MH (1975) Residual effects of flunitrazepam. Brit J Clin Pharmacol 2:143–149
3. Clarke RSJ (1978) A survey of hypersensitivity reactions to intravenous anaesthetics, in Symposium Abstracts on Adverse Responses to Intravenous Agents. Sheffield University Medical School, Sheffield, UK, July 1978
4. Conner JT, Katz RL, Pagano RR, Graham CW (1978) Ro 21–3981 for intravenous surgical premedication and induction of anesthesia. Anesth Analg 57:1–5
5. v. Dardel O, Mebius C, Mossberg T (1976) Diazepam in emulsion form for intravenous usage. Acta Anaesth Scand 20:221–224
6. Duncan AW, Barr AM (1973) Diazepam premedication and awareness during general anaesthesia for bronchoscopy and laryngoscopy. Brit J Anaesth 45:1150–1152
7. Dundee JW, Lilburn JK, Nair SG, George KA (1977) Studies of drugs given before anaesthesia. XXVI: Lorazepam. Brit J Anaesth 49:1047–1056
8. Figallo EM, Casali H, McKenzie R, et al. (1977) Ketamine as the sole anaesthetic agent for laparoscopic sterilization. Brit J Anaesth 49:1159–1165
9. Fragen RJ, Gahl F, Caldwell N (1978) A water-soluble benzodiazepine, Ro 21–3981, for induction of anaesthesia. Anaesthesiology 49:41–43
10. George KA, Dundee JW (1977) Relative amnesic actions of diazepam, flunitrazepam, and lorazepam in man. Brit J Clin Pharmacol 4:45–50
11. Gregg JM, Ryan DE, Levin KH (1974) The amnesic actions of diazepam. J Oral Surg 32:651–664
12. Hatano S, Nishiwada M, Matsumura M (1978) Ketamine diazepam anaesthesia for abdominal surgery: A review of 1000 cases with continuous "micromini" drip administration technique. Anaesthesist 27:172–182
13. Hegarty JE, Dundee JW (1977) Sequelae after the intravenous injection of three benzodiazepines-diazepam, lorazepam, and flunitrazepam. Brit Med J 2:1384–1385
14. Hewitt JC, Hamilton RC, O'Donnel JF, Dundee JW (1966) Clinical studies of induction agents XIV: A comparative study of venous complications following thiopentone, methohexitone, and propanidid. Brit J Anaesth 38:115–118
15. Jusko WJ, Gretch M, Gasset R (1973) Precipitation of diazepam from intravenous preparations. JAMA 225:176
16. Korttila K (1976) Minor outpatient anaesthesia and driving. Mod Prob Pharmacopsych 11:91–98
17. Korttila K, Kangas L (1977) Unchanged protein binding and the increase of serum diazepam levels after food intake. Acta Pharmacol Toxicol 40:241–246
18. Korttila K, Linnoila M (1974) Skills related to driving after intravenous diazepam, flunitrazepam, or droperidol. Brit J Anaesth 46:961–969
19. Korttila K, Linnoila M (1975) Recovery and skills related to driving after intravenous sedation: Dose-response relationship with diazepam. Brit J Anaesth 47:457–463
20. Korttila K, Linnoila M (1976) Amnesic action and skills related to driving after intravenous flunitrazepam. Acta Anaesth Scand 20:160–168
21. Korttila K, Mattila MJ, Linnoila M (1976) Prolonged recovery after diazepam sedation: The influence of food, charcoal ingestion, and injection rate on the effects of intravenous diazepam. Brit J Anaesth 48:333–340
22. Korttila K, Saarnivaara L, Tarkkanen J, et al. (1978) Comparison of diazepam and flunitrazepam for sedation during local anaesthesia for bronchoscopy. Brit J Anaesth 50:281–287
23. Korttila K, Saarnivaara L, Tarkkanen J, et al. (1978) Effect of age on flunitrazepam-induced amnesia and sedation during local anaesthesia for bronchoscopy. Brit J Anaesth 50:1211–1218

24. Korttila K, Sothman A, Andersson P (1976) Polyethylene glycol as a solvent for diazepam: Bioavailability and clinical effects after intramuscular administration, comparison of oral, intramuscular, and rectal administration, and precipitation from intravenous solutions. Acta Pharmacol (Kbh) 39: 104–117
25. Langdon DE, Harlan MJR, Bailey RL (1973) Thrombophlebitis with diazepam used intravenously. JAMA 223:184–185
26. Linnoila M, Korttila K, Mattila MJ (1975) Effect of food and repeated injections on diazepam serum levels. Acta Pharmacol (Kbh) 36:181–186
27. Linnoila M, Saario I, Seppälä T, et al. (1974) Methods used for evaluation of the combined effects of alcohol and drugs on humans. In: Morselli PL, Garattini S, Cohen PJ (eds) Drug interactions. New York, Raven Press, pp 319–324
28. O'Neil R, Verril PJ, Aellig WH, Laurence DR (1970) Intravenous diazepam in minor oral surgery. Brit Dent J 127:15–20
29. Orr J, Dussault P, Chappel C, Goldberg L, Reggiani G (1976) Relation between drug-induced central nervous system effects and plasma levels of diazepam in man. Mod Prob Pharmacopsych (Basel) 11:57–67
30. Pagano RR, Conner JT, Bellville JW, et al. (1978) Lorazepam, hyoscine, and atropine as i.v. surgical premedicants. Brit J Anaesth 50:471–476
31. Pandit SK, Heisterkamp DV, Cohen PJ (1976) Further studies of the anti-recall effect of lorazepam: A dose-time-effect relationship. Anaesthesiology 45:495–500
32. Reves JG, Corsson G, Holcomb C (1978) Comparison of two benzodiazepines for anaesthesia induction: Midazolam and diazepam. Canad Anaesth Soc J 25:211–214
33. Savege TM, Ramsay MAE, Curran JPJ, et al. (1975) Intravenous anaesthesia by infusion: A technique using alphaxalone/alphadolone (Althesin). Anaesthesia 30:757–761
34. Seppälä T, Korttila K, Häkkinen S, Linnoila M (1976) Residual effects and skills related to driving after a single oral administration of diazepam, medazepam, or lorazepam. Brit J Clin Pharmacol 3:831–841
35. Stoller KP, Belleville JP, Belleville JW (1976) Visual traching following lorazepam or pentobarbital. Anesthesiology 45:565–568
36. Thornton JA, Dixon RA, Bennett NR (1978) Flunitrazepam (Rohypynol: Ro 05-4200) versus diazepam in conservative dentistry: A randomized cross-over trial. Presented at the 5th European Congress of Anesthesiology, Sept 4–9, 1978, Paris
37. Trieger N (1973) Intravenous sedation. Dent Clin N Am 17:249–261
38. Whitwam JG (1978) Adverse reactions to i.v. induction agents. Brit J Anaesth 50:677–681

Discussion:

Strasser: The consequence of your results are in my opinion that, independently what kind of drug you use, you cannot leave the patient alone the first two or more hours and you cannot allow the patient to leave the hospital without a helping person. Is that right?
Korttila: I think that's very important, that you have an escort, a person to accompany the patient. You should not even let the patient go alone with the taxi.
Strasser: What is in your opinion the most practical drug for outpatients?
Korttila: In my opinion you can use both, diazepam or small doses of flunitrazepam for short procedures. With both drugs you can produce amnesia up to 15–20 minutes by repeating once a small dose. But if you must inject higher doses, you better keep the patient in hospital. These patients may only leave the hospital, if you can make sure that somebody is looking after them as well on their way home as at their home. In the USA, where the hospital expenses are very high, they release many out-patients in quiet conditions, insisting that there is an escorting person looking after them.
Strasser (an das Auditorium): Wie halten Sie es bei der Anwendung von Valium oder Flunitrazepam in Kombination mit Regionalanaesthesie beim ambulanten Patienten?
Tolksdorf: Bei unseren ambulanten Patienten versuchen wir, ohne Sedativa auszukommen. Eine Möglichkeit bestünde in der Gabe von Benzoctamin. Ich möchte in diesem Zusammenhang Herrn Korttila fragen: In your Study the amnestic effect of 1 mg flunitrazepame was of short duration and there was no amnesia 60 minutes after administration of 1 mg. Vontin and co-workers could show on the other hand that am-

nesia, induced flunitrazepam, decreased until 60 minutes after injection, but increased again after this time. This effect lasted until 180 minutes after administration of the drug. So, I think you cannot say there is no amnesia anymore after 60 minutes. Did you measure after 60 minutes?

Korttila: No, we did not measure it. We did our measurements 15 minutes after the injection. Using 1 or 2 mg lorazepam for example, an amnesic effect was evident only in 25% of the patients. If you really need amnesia in your patients, you have to use larger doses.

Tolksdorf: Well, contrary to your results, 80% of our patients were amnesic 15 minutes after administration of 0,8 mg lorazepam.

Strasser: Es gibt in klinischen Untersuchungen Ergebnisse, die sich widersprechen können, und wir müssen hier das Ergebnis von Herrn Korttila hinnehmen als eine Tatsache. Wenn es andere Ergebnisse gibt, so sind diese auch zu beachten.

Korttila: I would still like to make a short comment to the previous. If you use premedication, of you use narcotic analgesics or other drugs as premedication, then amnesia is more prolonged and you can have the amnesic action with smaller doses. These results here were just after atropine premedication. I don't know whether you used a heavier premedication.

Tolksdorf: There was also only atropine premedication.

III. Narkose, Thromboembolierisiko und Immunabwehr

Vorsitz: H. Lennartz, Marburg und H. Trobisch, Düsseldorf

Narkose und Gerinnungssystem

H. Trobisch

Angeborene und erworbene Blutungsübel vergrößern das Risiko von Narkose und Operation: sei es, daß unstillbare Blutungen als Folge einer nicht erkannten haemorrhagischen Diathese auftreten können, oder daß infolge von Narkose und Operation schwere Gerinnungsstörungen den postoperativen Verlauf erheblich komplizieren können. Dabei müssen Blutungen nicht primär im Vordergrund stehen, auch Organversagen und thromboembolische Komplikationen sind direkte Folge einer Entgleisung des Gerinnungssystems. Um das Verständnis für die genannte Problematik zu fördern, sei ein kurzer Abriß der haemostyptischen Mechanismen an dieser Stelle gegeben (Tabelle 1).

Tabelle 1. Schema der Hämostase

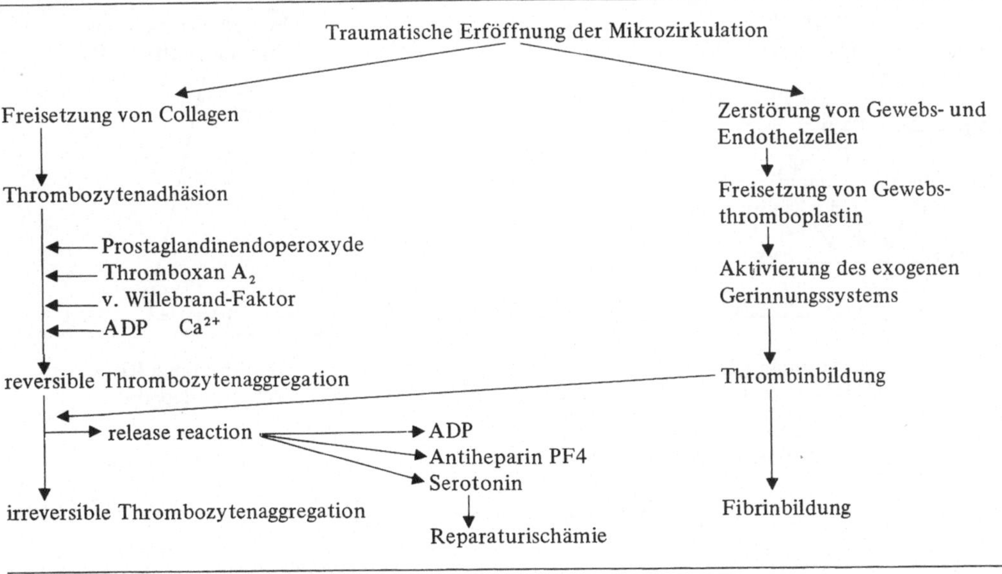

An der physiologischen Blutstillung sind drei Systeme maßgeblich beteiligt: die Gefäße, die Thrombozyten und das plasmatische Gerinnungssystem. Sie bilden eine Einheit, ohne daß der Ausfall eines der drei Systeme durch die anderen kompensiert werden kann. Wichtig ist, daß die haemostyptischen Mechanismen nur in solchen Gefäßabschnitten wirken können, in denen eine Flußgeschwindigkeit von weniger als 10 cm/sec herrscht.

Mit eintretender Verletzung, d.h. mit der Eröffnung der Mikrozirkulation, bricht der geordnete Blutfluß im Gefäß zusammen. Die sonst durch einen Plasmasaum vom Endothel getrennten Thrombozyten haften mit der Entmischung der Blutsäule an den zerstörten Endothelzellen und dem freigelegten perivaskulären Collagen im Bereich des verletzten Gefäßabschnittes an. Durch Sekretion von ADP, Serotonin und Noradrenalin aus den adhärenten Thrombozyten und unter der Wirkung von Prostaglandinepoxyden, dem Willebrand-Faktor und Calcium-Ionen werden weitere Thrombozyten durch Aggregation in die Bildung eines primären blutstillenden Pfropfes involviert. Das noch reversible Aggregat wird durch ein Fibrinmaschenwerk irreversibel vernetzt. Die von den Thrombozyten sezernierten biogenen Amine bewirken eine lokale Vasokonstriktion, die wir als Reparaturischämie bezeichnen. Sie ist die Voraussetzung dafür, daß die plasmatischen Gerinnungsfaktoren im Bereich der Verletzung ihre optimale Wirkung entfalten können.

Das aus den zerstörten Gewebszellen freigesetzte Gewebsthromboplastin aktiviert den Gerinnungsfaktor VII (Prokonvertin) in einer non-enzymatischen Reaktion (Tabelle 2).

Tabelle 2. Schema der Blutgerinnung

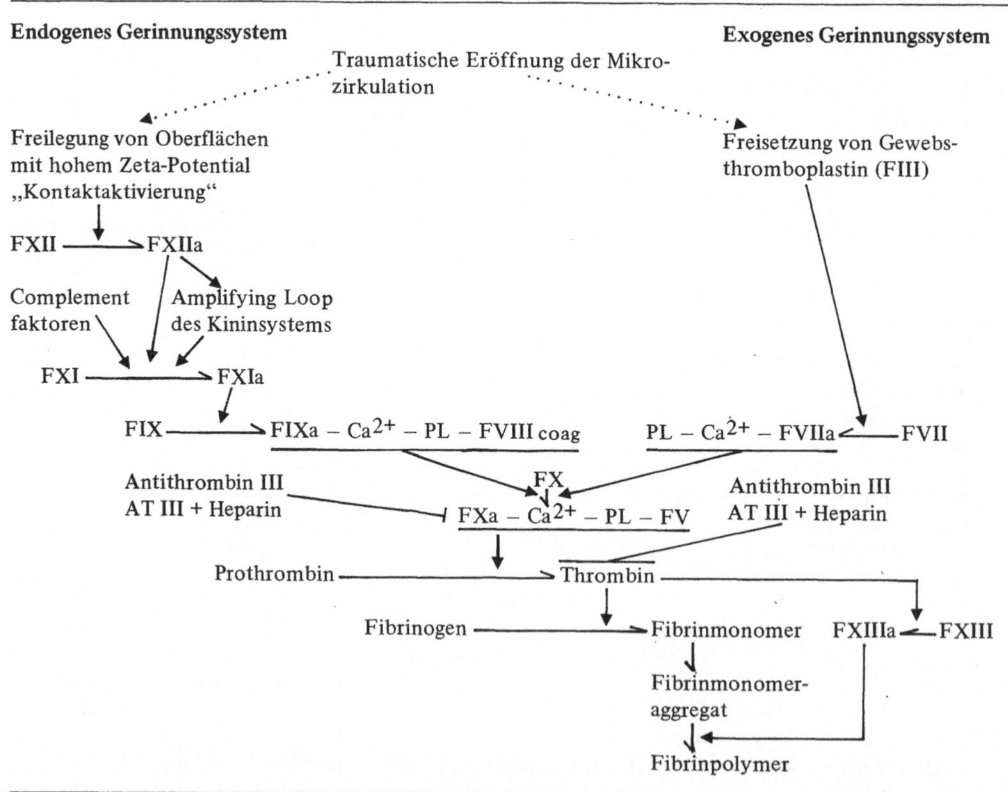

PL = Phospholipide, z.B. Bestandteil des Gewebsthromboplastins und des Thrombozytenfaktors 3
—> Aktivierung eines Faktors F zu Fa
—► Katalysiert die Reaktion F zu Fa
—┤ Hemmung eines aktiven Gerinnungsfaktors

Das aktive Enzym Faktor VIIa (Konvertin) wird am Ort der Verletzung durch Fixation an Phospholipide über Calcium-Ionen konzentriert. Bei den gerinnungsaktiven Phospholipiden handelt es sich um Äthanolaminkephalin sowie Serinkephalin, das in den Membranen zerstörter Gewebszellen in hoher Konzentration vorliegt. In der nachfolgenden Reaktion aktiviert der Faktor VIIa den Stuart-Prower-Faktor (Faktor X) durch eine limitierte Proteolyse. Als deren Folge zerfällt der Gerinnungsfaktor X in mehrere Bruchstücke, deren größtes als Träger der enzymatischen Aktivität Faktor Xa (aktivierter Stuart-Prower-Faktor) bezeichnet wird. Faktor Xa wird über Calcium-Ionen an Phospholipidmizellen fixiert und zusammen mit dem Akzelerin (Faktor V), das sich in unmittelbarer Nachbarschaft des Faktors Xa anlagert, entsteht der Prothrombinaktivator.

Die Aktivierung des Prothrombins zum Thrombin beginnt mit der Adsorption des Zymogens an den Gerinnungsfaktor V. Hierbei scheinen Calcium-Ionen das Bindeglied zwischen den beiden Proteinen darzustellen. Die Adsorption des Prothrombins an das Akzelerin bewirkt, daß definierte Bereiche der Aminosäuresequenz des Prothrombins dem aktivierten Faktor X zugekehrt werden. Ähnlich wie der Stuart-Prower-Faktor wird auch das Prothrombin durch eine partielle Hydrolyse der Aminosäuresequenz aktiviert. Nach Abwurf zweier kleiner Peptide geht aus dem Prothrombin das aktive Enzym Thrombin hervor. Das über diesen Aktivierungsweg bereitgestellte Thrombin wird überwiegend für die irreversible Thrombozytenaggregation verbraucht. Da die Konzentration von Faktor VII im Plasma sehr gering ist und potente Inhibitoren den aktivierten Faktor VII sehr schnell inaktivieren, wird über die endogene Kaskade des Gerinnungssystems über einen längeren Zeitraum Thrombin erzeugt, um eine fugenlose Dichtung des Gefäßes zu sichern.

Das endogene Gerinnungssystem wird durch die Kontaktaktivierung des Hageman-Faktors (Faktor XII) initiiert. Da offenbar die Faktor-XI-aktivierende Potenz des Faktors XIIa sehr gering ist, kommt der „amplifying loop“ des Kallikrein-Kininogen-Systems bei der Faktor-XI-Aktivierung außerordentliche Bedeutung zu (Tabelle 3).

Tabelle 3. Die Verstärkerschleife (amplifying loop) des Kallikrein-Kinin-Systems bei der Aktivierung des Faktor XI

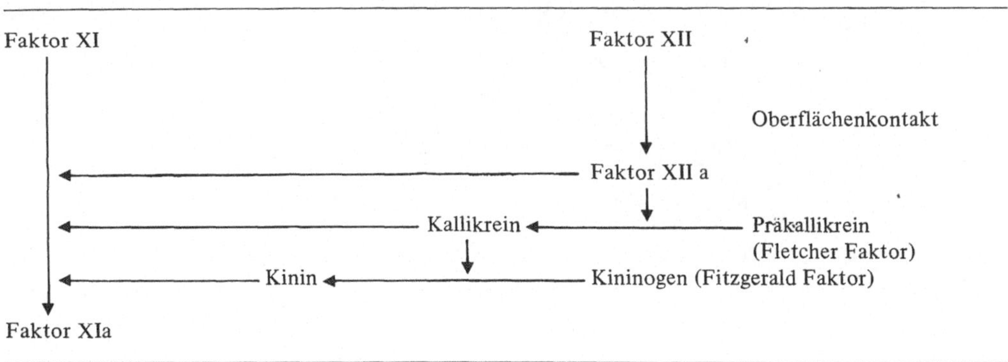

Faktor XIa aktiviert den Christmas-Faktor (Faktor IX) durch eine limitierte Proteolyse (s. Faktor VII, Faktor X und Prothrombinaktivierung) zum Faktor IXa. Dieser wird über Calcium-Ionen an Phospholipidmizellen fixiert und bildet zusammen mit dem Gerinnungsfaktor VIII_{COAG} den endogenen Aktivator des Faktors X. Über das endogene Gerinnungssystem wird über Stunden und Tage Thrombin generiert, so daß ein kontinuierlicher, manschettenartiger Verschluß des ehemals zerstörten Gefäßes durch die andauernde Fibrinneubildung gewährleistet ist.

Die Umwandlung von Fibrinogen zum Fibrinmonomer durch Thrombin wird durch eine partielle Proteolyse des Fibrinogenmoleküls bewirkt. Es werden vier kleine Peptide vom Fibrinogenmolekül durch Thrombin abgeschlagen. Das resultierende Fibrinmonomer ist wesentlich schlechter wasserlöslich als das Fibrinogen. Es aggregiert deswegen zu langen Strängen, und durch laterale Aggregation zweier Stränge entsteht die sogenannte Fibrinfibrille. Dieses Fibrinmonomeraggregat ist mechanisch unstabil und fällt sehr leicht der Protease Plasmin zum Opfer. Erst unter der Einwirkung des durch Thrombin aktivierten Faktors XIII (fibrinstabilisierender Faktor) wird das Fibrinfaserwerk kovalent vernetzt, so daß chemische und mechanische Belastung das Gerinnsel nicht mehr zerstören können. Durch die Strukturkonsolidierung des Fibringerinnsels lenkt der Faktor XIII das Einsprossen von Fibroblasten in den Defekt und ist damit indirekt an der Wundheilung beteiligt.

Nach Abschluß der Wundheilung erhält das fibrinolytische System mehr und mehr über das Gerinnungssystem Übergewicht, so daß das funktionslose Fibrin proteolytisch zerstört werden kann. Die durch Plasmin aus dem Fibringerinnsel freigesetzten Fibrinspaltprodukte (FSP) können negativ rückkoppelnd in den Prozeß der Fibrinbildung eingreifen. Das hochmolekulare Spaltprodukt Y lagert sich an Fibrinmonomere und Fibrinmonomeraggregate an und verhindert damit ein weiteres Kettenwachstum des Fibrinmonomeraggregats (Fibrinkettenabbruchsphänomen) (Tabelle 4).

Tabelle 4. Schema der Fibrinolyse und biologische Bedeutung der Fibrinspaltprodukte (FSP)

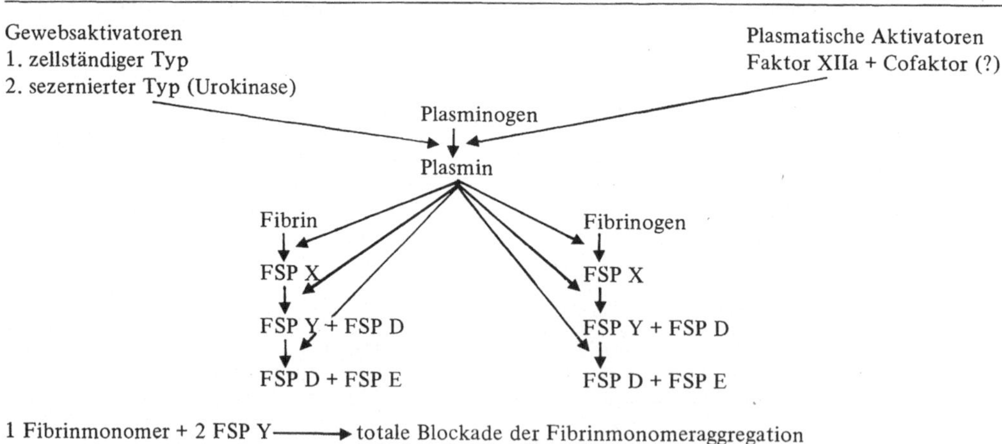

Die geschilderten Mechanismen spielen sich unter physiologischen Bedingungen ausschließlich am Ort der Verletzung ab. Ein Verschleppen aktivierter Enzyme in die Blutbahn wird einerseits durch die lokale Vasokonstriktion, andererseits durch eine Reihe von Proteinaseinhibitoren verhindert, so daß ein unerwünschtes Übergreifen der Aktivierungsprozesse in den intravasalen Raum hinein unmöglich ist. Der wichtigste Inhibitor des Gerinnungssystems ist das progressive Antithrombin (Antithrombin III), das in einer stark zeitabhängigen

Reaktion Thrombin und den aktivierten Stuart-Prower-Faktor irreversibel inaktiviert. Die Hemmgeschwindigkeit kann durch das Polyanion Heparin maximal beschleunigt werden, so daß aus dem progressiven Antithrombin ein hochwirksamer Sofortinhibitor wird (Tabelle 5).

Tabelle 5. Antithrombin III-Heparin-Mechanismen. Antithrombin III inaktiviert in einer progressiven, nicht kompetitiven Reaktion folgende Gerinnungsenzyme irreversibel:

Thrombin (F IIa)
Faktor Xa (aktivierter Stuart-Prower-Faktor)
möglicherweise auch
Faktor IXa
Faktor VIIa

Die Progressivität der Reaktion wird durch Heparin maximal beschleunigt:
Antithrombin III + Heparin → (ATIII: Heparin-Komplex)
(ATIII: Heparin) + Thrombin/FXa → (ATIII: Thrombin/FXa) + Heparin

Dabei fungiert Heparin als „Katalysator" der Inhibitionsreaktion d.h. es geht unverändert aus der Reaktion hervor und steht damit noch unbeladenem ATIII zur Reaktionsbeschleunigung zur Verfügung

Das fibrinolytisch wirksame Enzym Plasmin wird durch das Alpha-2-Antiplasmin und das Alpha-2-Makroglobulin gehemmt. Gelangen dennoch Aktivierungsprodukte von Gerinnung und Fibrinolyse ins Gefäßsystem, so werden sie, ebenso wie die Komplexe aus Inhibitoren und Gerinnungsenzymen, durch das RHS aus dem Blut herausfiltriert.

Entgleisungen des Haemostasepotentials während und durch eine Narkose werden durch eine Reihe pathogenetischer Faktoren ausgelöst.

Von großem Einfluß auf die Funktionstüchtigkeit der Haemostase ist die Grundkrankheit des Patienten: so sind Schwerverletzte, Carcinomkranke und besonders septikämische Patienten in höchstem Maße gefährdet. Bei diesem Kollektiv sind Bilanzstörungen der Haemostase, d.h. ein vermehrter Verbrauch von Thrombozyten und Gerinnungsfaktoren durch intravasale Aktivierung des Gerinnungssystems sehr häufig nachzuweisen. So kann eine eben noch kompensierte Verbrauchsreaktion unter der Narkose manifest werden.

Nicht selten beobachtet man jedoch auch bei nicht gefährdeten Patienten, daß es während der Narkose zu einer intravasalen Aktivierung des Gerinnungssystems kommt. Als Ursache hierfür ist eine streßbedingte Adrenalinausschüttung während der Narkose anzusehen. Besonders bei Allgemeinnarkose und inäquater Narkosetiefe beobachtet man die genannte Adrenalinausschüttung, die nicht selten mit einer Volumenmißverteilung kombiniert ist. Am häufigsten beobachteten wir Störungen im Haemostasepotential während der Neuroleptanalgesie.

Adrenalin fördert einerseits die Ausschüttung von Faktor V und Faktor VIII aus der Milz, andererseits kann eine durch Adrenalin ausgelöste, intravasale Thrombozytenaggregation und -stimulation das endogene Gerinnungssystem aktivieren. Als Folge dieser Mechanismen entsteht ein Zustand, den man als Hyperkoagulabilität bezeichnet hat. Pfropft sich auf diese gesteigerte Gerinnungsfähigkeit des Blutes eine periphere Stase und/oder Azidose auf, so muß mit einer disseminierten intravaskulären Gerinnung oder aber auch peripheren Thrombose gerechnet werden. Verstärkend kann ein durch die Operation bedingter Einstrom von thromboplastischem Material sowie ein größerer Blutverlust auf das Geschehen wirken. Auch die Verabreichung großer Mengen überalterter Blutkonserven kann die Gerinnungsstörung erheblich komplizieren.

Das erste Stadium der Verbrauchsreaktion wird durch Einstrom oder intravasales Entstehen aktivierter Gerinnungsfaktoren ausgelöst (Tabelle 6). Die Aktivierung des Faktors X erfolgt in der Regel über beide Aktivierungskaskaden des Gerinnungssystems. Die intravasale Prothrombinaktivierung wird solange in Schach gehalten, wie die Hemmkapazität des Antithrombins und die Klärfunktion des RHS ausreicht. Mit zunehmender Thrombinämie jedoch sinkt die inaktivierende Potenz, so daß die prokoagulatorischen Mechanismen Zug um Zug überwiegen. Das mit steigender Geschwindigkeit umgesetzte Fibrinogen bildet mit den Thrombozyten Aggregate, die in die Mikrozirkulation embolisiert werden und die betroffenen Organe erheblich belasten. Dieses zweite Stadium der Verbrauchsreaktion (Tabelle 7) ist gekennzeichnet durch die stetige Abnahme der Aktivität der prokoagulatorisch wirksamen Gerinnungsfaktoren, einer zunehmenden Fibrinogeno- und Thrombozytopenie, einer Absättigung des Antithrombins sowie einer Blockade des RES durch die Aktivierungsprodukte der Haemostase. Der durch Thrombin intravasal aktivierte fibrinstabilisierende Faktor wird, ohne daß er seine biologische Funktion erfüllen kann, durch das RES geklärt. Als Folge treten frühzeitig schwere Defekte in der Fibrinstabilisierung auf.

Tabelle 6. Pathomechanismus des ersten Stadiums der Verbrauchsreaktion (Hyerkoagulämie)

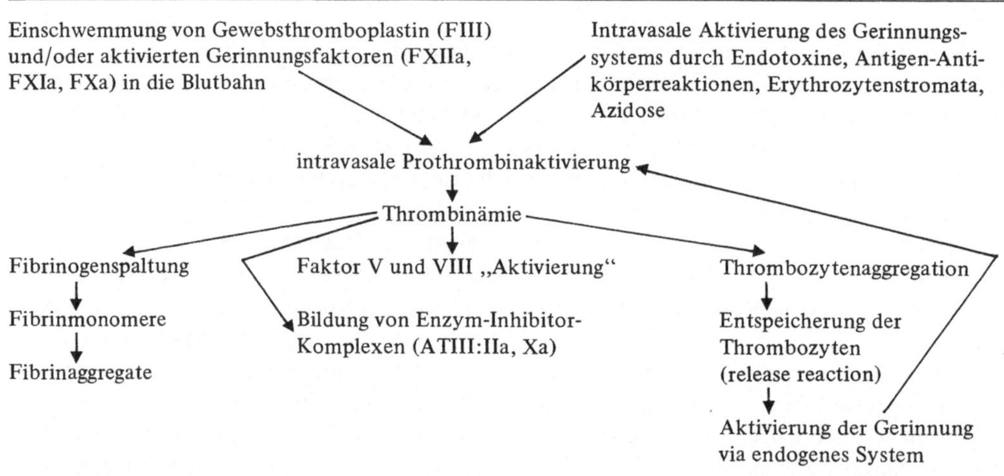

Die Verlegung der Mikrozirkulation betrifft primär die Lunge, die Leber und die Nieren. Die Abscheidung von Thrombozyten- und Fibrinaggregaten in der Mikrozirkulation führt zur lokalen Stase durch die lokale Mikrothrombose. Die hierdurch ausgelöste Hypoxidose führt zu einem zunehmenden Abstrom von Plasma aus dem Gefäßsystem in das Interstitium. Dieser Vorgang wird offenbar durch eine lokale Aktivierung des Komplementsystems verstärkt. Die Anaphylatoxine (C3a und C5a) haben eine erhebliche permeabilitätsfördernde Wirkung auf die Gefäße der Mikrozirkulation.

Waren bislang die Aktivierungsprozesse des Gerinnungspotentials auf das Gefäßsystem beschränkt, so greift nun der Prozeß auf das Interstitium über. Ausfallendes Fibrin verlängert die Diffusionsstrecke zwischen Kapillare und dem Erfolgsorgan (Parenchymzelle); neben dieser rein mechanistischen Vorstellung diskutiert man heute, daß auch aktivierte Enzyme vom Typ der Elastasen, Collagenasen sowie aktivierte Komplementfaktoren einen direkten zyto-

Tabelle 7. Pathomechanismus des zweiten Stadiums der Verbrauchsreaktion

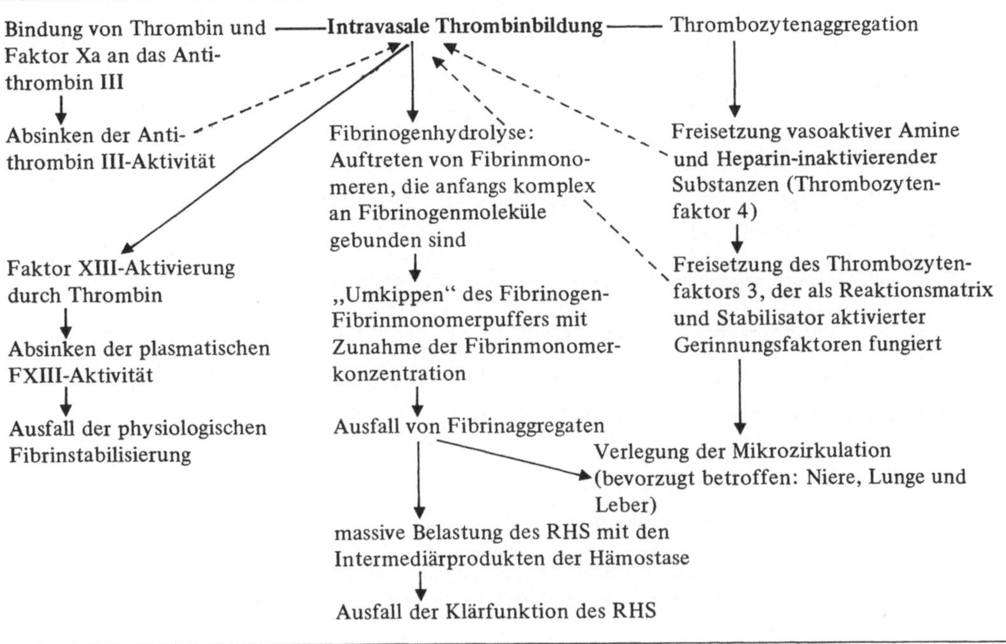

——— Stufen der Entwicklung des zweiten Stadiums der Verbrauchsreaktion
- - - - - amplifizierende Mechanismen

toxischen Effekt im Interstitium entwickeln können, wobei den Elastasen und Collagenasen ein Strukturverband-auflockernder Effekt zukommt, während die aktivierten Komplementfaktoren für die Zellnekrosen verantwortlich sind. Als Folge resultiert ein progredienter Organausfall (Nierenversagen, Schockpneumonitis, „Schockleber") (Tabelle 8).

Als Reaktion auf die Verlegung der Mikrozirkulation muß man den Versuch des Organismus werten, durch eine gesteigerte lokale Hyperfibrinolyse (Tabelle 9) die verlegte Mikrozirkulation wieder zu eröffnen. Die Aktivierung des Plasminogens erfolgt in den hypoxisch geschädigten Gefäßabschnitten, wahrscheinlich durch endothelständige Aktivatoren. Dieser sinnvolle Mechanismus kann aber unter Umständen durch Verschleppung hochmolekularer Fibrinspaltprodukte und Plasmin in die Blutbahn Ursache für eine systemische Gerinnungsstörung werden. Die im Gefäßsystem nun ablaufende Fibrinogenhydrolyse führt zur Bildung von hochmolekularen Fibrinspaltprodukten, die mit Fibrinmonomeren Komplexe bilden. Der hierdurch ausgelöste Fibrinkettenabbruch verhindert jede geordnete Haemostase, als deren Folge eine totale Ungerinnbarkeit des Blutes auftritt.

Die Diagnostik einer intravasalen Entgleisung des Haemostasepotentials setzt neben erheblichem technischem Aufwand auch ein fundiertes Wissen über die physiologische und pathologische Haemostase voraus. Nur in der direkten Zusammenarbeit zwischen Klinikern und Laborärzten kann das Problem zur Zufriedenstellung gelöst werden.

Während des ersten Stadiums der Verbrauchsreaktion beobachtet man regelmäßig stark verkürzte partielle Thromboplastinzeiten, eine zunehmende Aktivitätssteigerung der Gerinnungsfaktoren V und VIII sowie das Auftreten von Fibrinmonomeren. Diese Zeichen sind in

Tabelle 8. Pathomechanismus des durch die Verbrauchsreaktion ausgelösten Gewebsunterganges

Verlegung der Mikrozirkulation durch
Thrombozyten- und Fibrinaggregate

↓

Lokale Stase infolge lokaler Mikrothrombose

↓

Hypoxidose und lokale Azidose

↓

Zunahme der Kapillarpermeabilität durch Aktivierung des Komplementsystems
(Wirkung der Anaphylatoxine C3a und C5a)

↓

Übergreifen der Aktivierungsprozesse der Hämostase auf das Interstitium

↓

Verlängerung der Diffusionsstrecken zwischen Kapillaren und den Erfolgsorganen infolge Abscheidung von Fibrin im Interstitium

↓

Freisetzung proteolytischer Enzyme mit elasto- und collagenolytischer Potenz

↓

Vernichtung des Gewebsverbandes

↓

Zytolyse durch aktivierte Komplementfaktoren

↓

Nekrobiose, Organausfall (Schockpneumonitis, Nierenversagen, Leberzerfall)

Tabelle 9. Pathomechanismus des dritten Stadiums der Verbrauchsreaktion (Verbrauchskoagulopathie bei reaktiver Hyperfibrinolyse)

Lokale Hyperfibrinolyse induziert durch zellständige Aktivatoren des Plasminogens (Versuch des Organismus, die verlegte Mikrozirkulation von Mikrothrombosen zu befreien)

Verschleppung von Plasmin und Fibrinspaltprodukten in die Zirkulation

↓

Fibrinogenhydrolyse durch Plasmin intravasal

↓

Auftreten hochmolekularer Fibrinspaltprodukte

↓

Induktion des Fibrinkettenabbruchs durch das Fibrinspaltprodukt Y

↓

Totale Ungerinnbarkeit des Blutes

↓

Hypovolämischer Schock bei schwerster Blutungsneigung

der Regel jedoch sehr diskret und nicht unbedingt beweisend für den Zustand einer Hyperkoagulabilität. Nur durch Wiederholung eines definierten Analysenspektrums kann das Stadium I der Verbrauchsreaktion gesichert werden.

Während des zweiten Stadiums beobachtet man zunehmende Verluste der Aktivitäten folgender Gerinnungsfaktoren: Akzelerin (Faktor V), antihaemophiles Globulin A (Faktor VIII), fibrinstabilisierender Faktor (Faktor XIII). Die Konzentration des Fibrinogens sinkt proportional zur Thrombinämie ab, ebenso nimmt die Anzahl der Thrombozyten im strömenden Blut ab. Nur selten gelingt der Nachweis aggregierter Thrombozyten aus peripherem

Blut, dagegen lassen sich Fibrinmonomere mit relativ einfachen, wenn auch nicht sehr spezifischen Testen nachweisen. Therapeutisch von außerordentlicher Bedeutung ist die Bestimmung der Antithrombin-III-Aktivität mittels chromogener Peptidsubstrate.

Mit zunehmender hypoxischer Schädigung der Leber beobachtet man eine Abnahme der Aktivität der Gerinnungsfaktoren II, VII, IX und X. Der Übergang in das letzte und 3. Stadium der Verbrauchsreaktion (reaktive Hyperfibrinolyse) ist gekennzeichnet durch das Auftreten hochmolekularer Fibrinspaltprodukte. Daneben besteht in der Regel eine massive Depletion an prokoagulatorisch wirksamen Gerinnungsfaktoren, eine Fibrinogenopenie und Thrombozytopenie. Mit steigender Hyperplasminämie nimmt auch die Konzentration der Antiplasmine im Serum deutlich ab.

Die Therapie der Verbrauchsreaktion (Tabelle 10) beschränkt sich im 1. Stadium darauf, durch die Verabreichung von niedrig dosiertem Heparin (intravenöse Applikation!) den Zustand der Hyperkoagulabilität zu normalisieren. Mit dem Übergang ins 2. Stadium und zunehmenden Verbrauch an Antithrombin III ist vor jeder Heparingabe die intravenöse Applikation von frischgefrorenem Plasma als Basistherapeutikum dringend erforderlich. Die zu applizierenden Dosen bewegen sich zwischen 10 und 30 ml/kg Körpergewicht in 24 Stunden. Nach Erreichen einer Antithrombin-III-Aktivität von >10 I.E/ml kann eine niedrig dosierte Heparintherapie begonnen werden. Zusätzlich zur Therapie mit frischgefrorenem Plasma müssen Faktorendefizite durch Gerinnungsfaktorenkonzentrate ausgeglichen werden (Kryopräzipitate zur Substitution von Faktor VIII und Fibrinogen, Faktor-XIII-Konzentrat und,

Tabelle 10. Therapieschema der Verbrauchsreaktion (Düsseldorfer Modell nach Trobisch)

Stadium	Heparin	Frischplasma	Faktorensubstitution
1	50E/kg initial 150–200E/kg in 24^h	ϕ	nicht erforderlich
2	wie 1 bei bestehender Blutung und/oder AT III Mangel kein Heparin !!!	10–30 ml/kg/24^h	Kryopräcipitate 10–20 E/kg in 24^h Faktor XIII-Konzentrat (10–20 E/kg) sehr selten Prothrombinkonzentrate
3	kein Heparin	20–40 ml/kg/24^h	nach Laborergebnissen

in seltenen Fällen, auch PPSB) (Tabelle 11). Besonders bei der Applikation größerer Mengen von Prothrombinkonzentraten (PPSB) ist die Toxizität dieser Produkte zu berücksichtigen. Wir konnten in einer Reihe von Prothrombinkonzentraten verschiedenster Provenienz große Mengen freien Plasmins sowie von Anaphylatoxinen (C3a) nachweisen. Besonders bei rascher intravenöser Verabreichung derartiger Faktorenkonzentrate muß neben hyperfibrinolytischen Erscheinungen auch mit anaphylaktoiden Schocks gerechnet werden.

Die Verabreichung von Antifibrinolytika im letzten Stadium der Verbrauchsreaktion ist besonders dann kontraindiziert, wenn schwere Organmanifestationen (Nierenversagen, Schocklunge, Schockleber) bereits vorliegen. Da alle Antifibrinolytika über die Niere ausgeschieden werden, würde die Verabreichung derartiger Medikamente die notwendige lokale Hyperfibrinolyse blockieren und damit den Zustand des Organversagens perpetuieren. Neben den geschilderten gerinnungsphysiologisch-therapeutischen Maßnahmen sind selbstverständlich assistierende therapeutische Eingriffe, wie Beatmung und frühzeitige Haemodialyse für den Patienten von außerordentlicher Bedeutung.

Tabelle 11. Verfahren zur Ermittlung der notwendigen Menge eines zu substituierenden Gerinnungsfaktors

1. Berechnung des Plasmavolumens (Erwachsener)
   $$\frac{\text{Körpergewicht (kg)} \times \text{Plasmahämatokrit}}{12}$$
   Beispiel: Körpergewicht 75 kg
   Plasmahämatokrit 0,67 L/L
   Plasmavolumen 4,19 L

2. Berechnung der Istaktivität eines Gerinnungsfaktors
   Plasmavolumen × Faktorenaktivität/ml
   Beispiel: Plasmavolumen 4,19 L = 4190 ml
   Faktorenaktivität 25% = 0,25E/ml
   Istaktivität 4190 × 0,25 = 1047,50 E

3. Berechnung des Faktorendefizites
   Sollaktivität – Istaktivität = Aktuelles Defizit
   Beispiel: Sollaktivität bei 4190 ml Plasmavolumen = 4190 E
   Istaktivität 1048 E
   Defizit: 4190 – 1048 = 3142 E

4. Berechnung der zu substituierenden Konzentratmenge
   Beispiel: Das zu verabreichende Konzentrat hat eine totale Aktivität von 550 E Faktor . . .
   Das Defizit beträgt 3142 E
   Also müssen 5,7 Abfüllungen, gerundet 6 appliziert werden, um den Defekt auszugleichen.

Anmerkung: im allgemeinen reicht es, wenn der defiziente Faktor auf 50 bis 60% der berechneten Sollaktivität angehoben wird

Diskussion

Lennartz: So weit ich mich aus unserer Zusammenarbeit noch erinnern kann, haben wir früher eine globale Therapie der schweren Gerinnungsstörung betrieben. Hat sich heute an diesem Standpunkt etwas geändert?

Trobisch: Wir bleiben dabei, daß wir die Basistherapie mit tiefgefrorenem Frischplasma und je nach Ausfall der Antithrombin III-Bestimmung mit Heparin unterstützen, wobei wir bewußt exzessiv niedrige Dosen von Heparin wählen. Unsere Dosen liegen bei 150 Einheiten pro kg Körpergewicht in 24 Stunden. Ich möchte dringend davor warnen, die teilweise in der Literatur angegebenen Maximaldosen von 30 000-40 000 IE Heparin zum Abwenden einer Organmanifestation der Verbrauchsreaktion einzusetzen. Sie erreichen außer Blutungen nichts beim Patienten. Der Faktorenersatz ist selbstverständlich dann indiziert, wenn man mit dem Frischplasma die verlorengegangenen Faktoren nicht mehr ersetzen kann. Ein ausgeprägter Faktor XIII-Mangel wird selbstverständlich mit Faktor XIII-Konzentrat substituiert. Genauso wird ein Mangel an Fibrinogen bzw. ein Mangel an Faktor VIII mit Kryopräzipitat behandelt.

Frage: Darf ich Sie etwas fragen, was den Anaesthesisten praktisch interessiert? Es ist gestern bei dem Refresher-Kurs über die PDA gefragt worden, ob die low-dose Heparin-Prophylaxe eine Kontraindikation für Regionalanaesthesien sei. Dabei hat Herr Strasser auf Ihr Institut hingewiesen. Sie hätten sich eigentlich dagegen ausgesprochen. Könnten Sie etwas dazu sagen?

Trobisch: Ja. Grundsätzlich würde ich sagen, daß die Verabreichung von subkutan appliziertem Heparin vor einem Eingriff in Richtung Rückenmark kontraindiziert ist. Insbesondere, weil wir gesehen haben, daß die subkutane Applikation von Heparin zu sehr unterschiedlichen Resorptionsquoten führen kann.
Die Heparinspiegelbestimmung zeigt, daß Sie bei sehr schlanken, zarten Patienten relativ hohe Heparinspiegel vorliegen haben, während Sie bei übergewichtigen Patienten so gut wie keine Heparinwirkung nachweisen können. In diesen Fällen empfehlen wir, wenn ein Patient thrombosegefährdet ist, nicht die subkutane Applikation, sondern eine intravenöse Applikation. Heparin soll ohne Initialdosis als Dauerperfu-

sion zugeführt werden, so daß über Stunden ganz allmählich ein Heparinspiegel aufgebaut wird. Nun ist die Problematik der Thrombosekomplikation bei der Epiduralanaesthesie, soweit ich das aus den Arbeiten von Herrn Wüst weiß, sowieso nicht so furchtbar hoch. Es gibt andere Narkosen, die mit viel höherer Thromboseinzidenz belastet sind.

Lennartz: Wenn man die Möglichkeit hat, vor der Peridural- oder Spinalanaesthesie auch bei dieser low-dose Heparin- Subkutanthromboseprophylaxe eine PTT-Bestimmung durchzuführen, welchen Wert würden Sie noch tolerieren?

Trobisch: Das ist sehr schwer zu beantworten, weil die Blutungsneigung nur indirekt mit der PTT korreliert ist. Man kann aber in jedem Falle sagen, daß eine partielle Thromboplastinzeit von 80 sec sicher bereits als Kontraindikation anzusehen ist. Im Normbereich besteht keine Kontraindikation.

Frage: Zum Thema der praeoperativen Heparinprophylaxe. Wir haben an einem ausgewählten Krankengut in der orthopädischen Klinik praeoperativ Heparinprophylaxe betrieben. 10 und 2 Stunden vor der Op. wurden jeweils 5000 Einheiten subkutan verabreicht. Unter dieser Heparinprophylaxe haben wir Peridural- und Spinalanaesthesien an einem größeren Patientengut ohne Blutungskomplikationen durchgeführt. Wir würden also nicht unbedingt eine Heparinprophylaxe in Zusammenhang mit der Epiduralanaesthesie ablehnen.

Lennartz: Haben Sie dabei vorher die PTT gemessen?

Antwort: Es ist PTT und Quick bestimmt worden und es ist in Zusammenarbeit mit unserem Gerinnungsinstitut diese Methode durchgeführt worden.

Lennartz: Wir haben uns ja eben darauf geeinigt, daß man bei einer PTT im Normalbereich bei laufender low-dose-Heparinthromboseprophylaxe eine rückenmarksnahe Regionalanaesthesie durchführen kann.

Frage: Darf ich dazu ergänzend etwas sagen? In unserer orthopädischen Klinik wird ein ähnliches Regime gehandhabt, nur daß nicht subkutan appliziert wird, sondern das Heparin wird mit Einleitung der Narkose durch intravenöse Perfusion gegeben und dies mit gutem Erfolg, 50 Einheiten/kg Körpergewicht initial.

Moore: I'd like to know, in this audience, how many people who have taken care of patients with any dose heparin have seen a bleed from an epidural block. I know of one. Nobody? I didn't see a single bleed in this audience.

Addendum (Herausgeber):

Es gibt aber in der Literatur 2 Berichte von epiduralen Hämatomen nach Periduralanaesthesie bei großen Heparindosen. Es ist zwar nach unserer Ansicht zulässig, bei Gefäßoperationen etwa 60 Minuten nach dem Einlegen des Periduralkatheters Heparin in der Dosis von 5000 Einheiten zu geben, man muß aber nach der Operation sich davon überzeugen, daß kein Motorblock besteht. Ein epidurales Hämatom, das einen motorischen Block verursacht, muß nach spätestens 4 Stunden ausgeräumt werden, weil sonst eine permanente Lähmung entsteht. Es sei auch darauf hingewiesen, daß bei über 100 Patienten Periduralhämatome bei Heparinisierung ohne Periduralanaesthesie berichtet wurden.

Addendum (Trobisch):

Nachdem die Isolierung des Antithrombin III aus menschlichem Plasma gelungen ist, wird im Stadium I und II der Verbrauchsreaktion das Geschehen durch intravenöse Applikation von 10–20 E ATIII-Konzentrat pro kg Körpergewicht sicher unterbrochen.

Thromboembolism Prophylaxis and Major Regional Anaesthesia

P.R. Bromage

Regional anaesthesia is presently facing a new challenge from a popular method of prophylaxis against deep vein thrombosis (DVT) and postoperative pulmonary embolism. Heparin subcoagulation has become widely accepted as a routine method of protection against thromboembolism in many centers, and some anaesthetists believe that this introduces a substantial hazard of bleeding from deep needle punctures. It is thought that heparin subcoagulation increases the risks of intraspinal oozing, haematoma formation and subsequent paralysis in subarachnoid and epidural anaesthesia, and that therefore spinal blockade may be contraindicated in the presence of a "minidose heparin" regimen [1]. This paper will outline the problem and suggest appropriate policies.

During the past decade a great deal of research has been dedicated to investigating the causes and prevention of thromboembolism. It had become apparent that in spite of all other improvements in post-surgical morbidity and mortality, the incidence of DVT and fatal pulmonary embolism was rising instead of falling. Widespread use of objective tests for DVT showed that the incidence of DVT was astonishingly high after major surgery, and in the region of 25 per cent. Pulmonary embolism occurred in 2 per cent of cases, and fatal pulmonary embolism about one in 200 cases. To investigate this problem intense research was directed against two of the three corners of Virchow's Triad:

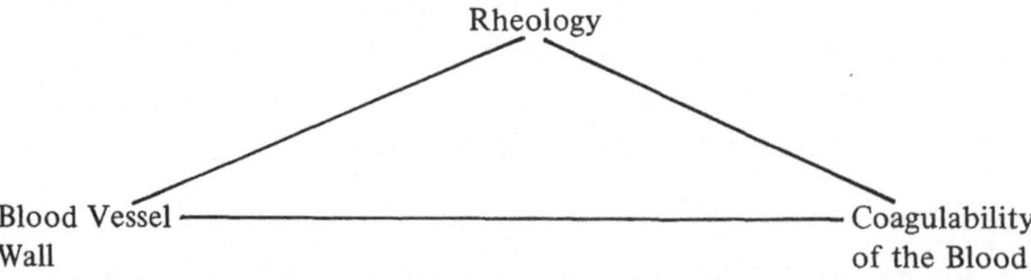

namely, 1) factors affecting blood flow, and 2) factors affecting coagulability of the blood. These two main streams of research have resulted in the development of two effective but very different methods of prophylaxis.

One method is physical and depends on mechanical devices to augment blood flow in the veins of the calf muscles. The most successful physical method comprises pneumatic boots that are placed over the foot and lower leg and inflated quickly and briefly to a pressure of 40 mm Hg once every minute. This rhythmic pressure wave produces a brisk surge of venous return and prevents stagnation in the deep veins of the soleus and gastrocnemius muscles [2]. This instrument has proved to be very successful and has lowered the incidence of DVT from 26 per cent to 6.4 per cent in high risk patients [3, 4]. A second method of prophylaxis attacks the second corner of Virchow's Triad by heparin subcoagulation, and it has received very wide support. Small doses of heparin (5000 I.U.) are given subcutaneously every 8 hours. The resulting concentration of heparin in the blood is insufficient to cause frank haemorrhage, but it is sufficient to discourage DVT and to prevent a hypercoagulable state in the blood.

Both of these methods have their chief protagonists at King's College Hospital in London, and both methods appear to be equally effective, since they both reduce the incidence of DVT by about 66 per cent. Heparin subcoagulation has become the more popular method of prophylaxis following the well-known multicentre trial organized by Kakkar, and published in the Lancet in 1975 [5]. The results of this trial are summarized in Table 1, where it can be seen that the incidence of fatal thromboembolism was reduced eightfold in the test population.

Table 1. International Multicentre Trial of Small Doses of Heparin to Prevent Fatal Postoperative Thromboembolism[a]

	Total Number of Patients	Deaths From Hemorrhage	Autopsies Done	Fatal Pulmonary Embolus Proven By Autopsy	DVT Diagnosis By ^{125}I-Fibrinogen Number Tested	Incidence
Controls (no heparin)	2,076	5	72	16 (0,7% of total)	667	24,6%
Small-dose	2,045	4	53	2(0,09% of total)	625	7,7%

[a] Data from [5]

Influence of Anaesthetic Techniques on DVT

Let us consider the possible roles that general anaesthesia and regional anaesthesia may play in the genesis of DVT, to see whether regional anaesthesia may offer any advantage in lowering the very high incidence of DVT.

First let us look at the effects of general anaesthesia, muscle relaxants and artificial ventilation, for this is the most common form of anaesthesia in use today. There is reason to suspect that this anaesthetic regimen may have contributed to the rising incidence of thromboembolism, for there is evidence that the increased intrathoracic pressure and raised central venous pressure associated with IPPV slows venous flow in the legs, thus setting the stage for stagnation and thrombosis in the deep veins. Increases of airway inflation pressure are associated with a marked slowing of venous return from the legs as shown in Fig. 1 [6]. This impairment of venous return is likely to be exacerbated if PEEP is added to IPPV.

By contrast, induction of epidural blockade during operation increases total venous return from the lower limb [7]. Comparison of various modes of anaesthesia have confirmed the benefits of epidural blockade and spontaneous respiration. Laaksonen et al. [8] showed that epidural anaesthesia with spontaneous breathing caused the least disturbance of venous transit time from the leg, while general anaesthesia with IPPV caused the greatest impairment (Fig. 2). Clinical data by Lahnborg and Bergström confirm that thromboembolism

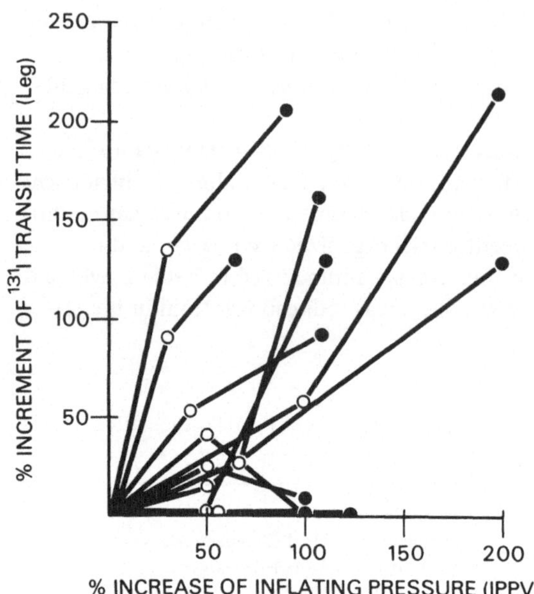

Fig. 1. Respiration and DVT. Prolongation of venous transit time from legs by intermittent positive pressure ventilation (IPPV) ○ = first increment of airway inflating pressure, ● = second increment of airway inflating pressure (Data from [6])

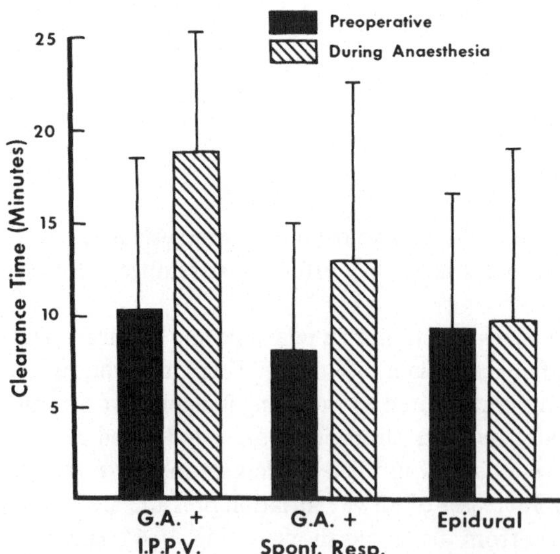

Fig. 2. Influence of anaesthesia on calf vein clearance time. Comparative effects of (a) general anaesthesia and IPPV; (b) general anaesthesia with spontaneous respiration; (c) epidural anaesthesia with spontaneous respiration (From data by [8])

after major surgery occurs less frequently with epidural analgesia than with general anaesthesia and muscle relaxants [9].

Active muscle movement is the best way to prevent deep vein stagnation and thrombosis. Therefore it would seem desirable to develop a regional anaesthetic technique that would allow the patient to perform active calf exercises, not only in the recovery room, but also in the operating room throughout the surgical procedure. Clearly such a technique would have rather limited applications in operations where the patient could remain awake, and where respiration did not have to be controlled. We have tried this method for lower abdominal surgery, using continuous epidural blockade, with some success once the surgeons became accustomed to seeing the patients' feet moving rhythmically up and down under the drapes from time to time. However, it is difficult to judge the precise concentration of local anaesthetic required to produce good surgical analgesia while at the same time sparing motor power, and the technique has very limited utility. Nevertheless, the anaesthetist should always plan his technique to achieve early and complete recovery of motor power, so that the patient can perform active calf exercises as soon as possible after operation. Any regional anaesthetic technique that causes prolonged motor blockade must be viewed with disfavour in this regard, since motor paralysis negates the great potential advantage of restoring active pain-free muscle function. For example, the case shown in Fig. 3 is a travesty of the principle aim of regional anaesthesia. This elderly man received a caudal block with 22 ml of 0.75 per cent bupivacaine for an operation that lasted one hour. His legs were rendered totally immobile for more than four hours, making him a likely candidate for venous stagnation and DVT. This profound degree of motor block is precisely the opposite of what we are seeking to achieve; it represents poor anaesthetic planning and it gives a bad impression of regional anaesthesia as a prophylactic measure against DVT. Instead, the patient should have received a short-acting drug by caudal catheter for the operative period, followed by 0.25 to 0.3 per cent bupivacaine for postoperative pain relief.

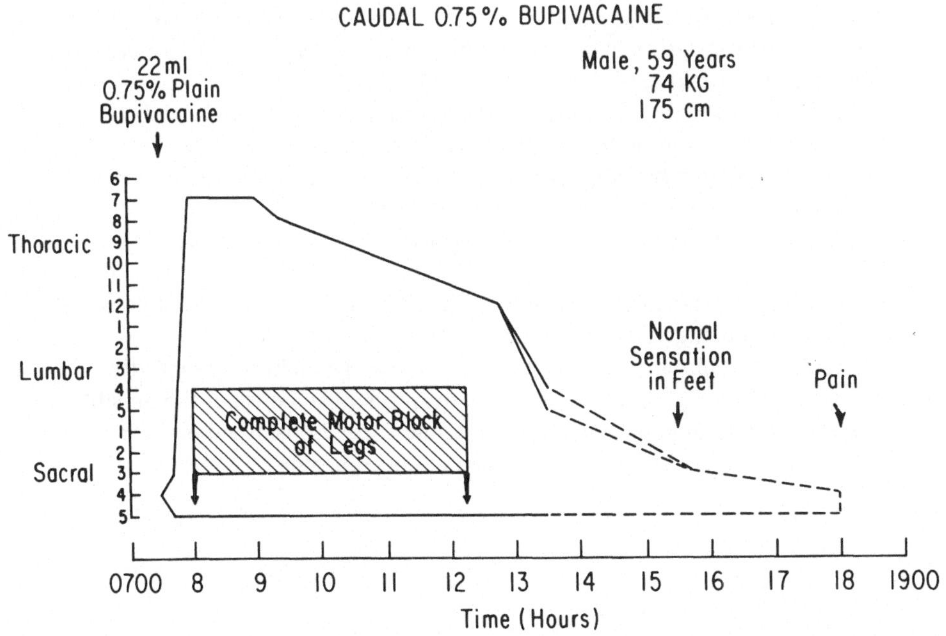

Fig. 3. Inappropriate choice of caudal epidural anaesthetic solution in 59 year-old male for rectal surgery (see text)

We can summarize the purely anaesthetic variables influencing DVT in this very simple manner:
Anaesthetic Influences on DVT

Causative	Preventive
IPPV, PEEP	Spontaneous Respiration
Immobility	Active Movement
Sympathetic Stimulation	Sympathetic Blockade

There are other protective measures, such as aspirin and dextran infusions, which should be considered, but they do not concern the dilemma between heparin prophylaxis and regional anaesthesia, and I will not discuss them here.

Practical Compromises

It seems to me that the ideal combination of preventive measures against DVT should be selected from those that rely on effective rheological methods rather than those that reduce the coagulability of the blood. With such a choice, one could safely combine the use of pneumatic calf compression with continuous epidural blockade, and whenever possible allow spontaneous respiration to take place throughout the operation. However, this ideal can seldom be met in major surgical cases, since controlled ventilation is often essential. Moreover, in major vascular surgery heparin must be given during operations as part of the surgical technique. Therefore some working compromise must be sought between regional anaesthesia and the need for heparinization, whether that be "minidose heparin" or more complete intravenous heparinization during the operative period.

If heparinization is inevitable, I would suggest the following precautions:

1. Avoid inducing subarachnoid or epidural blockade while heparin is active.
2. Avoid the presence of an indwelling epidural catheter while heparin is active [10].
3. If regional anaesthesia is indicated for major vascular surgery:
   a. Induce subarachnoid block with a long-acting agent *before* surgery and *before* heparin is administered.
   b. If postoperative epidural analgesia is indicated to control pain and blood pressure, insert the epidural catheter *after* heparin has been reversed.

Blood concentrations of heparin are unpredictable over an eightfold range after "minidose heparin", as shown in Fig. 4 [11]. Therefore it is prudent to consider the possible risk of intraspinal bleeding and epidural hematoma, and to avoid using subarachnoid or epidural blockade once a "minidose heparin" regimen has been begun.

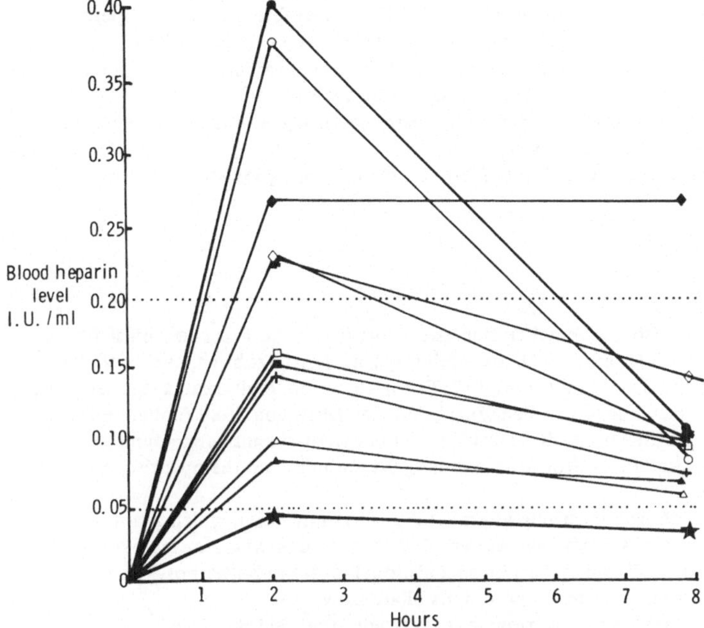

Fig. 4. Blood concentrations of heaprin after "Minidose Heparin" with subcutaneous injection of 5000 I.U. heparin in 10 patients before elective hip operations (Data by [11])

Summary

Spontaneous epidural haematoma and subsequent spinal paralysis is a recognized potential complication of coagulation deficiencies. Accidental intraspinal bleeding may arise from lumbar puncture during the course of induced anticoagulation. Therefore a conflict arises between the advantages of anti- or subcoagulation and the possible advantages of major conduction anaesthesia. It is probably imprudent to perform intraspinal injections in the presence of active heparinization. Practical compromises and partial solutions to this conflict are discussed.

References

1. Bromage PR (1978) Epidural Analgesia. Philadelphia, Saunders WB, pp 240–252
2. Roberts VC, Cotton LT (1972) Positive pressure circulatory assist devices for the leg. In: Roberts VC (ed) Blood Flow Measurements. Baltimore, The Williams and Wilkins Co, p 115
3. Roberts VC, Cotton LT (1974) Prevention of postoperative deep vein thrombosis in patients with malignant disease. Brit Med J 1:358
4. Roberts VC, Cotton LT (1975) Failure of low-dose heparin to improve the efficacy of peroperative intermittent calf compression in preventing postoperative deep vein thrombosis. Brit Med J 3:758
5. Kakkar VV, et al. (1975) Prevention of fatal postoperative pulmonary embolism by low doses of heparin. An International Multi-center Trial. Lancet 2:45
6. Dyde JA, Bethel AN (1968) The effect of intermittent positive-pressure respiration on the speed of blood-flow in the deep veins of the lower limb. Brit J Surg 55:917
7. Cousins MJ, Wright CJ (1971) Graft, muscle, skin blood-flow after epidural block in vascular surgical procedures. Surg Gynec and Obstet 133:59

8. Laaksonen VO, Arola MK, Kivisaari A, Hannelin M (1974) Effect of different modes of operative anaesthesia on the clearance time of ^{125}I-fibrinogen from calf veins. Ann Clin Res 6:356
9. Lahnborg G, Bergström K (1975) Clinical and haemostatic parameters related to thromboembolism and low-dose heparin prophylaxis in major surgery. Ann Chir Scand 141:590
10. De Angelis J (1972) Hazards of subdural and epidural anaesthesia during anticoagulant therapy: A case report and review. Anaesth Analg 51:676
11. Cooke ED, Lloyd MJ, Bowcock SA, Pilcher MF (1976) Monitoring during low-dose heparin prophylaxis. New Eng J Med 294:1066

Discussion:

Lennartz: Mit dem Beitrag von Prof. Bromage ergeben sich zwei kontroverse Auffassungen hinsichtlich Heparin und Regionalanaesthesie. Auf der einen Seite die Meinung von Herrn Trobisch, auch vielleicht meine Meinung, auf der anderen Seite die Meinung von Prof. Bromage: keine Regionalanaesthesie, wenn der Patient Heparin erhält. Nun ist da vielleicht zu bemerken, daß eine Dosis von 5000 Einheiten im 6-stündlichen Abstand sicherlich nicht mehr als Mini-Dosis bezeichnet werden kann, denn dann haben Sie eine Gesamtdosis von 20 000 Einheiten in 24 Stunden, und das geht schon in den therapeutischen thrombolytischen Bereich hinein.
Modig: I would like to add another thing concerning intermittent calf compression which is not only promoting the venous blood flow. Many studies have shown, that there is an increase of the plasminogenic activator release after such procedures. This may also be an additional factor in better possibilities of releases of already formed thrombosis in addition to the venous blood flow.
Bromage: I'd agree. I think it's not just the venous flow, but there are other factors as well.
Frage: You showed a slide, that the heparin levels are varying rather much. You spoke of an 8-fold difference. However, several hours later the levels had dropped rather much. Is it therefore safe to give the last heparin-dose during the preoperative management in the evening before the operation? And continue then the heparinisation several hours after surgery?
Bromage: I think that's a very good question. Because, there was one paper which showed that patients coming from the medical wards often arrive in the operating room with a deep vein thrombosis already present. Before the operation they had a tender deep vein thrombosis while they were under treatment at the medical ward. So, there may be reason in what you suggest, but I think that period of time must be at least 6 hours. However, most of us believe that the deep-vein thrombosis originates either before the operation, if the patients have been in bed for many days or on the operating table, and then those are the most dangerous times. The immediate postoperative period is also dangerous, if the patient is lying immobilised and ventilated. But I think what you say probably has a lot of merit.
Frage: Do you see any problems with patients who are getting aspirin for prevention of platelet aggregation and regional anaesthesia?
Bromage: Well, this again is another problem which we may address in the panel later on, but here you have two parts of your coagulation profile under pharmacological attack, not only the heparin for the coagulation cascade but also the aspirin for the thrombocytes. So, if you have heparin and aspirin, I think the hazard is greater.
Frage: No, I mean just aspirin.
Bromage: I don't think this has been studied. But obviously it is a danger, because certainly I think very few of us would want to do an epidural with a catheter if the thrombocyte count is very much below 90 thousand. If the thrombocytes are of poor quality, then we should be equally cautious.

Effect of Epidural Analgesia on Postoperative Coagulation Profiles

J. Rem, C. Feddersen, M.R. Brandt and H. Kehlet

Summary

Changes in various haemostatic parameters were studied in 12 female patients undergoing elective abdominal hysterectomy during either general anaesthesia or epidural analgesia.

General anaesthesia and epidural analgesia on their own had no influence on haemostatic parameters. Hysterectomy during general anaesthesia caused activation of coagulation and fibrinolysis, followed by depression of fibrinolysis. Epidural analgesia did not influence these changes significantly, but blocked the endocrine metabolic response to surgery, as expressed by changes in plasma cortisol and glucose.

It is concluded that postoperative changes in haemostatic parameters are mediated by factors other than afferent neurogenic stimuli and adrenal hormones.

Introduction

Major surgery is known to influence platelet count [1], coagulation [1], and fibrinolysis [2, 3] in a direction favouring development of postoperative thromboembolic complications [3, 4]. The release-mechanisms involved are unknown.

Previous studies have shown that the endocrine-metabolic response to surgical trauma is mediated by afferent neurogenic stimuli, since epidural analgesia prevents a predominant part of this response [5]. The present study was designed to elucidate the influence of neurogenic stimuli in mediating postoperative changes in haemostatic parameters.

Patients and methods

Twelve otherwise healthy premenopausal women undergoing elective abdominal hysterectomy for metrorrhagia or cancer of the cervix in stage 0–1 were studied. None had a history of thromboembolism or varicose veins, just as none received any medications, including hormonal contraceptives and salicylates. Premedication consisted of 1 mg pethidine/kg body weight 1 hour before anaesthesia or analgesia. All operations started between 8 and 11 a.m., and took from 50 to 100 minutes (mean 76 ± 4 minutes in the general anaesthesia group and 79 ± 8 minutes in the epidural group ($P > 0.05$)). Mean age and body weight were 39 ± 2 years and 60 ± 1 kg in the general anaesthesia group and 38 ± 3 years and 61 ± 5 kg in the epidural group ($P > 0.05$).

Six patients received general anaesthesia with 1% halothane in 50% nitrous oxide and 50% oxygen. After induction with sodium thiopentone the patients spontaneously breathed the above-mentioned gas mixture through a face mask for 30 minutes before orotracheal intubation and skin incision were performed. Postoperatively, pain was relieved by ketobemidone (Ketogan) intramuscularly. Six patients received epidural analgesia (T_4–S_5) with 0.5% bupivacaine (Marcain) without adrenaline. Thirty minutes passed from sufficient analgesia to skin incision, during which period no external stimuli were given to the patients. Small doses of sodium pentobarbitone were administered to ensure mental relaxation during surgery. Analgesia was maintained for 24 hours after skin incision.

During the first 24 hours patients received only isotonic saline intravenously and tap water orally. Isotonic saline was administered in quantities of 15 ml/kg/hour during the first two hours and 1–2 ml/kg/hour thereafter. Peroperative bleeding, which never exceeded 300 ml, was replaced by 2.5 ml isotonic saline/ml blood loss, so that none of the patients received blood, blood substitutes, or sympathomimetics. None developed postoperative complications or fever above 38 °C during the observation period.

Venous blood samples were obtained without stasis 30 and 15 minutes before anaesthesia or analgesia, at skin incision, 1 hour later, and 1, 2, and 7 days after skin incision. In addition the capillary bleeding time was estimated by pricking the ear lobe 30 and 15 minutes before anaesthesia or analgesia, and 1, 2, and 7 days after skin incision. Blood samples and bleeding times on days 1, 2, and 7 were obtained at 8 a.m. following overnight fasting and bed rest. Immediately after sampling, blood was transferred to the laboratory in order to measure the following parameters:

Blood platelet counts were estimated using a thrombocounter [6], plasma fibrinogen by the method of Jacobsson [7], plasma fibrinmonomers by Godal's technique [8], factor II, VII, and X by Owren's method [9], plasma factor VIII procoagulant according to Langdell et al. [10], plasma factor VIII antigen by an electroimmunoassay [11] and plasma antithrombin III by the method of Odegard et al. [12]. Spontaneous fibrinolytic activity was determined in plasma by measuring euglobulin clot lysis time [13], and in whole blood by measuring the streptokinase lysis time [14]. Serum levels of fibrinogen-related antigens were measured by Merskey's method [15], and inhibition of fibrinolytic activity by measuring the plasma level of alpha-1-antitrypsin and alpha-2-macroglobulin by electroimmunoassay [11]. Plasma cortisol was measured by a competitive protein binding technique [16] and plasma glucose by a routine oxidase method.

Statistical analysis was performed employing Student's t-test. P-values less than 0.05 were considered significant.

Results

Haemostatic parameters (table 1): Surgery did not influence capillary bleeding time, which was always below 5 minutes. Platelet counts showed a 20% decrease ($p < 0.05$) during the first two postoperative days followed by a significant increase to about 50% above preoperative levels on day 7 after skin incision in both groups.

In both groups surgery produced a gradual, significant increase in plasma fibrinogen to 80% above preoperative values on day 7 after skin incision. Concomitantly, fibrinmonomers appeared in 50% of the patients in both groups. Prothrombin levels decreased significantly about 20% during the first two postoperative days and returned to preoperative levels on day 7 after skin incision in both groups. Factor VIII procoagulant increased ($p < 0.05$) about 50% in the postoperative period in both groups. A gradual increase ($p < 0.05$) in factor VIII antigen amounting to about 120% on the seventh postoperative day was observed in the general anaesthesia group, while patients operated under epidural analgesia showed no

Table 1. Influence of epidural analgesia and postoperative changes in various haemostatic parameters

Laboratory Tests Used for the Evaluation of		Effect of Surgery	Influence of Neurogenic Blockade on Post-operative Changes
Thrombocytes	Pt - capillary bleeding time	0	—
	B - platelet count	↓↑	—
Coagulation	P - fibrinogen	↑	—
	P - fibrinmonomers	(↑)	—
	P - prothrombin	↓	—
	P - factor VIII procoagulant	↑	—
	P - factor VIII antigen	↑	inhibition
	P - antithrombin III	0	↓
Fibrinolysis	P - euglobulin clot lysis time	0	—
	S - fibrinogen related antigens	↑	(—)
	B - streptokinase lysis time	(↑)	—
	P - alpha-1-antitrypsin	↑	—
	P - alpha-2-macroglobulin	↓	—

significant change. Differences between groups, however, were insignificant. Antithrombin III showed insignificant changes during surgery under general anaesthesia, whereas a 15% decrease ($p < 0.05$) was seen on the first postoperative day in the epidural group. Differences between groups were insignificant.

Surgery did not cause any reduction of euglobulin clot lysis time, which was always above 120 minutes. Streptokinase lysis time increased insignificantly (about 30%) during the postoperative period in both groups. Plasma fibrinogen related antigens gradually increased about 300% during the postoperative period in all patients receiving general anaesthesia ($p < 0.05$), whereas only three of the six patients receiving epidural analgesia showed elevated levels. Differences between groups were insignificant. In both groups surgery produced a gradual increase ($p < 0.05$) of alpha-1-antitrypsin to 70% above preoperative levels on day 7 after skin incision. This was accompanied by a 20% decrease ($p < 0.05$) of alpha-2-macroglobulin during the first and second postoperative days returning to preoperative levels on day 7 after skin incision in both groups.

Neither general anaesthesia nor epidural analgesia on their own had any influence on haemostatic parameters.

Endocrine-metabolic parameters: The significant increase in plasma cortisol and plasma glucose seen during the first postoperative day in patients operated under general anaesthesia was prevented by epidural analgesia ($p < 0.05$).

Discussion

The results of the present investigation support the concept of an initial activation of coagulation and fibrinolysis in response to surgery [1, 2] followed by postoperative depression of fibrinolysis [3]. Thus the initial consumption of platelets and prothrombin indicates some activation of the coagulation system and the subsequently increased levels of platelets, fibrinogen and factor VIII suggest and increased coagulation tendency. This is supported by the finding of fibrinmonomers in many patients late postoperatively.

Euglobulin clot lysis time was unaffected by surgery, but increased levels of fibrinogen related antigens during the first postoperative day indicate an initial activation of fibrinolysis. The concept of a biphasic fibronolytic response to surgery was further supported by our findings concerning fibrinolytic inhibitors and streptokinase lysis time. Thus, the decrease in alpha-2-macroglobulin, which is considered a secondary neutralizing antiplasmin [17], may be due to consumption during the increased fibrinolysis during surgery. The slight increase of streptokinase lysis time during the postoperative period may be interpreted as either increased peroperative consumption of plasminogen or as a result of the increased level of alpha-1-antitrypsin.

Changes in coagulation have been correlated to elevated adrenaline levels in plasma [18] and adrenergic blockade with propranolol has been demonstrated to prevent the increase of factor VIII and plasminogen activator in response to adrenaline administration [19]. In the present study epidural analgesia prevented postoperative hyperglycemia, indicating an inhibited adrenaline response to surgery [20]. In addition the postoperative increase of cortisol was abolished by epidural analgesia.

However, epidural analgesia did not influence coagulation profiles except for an inhibition of the postoperative increase in factor VIII antigen. The underlying mechanism to this is unknown, but may be explained by the concomitant inhibition of adrenaline response to surgery by neurogenic blockade. Plasma antithrombin III, which normally decreases following surgery [1] showed no significant change in our control group, but decreased in patients operated under epidural analgesia. This may indicate that neurogenic blockade has no major effect on postoperative antithrombin III changes.

Summarizing our results it is concluded that postoperative changes in haemostatic parameters are mediated by factors other than neurogenic stimuli and adrenal hormones. It may therefore be suggested that neurogenic blockade has no influence on postoperative thromboembolism. However, since epidural analgesia increases deep venous leg blood flow [21] further investigations using pulmonary scanning and leg phlebography are necessary to clarify this point.

References

1. Collins GJ Jr, Barber JA, Zajtchuk R, Vahek D, Malogne LA (1977) The effects of operative stress on the coagulation profile. Amer J Surg 133:612
2. Gordon-Smith IC, Hickman JA, Le Quesne LP (1974) Postoperative fibrinolytic activity and deep vein thrombosis. Br J Surg 61:213
3. Åberg M, Nielsson IM (1978) Fibrinolytic activity of the vein wall after surgery. Br J Surg 65:259
4. Gallus AS, Hirsh J, Gent M (1973) Relevance of preoperative and postoperative blood tests to postoperative leg-vein thrombosis. Lancet, 1:805

5. Kehlet H (1978) Influence of epidural analgesia on the endocrine-metabolic response to surgery. Acta Anaesth Scand Suppl 70:39
6. Bull BS, Schneiderman MA, Brecher G (1965) Platelet counts with the coulter counter. Amer J Clin Path 44:678
7. Jacobsson K (1955) Studies on the determination of fibrinogen in human blood plasma. Scand J Clin Lab Invest Suppl 14:7
8. Godal HC, Abildgaard U, Kierulf P (1971) Ethanol gelation and fibrin monomers in plasma. Scand J Haematol Suppl 13:189
9. Owren PA, Aas K (1951) The control of dicumarol therapy and the quantitative determination of protrombin and proconvertin. Scand J Clin Lab Invest 3:201
10. Langdell RD, Wagner RH, Brinkhous KM (1953) Effect of antihemophilic factor on one-stage clotting tests. J Lab Clin Med 41:637
11. Laurell CB (1966) Quantitative estimation of proteins by electrophoresis in agarose gel containing antibodies. Analyt Biochem 15:45
12. Ødegaard OR, Lie M, Abildgaard U (1975) Heparin cofactor activity measured with an amidolytic method. Thrombosis Research 6:287
13. Sherry S, Lindemeyer RL, Fletcher AP, Alkjaersig N (1959) Studies on enhanced fibrinolytic activity in man. J Clin Invest 38:810
14. Kontinen YP (1965) Whole blood modification of the streptokinase clot lysis time. Scan J Clin Lab Invest 17:21
15. Merskey C, Lalezari P, Johnson AJ (1969) A rapid, simple, sensitive method for measuring fibrinolytic split products in human serum. Proc Soc Exp Biol Med 131:871
16. Kehlet H, Binder C, Engbaek C (1974) Cortisol binding capacity during anaesthesia and surgery. Acta Endocrinol 75:119
17. Müllerts S, Clemmensen I (1976) The primary inhibitor of plasminin human plasma. Biochem J 159:545
18. Britton BJ, Hawkey C, Wood WG, Peele M (1974) Stress – a significant factor in venous thrombosis. Br J Surg 61:814
19. Cash JC, Woodfield DG, Allan AGE (1970) Adrenergic mechanisms in the systemic plasminogen activator response to adrenaline in man. Brit J Haematol 18:487
20. Kehlet H, Brandt MR, Prange Hansen A, Alberti KGMM (1979) Effect of epidural analgesia on metabolic profiles during and after surgery. Br J Surg 66:543
21. Sandmann W, Wüst HJ, Lerut J (1980) Fluss in der Vena femoralis vor und nach epidural Anaesthesie. Symposium über neue Aspekte in der Regional Anaesthesie, Düsseldorf, 1979. Anaesthesiology and Intensive Care Medicine, Springer Verlag

Discussion:

Modig: This is a comparetively minor trauma. Were there any differences between the two groups, considering intra- and postoperative bleeding?
Rem: No, the two groups were identical in regard to blood-loss. It was 100–125 ml peroperative blood-loss.
Modig: So you didn't have to give any bank-blood?
Rem: No, there was only given intravenous saline 0,9% and tap water orally, nothing else.
Bromage: Do you have any thougths on why the factor VIII was blocked by epidural anaesthesia? This seems very curious.
Rem: Yes. We haven't got a good explanation for it. No one else has found that difference with the factor VIII and therefore, who knows, what the factor VIII does. You know, it is increased postoperatively, but what's the meaning of this increase? I haven't seen any good explanation for that yet.
Trobisch: What was the method for detecting the concentration of the antithrombin III in the plasma? Immunologic or the active inhibitor?
Rem: It was the immunologic test.
Trobisch: If you are determining the activity of the antithrombin III there is a strong drop in the activity, which is not necessarily correlated with a decrease of the total amount of the protein, because some of the protein molecules are inactivated by complex-binding.

Wüst: Did you look at the haemodynamic side? As I know from our studies, comparing epidurals with halothane these methods have a very similar effect on the haemodynamics. This can be explained by Miller's and Bristow's results, who showed a depression of the central sympathicus by halothane. Have you seen any signs of stimulation, such as tachycardia or hypertonia in your halothane group?
Rem: No, the blood-pressure in both groups was at about 95–105 mm and the pulse, too, was at straight line. We didn't give anything besides atropine which we always give before intubation.

The Influence of Epidural Versus General Anaesthesia on the Incidence of Thromboembolism After Total Hip Replacement

J. Modig, Å. Hjelmstedt, B. Sahlstedt, E. Maripuu and T. Saldeen

Deep venous thrombosis is a common complication following major surgical procedures. It appears to occur particularly in patients undergoing major lower limb orthopaedic procedures such as total hip replacement, where the incidence has been reported to vary from 20 to 80% depending on the technique used for diagnosing the thrombosis and the nature of the prophylactic measures. Autopsy studies on patients dying in the postoperative period have revealed that pulmonary embolism is the most common cause of death after this operation.

Various therapeutic approaches have been employed to prevent deep venous thrombosis. Physical methods such as early ambulation, compression stockings, high pressure leg boots, intermittent pneumatic compression or electrical stimulation of the calves have been used with varying claims of success. Prophylaxis has assumed greater importance in recent years. Various pharmacological agents have been administered prophylactically, such as oral aspirin, subcutaneous heparin, various anti-inflammatory agents, dihydroergotamine, and dextran, for instance. Reported results concerning the efficiency of dextran are inconsistent. Further, dextran administration is not without risk in these elderly patients, as it may cause overload of the circulation. At present, subcutaneous mini-doses of heparin seem to be the treatment of choice. But this is not completely satisfactory. Associated with heparin is the problem of intraoperative and postoperative bleeding. Moreover, a 50% incidence of deep venous thrombosis following hip replacement arthroplasty has also been reported in patients treated with mini-doses of heparin suggesting that heparin is not the solution to this problem.

Up to now no investigations appear to have been performed to compare the influences of epidural and general anaesthesia on the incidence of deep venous thrombosis and pulmonary embolism after total hip replacement.

The present study comprised 30 patients with no history or symptoms of cardio-pulmonary or thromboembolic diseases, undergoing total hip replacement for hip osteoarthrosis. The patients were randomly allotted, according to their date of birth, to a group receiving either intraoperative epidural anaesthesia prolonged postoperatively for pain relief, or general anaesthesia with postoperative parenteral analgesics for relief of pain.

The epidural group (Table 1), comprising 15 patients, was given 15–25 ml of 0.5% bupivacaine with epinephrine (5 μg/ml) intraoperatively. The upper level of analgesia (pinprick test) extended, on an average, to the 4th thoracic segment. Postoperatively for the following 16 h these patients were given 4–6 ml of 0.5% bupivacaine with epinephrine (5 μg/ml) every four hours. The general anaesthesia group, also comprising 15 patients, received balanced anaesthesia consisting of endotracheal intubation, artificial ventilation with use of nitrous oxide/oxygen, and intermittently administered fentanyl and pancuronium bromide. In this group of patients ketobemidon in doses varying between 3.75 and 6.25 mg

Table 1. Grouping and data of patients

Anaesthetic technique	n	♂	♀	Right hip joint	Left hip joint	Age	$\frac{\text{Height}}{\text{Weight}}$ ratio
General anaesthesia Ketobemidon postop.	15	7	8	8	7	65.4 ± 6.3	2.23 ± 0.20
Epidural Epidural postop.	15	8	7	7	8	66.5 ± 5.5	2.31 ± 0.35

was given intramuscularly on demand for postoperative pain relief. The patients were operated on by one and the same surgeon according to the method described by Charnley [1].

The investigation scheme was as follows: Bilateral phlebography and chest radiography combined with perfusion lung scanning were performed 14 days before operation and 14 days postoperatively. In addition, blood samples were analysed during the first postoperative week regarding differences in fibrinolysis variables between the two anaesthetic regimens. A high resolution gamma-camera system (Radicamera II, General Electrics) set for $^{99}Tc^{-m}$ was used for perfusion lung scanning with frontal, dorsal and lateral views. The radionuclide employed was $^{99}Tc^{-m}$ (100MBq) bound to macroaggregates of albumin (Kabi Diagnostica, Sweden).

Deep venous thrombosis was diagnosed if a new defect appeared on the postoperative phlebography. Pulmonary embolism was diagnosed if a new defect of strictly segmental or lobar configuration appeared on the postoperative perfusion lung scan, and if no other cause of the defect could be found at radiography.

In order to study the difference in the frequency of thromboembolism between the two anaesthetic regimens without other influence, all drugs with known antiplatelet activity were excluded for 14 days before and 14 days after operation. Further, no dextran, heparin, or other thromboprophylactic agents were administered. Both groups were given the same physiotherapy program with early ambulation. The policy has been to permit standing with full weight bearing on the day after operation.

The investigation was approved by the Ethical Committee of the Faculty of Medicine, University of Uppsala, and the patients gave their consent.

In the epidural group there was a tendency to a shorter duration of operation (Table 2). The most impressive finding, however, was a significantly lower blood loss in patients given epidural blockade, probably due to the lower central venous blood pressure with less venous oozing, which we have reported on earlier [2].

Table 2. Duration of operation and intraoperative blood loss

Anaesthetic technique	Duration of operation min	Intraoperative blood loss ml
General anaesthesia Ketobemidon postop.	161.3 ± 34.5	1757 ± 426
Epidural Epidural postop.	147.0 ± 27.9	1100 ± 316 $P < 0.001$

Table 3. Results of Phlebographies

	Normal	Minor calf vein thrombosis	Calf and thigh vein thrombosis	Isolated thigh vein thrombosis
General anaesthesia Ketobemidon postop. n = 15	4	0	11	0
Epidural anaesthesia Epidural postop. n = 15	8	4	2	1

The results of the phlebographies are presented in Table 3. In the epidural group three out of 15 patients (20%) showed phlebographic evidence of deep venous thrombosis involving the femoral veins. In the general anaesthesia group 11 out of 15 patients (73%) had deep venous thrombosis involving the femoral veins. Thus, there was a significantly lower frequency of deep venous thrombosis of the extensive calf and thigh vein type in patients given epidural blockade ($P = 0.01$; Fisher's exact test). Further, thigh vein thrombi were significantly more common in the operated leg than on the intact side. Thrombus formation above the knee is a major clinical concern, since this is associated with a high incidence of pulmonary embolism, which may be fatal.

In patients given epidural blockade two out of 15 (13%) had pulmonary embolism (Table 4). Neither patient had symptoms of this condition. In the general anaesthesia group seven out of 15 patients (47%) had pulmonary embolism. Three of them had symptoms of pulmonary embolism and four were asymptomatic. The difference between the two groups, 13% and 47% was – due to the low number of patients – nonsignificant ($P = 0.11$; Fisher's exact test). The finding was, however, of biological significance. A minor or atypical perfusion pattern on the postoperative pulmonary perfusion scan may represent the breaking up of larger pulmonary emboli into smaller ones. It may also imply the resolution of pulmonary embolism, with progressive restoration of perfusion. Thus, the initial characteristic defect may lose its strictly segmental margins and become less specific, not fulfilling our criteria of pulmonary embolism. We may therefore have underestimated the true incidence of pulmonary embolism in this series of patients.

Table 4. Results of perfusion lung scan

	Normal no perfusion defect	Pulmonary embolism segmental defect (s)	lobar defect	minor or atypical perfusion defects
Central anaesthesia Ketobemidon postop. n = 15	5	6	1	3
Epidural anaesthesia Epidural postop. n = 15	11	2	0	2

In an attempt to explain the lower incidence of thromboembolism in patients given epidural blockade compared with general anaesthesia, preliminary data regarding differences in the fibrinolytic capacity and rheology between the two anaesthetic regimens will be presented below. These studies are still in progress and will when completed be published elsewhere.

The spontaneous fibrinolytic activity in the blood and the capacity of the endothelial cells of the veins to release plasminogen activators, as measured by the venous cuff test adapted from [4], increased after the institution of epidural blockade, compared with the same variables measured after induction of general anaesthesia (Fig. 1). The spontaneous fibrinolytic activity in the blood decreased postoperatively in both groups, which is a normal posttraumatic response. However, this reduction was somewhat less in patients who received epidural anaesthesia. On the third day postoperatively, the patients of the epidural group showed somewhat higher spontaneous fibrinolytic activity in the blood and a better fibrinolytic response to venous occlusion than those given general anaesthesia. This should be beneficial, implying a more effective lysis of thrombi formed during surgery and in the postoperative period in patients receiving epidural blockade.

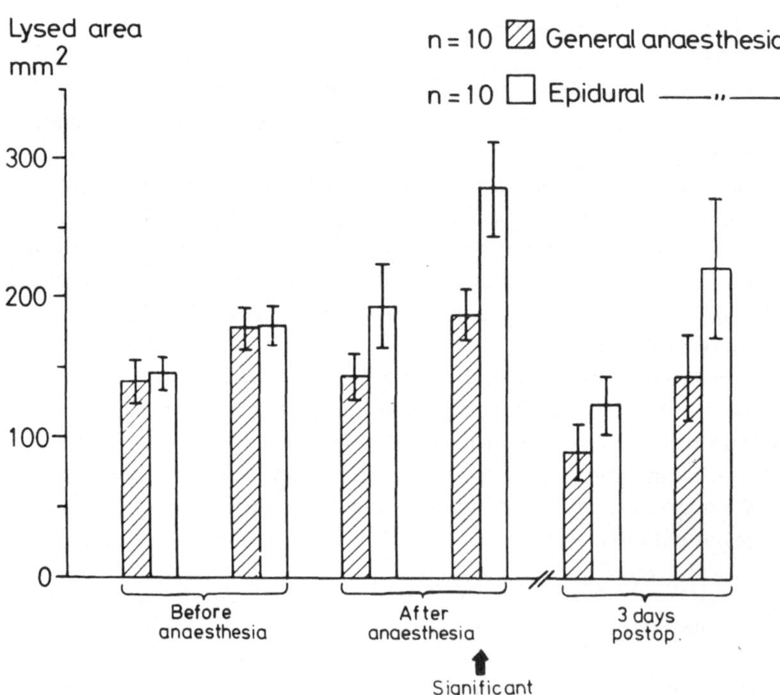

Fig. 1. Release capacity of plasminogen activators after 5 min venous occlusion

Fibrinolysis inhibition activity in serum – as measured by a modified clot-lysis method as described by Paraskewas and co-workers [3] – increased in both groups postoperatively, which is a normal posttraumatic response (Fig. 2). However, there was a tendency for this activity to be lower during the first postoperative week in patients given epidural blockade. This finding might also be of importance in implying better possibilities of lysis of thrombi and emboli in the epidural group.

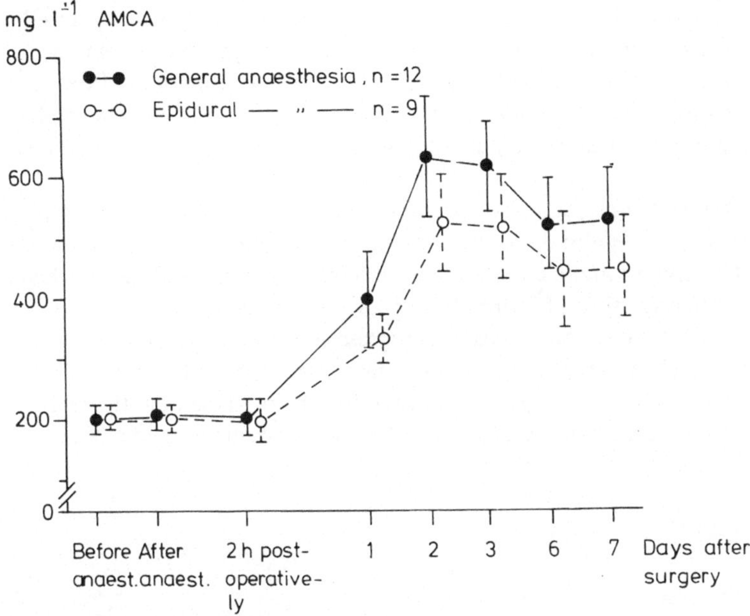

Fig. 2. Fibrinolysis inhibition activity

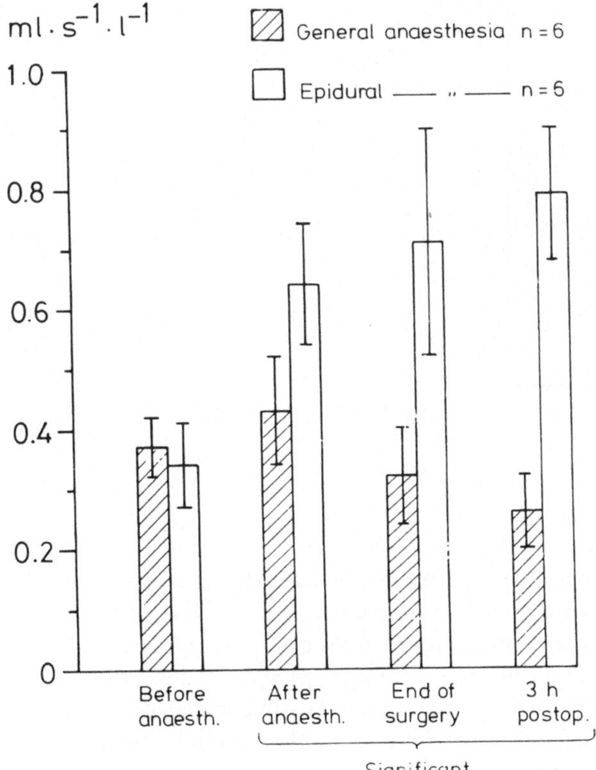

Fig. 3. Arterial blood flow

In a few patients the arterial inflow and venous outflow in the calf in the non-operated leg were assessed. These were measured by venous occlusion plethysmography, using a mercury strain gauge [5, 6]. Patients with epidural blockade had a better arterial blood flow when measured after the institution of the epidural anaesthesia, at the end of surgery, and later postoperatively than patients given general anaesthesia and ketobemidon postoperatively (Fig. 3).

Essentially the same results were obtained with venous outflow, a better venous blood flow being noted in patients of the epidural group, measured at the end of surgery and later postoperatively (Fig. 4). This hyperkinetic circulation in patients receiving epidural blockade provides an unfavourable milieu for thrombi formation. It also means a better "wash-out" of already formed thrombi and thus poor conditions for progressive thrombus growth.

To conclude: Epidural blockade seems to offer advantages even from a thromboembolic point of view. This type of anaesthetic regimen should therefore be of value in patients undergoing operations associated with a high frequency of thrombo-embolic complications.

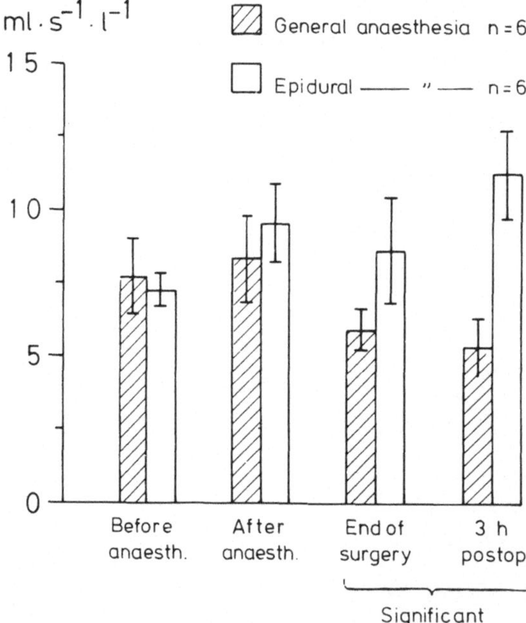

Fig. 4. Venous blood flow

Summary

Thirty patients undergoing total hip replacement were randomly allotted to a group receiving either epidural anaesthesia (n = 15) prolonged into the postoperative period for pain relief, or general anaesthesia (n = 15) with postoperative narcotic analgesics for relief of pain. The frequency of extensive thigh and calf venous thrombosis and pulmonary embolism was significantly lower in patients receiving epidural blockade. Possible explanations for this finding are presented, including a hyperkinetic lower limb blood flow and a better fibrinolytic potential in patients given epidural anaesthesia.

Acknowledgements

This work has been supported by grants from the 80th Anniversary Fund of the Trygg-Hansa Insurance Company, The Swedish National Association against Heart and Lung Diseases, and from the Astra Foundation.

References

1. Charnley J (1970) Acrylic cement in orthopaedic surgery. E & S Livingstone, Edinburgh and London, pp 95–103
2. Modig J, Malmberg P (1975) Pulmonary and circulatory reactions during total hip replacement surgery. Acta anaesth scand 19:219
3. Paraskevas M, Nilsson IM, Martinsson G (1962) A method for determining serum inhibitors of plasminogen activation. Scand J Clin Lab Invest 14:138
4. Walker ID, Davidson JF, Hutton I (1976) "Fibrinolytic potential". The response to a 5 minute venous occlusion test. Thrombosis Research 8:629
5. Whitney RJ (1953) The measurement of volume changes in human limbs. J Physiol London 121:1
6. Whitney RJ (1954) The electrical strain gauge method for measurement of peripheral circulation in man. In: Wolstenholme GEW (ed) Peripheral circulation in man. pp 45–52, discussion pp 53–57 A Ciba Found Symp Churchill, London

Discussion:

Frage: How did you measure the venous blood flow?
Modig: We use the venous occlusion plethysmograph method with a mercury strain gauge. This is an indirect method.
Frage: In a randomized study in orthopedic patients the incidence of thromboembolism of small veins was about 50% in the general anaesthetic group and about 30% in the epidural group. The patients in both groups received low dose heparin.
Modig: It means that you had a higher frequency of emboli in the general anaesthetic group. In this group we have a very high frequency of deep-vein-thrombosis, but it is true that we have withheld the patients from any form of thromboembolic prophylaxis apart the active mobilisation.
Kehlet: You found an increase in plasminogen activation after regional anaesthesia. Do you think this is due to the regional anaesthesia itself or to the administration of epinephrine, because epinephrine is known to activate fibrinolysis?
Modig: This may have been due to the administration of epinephrine. As you said, epinephrine is a potent stimulator of plasminogen activator release. But it couldn't be the main factor on the third postoperative day.
Kehlet: What do you think to be the effect of different amounts of blood transfused, because you found a lower bleeding in the regional anaesthesia and therefore these patients received less blood than in the control group.
Modig: Yes, they received less blood. The reason for the less intraoperative bleeding in the epidural group may be due to the fact that these patients have a very low central venous pressure compared with the IPPV patients. These patients don't bleed from arteries and so on. They do bleed, but the main amount of bleeding is from the open venous sinusoids in the femur and acetabulum. And if you have a very low venous pressure, you get a less venous oozing.
Frage: Did you know the high incidence of thrombo-embolic complications in hip-replacement patients beforehand? And how do you justify the not using of heparin in those patients?
Modig: We didn't know the high frequency, because up to me there is no published data of a study without any form of prophylaxis and of course the high frequency depends upon what diagnostic test you use. We use phlebography and most investigators used fibrinogen test.
Holmdahl: Perhaps an even better answer is, that orthopedic surgeons didn't want to use heparin anyhow. So therefore we were free to use either general anaesthesia or epidural anaesthesia as a control without the interference of heparin.

Der Einfluß der Periduralanästhesie auf das Strömungsverhalten in der Vena femoralis (Abstract)

W. Sandmann, H.J. Wüst und J. Lerut

Kreislaufveränderungen während der Regionalanästhesie sind überwiegend Folgen der peripheren Widerstandssenkung durch den verminderten Sympathikotonus. Im betroffenen Kreislaufsegment entsteht trotz mäßiger Senkung des arteriellen Mitteldrucks und Rückgang der Herzfrequenz, eine Zunahme des arteriellen Einstroms, welche im Vergleich zur synchronen Zunahme des Herzzeitvolumens unverhältnismäßig größer ist. Über die Hämodynamik der regionalen Venen im Kreislaufabschnitt einer wirksamen Periduralanästhesie, ist nur wenig bekannt, da geeignete Meßverfahren fehlen. In der vorliegenden Studie wurde die Strömungsgeschwindigkeit und die Veränderung des Stromkreisvolumens in der Vena femoralis communis vor, während und nach Wirksamwerden der periduralen Leitungsanästhesie mit Hilfe der transkutanen, gepulsten DOPPLER-Ultraschalltechnik gemessen. Untersucht wurden Patienten mit gesunden Arterien und solche mit arterieller Verschlußerkrankung der Extremitäten.

Ergebnisse

Bei Patienten mit gesundem Gefäßsystem wurde nach 30 bis 45 Minuten eine Zunahme der venösen Stromstärke von 100% und mehr beobachtet, obwohl Herzfrequenz und arterieller Mitteldruck signifikant verringert waren. Die Volumenzufuhr in dieser Gruppe betrug im Mittel 1 500 ml. Patienten mit arterieller Verschlußerkrankung zeigten mit 20% eine deutlich geringere Zunahme des venösen Abstroms. Blutdrucksenkung und Volumenzufuhr waren entsprechend dem pathologisch verminderten arteriellen Einstrom signifikant geringer ausgeprägt. Erreichte die Regionalanästhesie aus technischen Gründen keine Wirksamkeit, so blieb auch die Wirkung auf den venösen Kreislaufschenkel aus. Bei einseitiger Wirksamkeit der Blockade konnte in der Vena femoralis der anderen Seite keine Veränderung gemessen werden. Strömungsprofil, Perturbation und Details interessanter Einzelfälle werden demonstriert. Der Einfluß dieser venösen Strömungsveränderungen im Rahmen der Thromboembolieprophylaxe wird diskutiert.

Tierexperimentelle und klinische Untersuchungen zum Einfluß verschiedener Anästhetika auf das Immunsystem

K.F. Baur

Die Möglichkeit, daß die Anästhesie bzw. Anästhetika das Immungeschehen, unabhängig vom chirurgischen Trauma, nachteilig beeinflussen, wird derzeit mehr und mehr in Betracht gezogen [1, 4, 11]. Immer wieder werden die zunächst erfolgreichen chirurgischen und anästhesiologischen Bemühungen in Frage gestellt, wenn etwa postoperativ massive Infektionen auftreten, oder in der Tumorchirurgie nach dem Eingriff eine verstärkte Metastasierung einsetzt. Diese, oft das Schicksal des Patienten besiegelnde Krankheitsverläufe, können ohne Zweifel auch einem geschwächten Immunsystem angelastet werden.

In Tabelle 1 ist dargestellt, welche Faktoren bei einer intakten Immunabwehr zur Wirkung gelangen können. Im unspezifischen Bereich wäre auf humoraler Ebene das Komplement- und Properdinsystem sowie auch Interferon zu nennen, als zelluläre Elemente wirken Granulozyten und Monozyten. Bei der spezifischen Immunabwehr wirken die von Plasmazellen gebildeten Immunglobuline im humoralen Bereich, als zelluläre Faktoren kommen immunkompetente T-Lymphozyten zum Einsatz.

Tabelle 2 zeigt die Reaktionen, die ein Antigen, das kann ein Bakterium sein oder etwa eine Tumorzelle, bei einem intakten Immunsystem auslöst. Es findet zunächst eine Sensibilisierung der T- und B-Lymphozyten statt. T-Zellen werden daraufhin zu zytotoxischen Killerzellen, Mediatorzellen, die zur Opsonierung beitragen, oder zu Helferzellen für die Plasmazellen, die aus B-Lymphozyten entstehen und Immunglobuline produzieren. Diese Immunglobuline machen das Antigen erst phagozytierbar oder wirken direkt neutralisierend [8].

In den folgenden Untersuchungen wurde der Einfluß von Regionalanästhesien bzw. Lokalanästhetika im Vergleich zu Halothan und intravenösen Narkotika auf folgende Faktoren des Immunsystems untersucht: RES, T- und B-Lymphozyten, Immunglobuline und Komplement.

Die Funktionsprüfung des RES wurde mit dem Lipofundin-Clearance-Test durchgeführt [5]. Bei diesem Test wird eine bestimmte Menge Lipofundin zeitkonstant dem Patienten injiziert und die Abnahme der Serumtrübung photometrisch gemessen. Bei 18 Frauen, denen der Uterus vaginal exstirpiert wurde, fand sich sechs Stunden postoperativ sowohl nach Periduralanästhesie, als auch nach Halothannarkosen ein signifikanter Abfall der Clearancefunktion. Ein Unterschied zwischen Regionalanästhesie und Allgemeinnarkose fand sich nicht. Dieses Ergebnis läßt den Schluß zu, daß die RES-Blockade nach Operationen weniger durch einen spezifisch zytotoxischen Effekt eines Narkosemittels, als eher etwa durch eine verminderte Leberdurchblutung während des Eingriffes ausgelöst wird, wie auch Löfström und Schildt [6] vermuten, die zu ähnlichen Ergebnissen kamen.

Einer etwaigen Funktionseinschränkung der T-Lymphozyten nach Narkosen wurde an 40 Patienten mit Hilfe des Lymphozytentransformationstestes nachgegangen. Bei diesem Test werden T-Lymphozyten in vitro durch die Mitogene Phytohämaglutinin und pokeweed-

Tabelle 1. Faktoren der Infektabwehr

	Unspezifische	Spezifische
Humoral	Komplementsystem Properidinsystem Interferon	Antikörper: IgG, IgM, IgA
Zellulär	Phagozytose Bakterizidie	Immunkompetente T-Lymphozyten

Tabelle 2. Zelluläre und humorale Immunreaktion

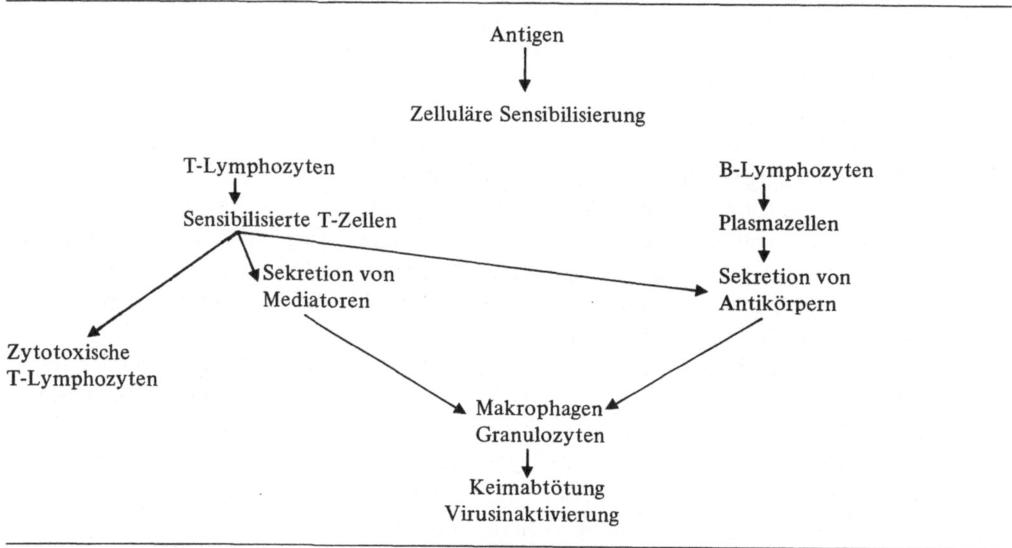

Mitogen spezifisch zur Proliferation angeregt und somit ihre Funktionstüchtigkeit gemessen. Die Patienten unterzogen sich entweder einer Herniotomie oder einer Varizen-Operation. Anästhesiert wurde sowohl spinal als auch peridural, die Allgemeinnarkosen wurden mit Halothan oder Valium-Fetanyl durchgeführt. Im Gegensatz zu anderen Autoren wie Bruce [2] und Riddle und Berenbaum [9] konnte keiner bestimmten Narkoseart eine wesentliche Funktionsminderung der T-Zellen angelastet werden. Die Möglichkeit, daß die Operations- bzw. die Anästhesiedauer von 30–120 Min. zu gering war, um einen suppressorischen Eingriff auszulösen, muß in Betracht gezogen werden.

Beim selben Patientengut wurden die Einflüsse der Narkose auf die Immunglobuline und die Komplementfaktoren C_3 und C_4 untersucht. Bei Neuroleptnarkosen und bei Periduralanästhesien war kein deutlicher Abfall der Immunglobuline zu verzeichnen, wohl aber nach Halothan- und Spinalanästhesien. Abb. 1 zeigt den Verlauf von IgG, IgA und IgM unter Halothan und unter Periduralanästhesie. Die Verläufe der Komplementfaktoren C_3 und C_4 waren nach PDA und nach Halothan gleich. Einem Abfall von etwa 10% nach Beendigung der Operation folgte bis zum fünften postoperativen Tag ein Anstieg der Faktoren, die bis zu 20% über den Ausgangswerten lagen (Abb. 2). Die postoperative Verminderung der Immun-

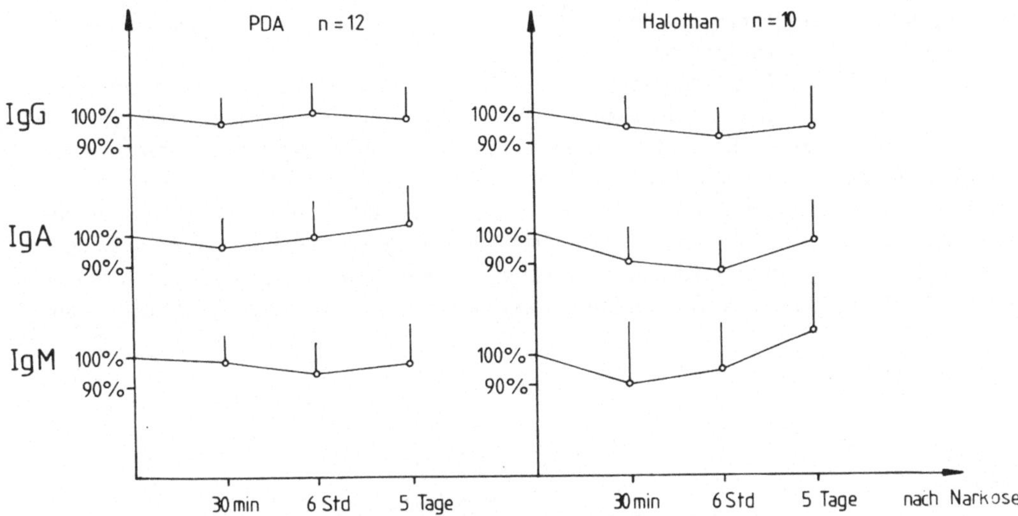

Abb. 1. Verlauf der Immunglobuline nach Herniotomien bzw. Varizen-Operationen unter PDA und Halothan-Narkose (Immunglobulinspiegel in % des Ausgangswertes)

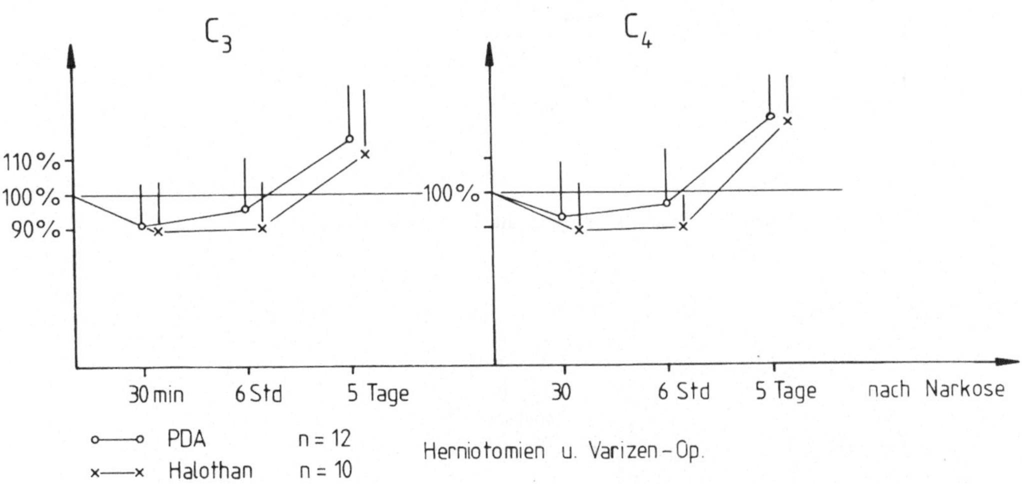

Abb. 2. Verlauf der Komplementfaktoren C_3 und C_4 nach Herniotomien und Varizen-Operationen unter PDA und Halothan-Narkosen

globuline und der Komplementfaktoren dürfte möglicherweise auf einen vermehrten Verbrauch durch die Operation zurückzuführen sein, der nachfolgende Anstieg von C_3 und C_4 auf eine Aktivierung des Komplementsystems durch das Trauma.

Um eine mögliche B-Lymphozytenschädigung durch Anästhetika zu erfassen, wurde im Tierversuch der Jerne-Plaque-Test [3] durchgeführt. Sensibilisierte B-Lymphozyten sezernieren nach Antigenerstkontakt ab etwa dem dritten Tag IgM, ab dem fünften Tag beginnt die Produktion von IgG. Der Höhepunkt der IgM-Produktion ist zu diesem Zeitpunkt bereits überschritten (Abb. 3). Der Verlauf dieses spezifischen Immunglobulinspiegels ist abhängig von Spezies und Antigenreiz und hängt direkt von der Anzahl aktiver Plasmazellen ab, die mit dem Plaque-Test bestimmt werden kann.

Der Jerne-Plaque-Test (Abb. 4) beruht auf der Fähigkeit der Antikörper, Erythrozyten mit Hilfe von Komplement zur Lyse zu bringen. Die Milzzellen der sensibilisierten Tiere werden mit dem Antigen, in diesem Fall Schafserythrozyten, und Komplement in vitro zusammengegeben, daraufhin bildet sich um jede aktive Plasmazelle, die IgM produziert, ein Hof aus hämolysierten Erythrozyten, wenn dieses Gemisch in eine Kammer zwischen zwei Objektträger gebracht und eine Stunde inkubiert wird. Zur Bestimmung der IgG-Plaques wird zusätzlich noch Anti-Immun-Globulin G gegeben, um eine Komplementaktivierung zu erreichen. Abb. 5 zeigt den Normalverlauf der aktivierten B-Lymphozyten für BALB/c-Mäuse

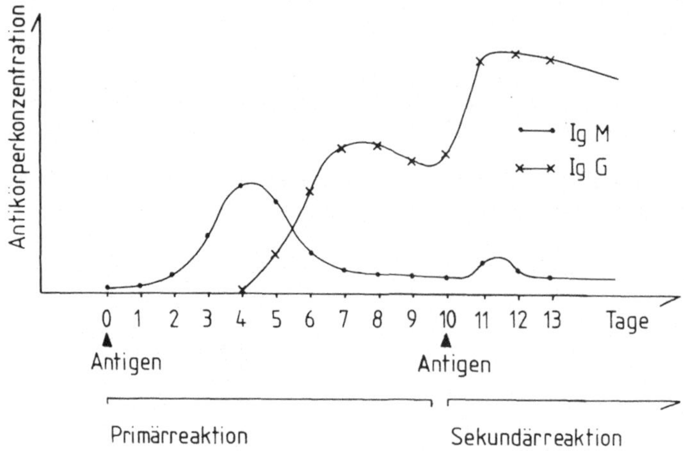

Abb. 3. Verlauf des IgM- und IgG-Spiegels im Serum nach Antigenkontakt

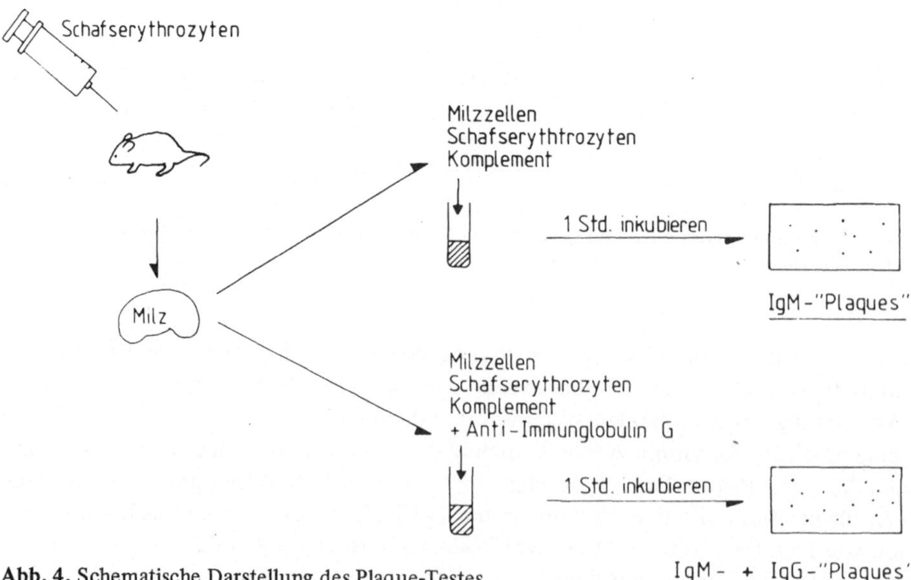

Abb. 4. Schematische Darstellung des Plaque-Testes

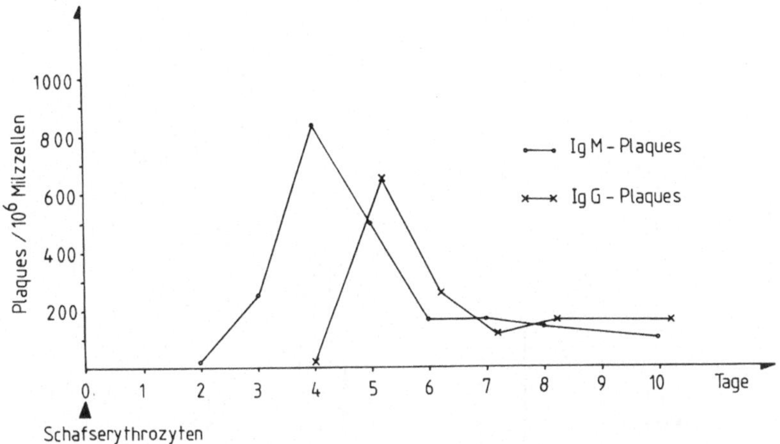

Abb. 5. Verlauf der IgM- und IgG-Plaques nach Sensibilisierung mit (2×10^7) SRBC. BALB/c-Mäuse ♂, 25g

nach Sensibilisierung mit Schafserythrozyten. Die Werte entsprechen jeweils den aktiven Plasmazellen pro 1 Million Milzzellen. Für die folgenden Untersuchungen unter Anästhetikaeinfluß wurden für die IgM-Plaques die Tage 4, 5 und 6 ausgezählt, für die IgG-Plaques die Tage 5 und 6.

Eine erste Gruppe von Mäusen wurde vier Stunden lang 1,5% Halothan in reinem O_2 ausgesetzt. Gruppe zwei erhielt innerhalb drei Stunden 7,5 mg Ketanest intraperitoneal, was einer Dosis von 300 mg/kg entspricht. Eine dritte Gruppe erhielt als einmalige Dosis 1mg Bupivacain intraperitoneal, entsprechend 40 mg/kg. Der Verlauf des Bupivacainspiegels im arteriellen Blut ist in Abb. 6 aufgezeichnet. Die Dosierungen der Anästhetika richteten sich jeweils nach einer Überlebensrate der Tiere von etwa 80%.

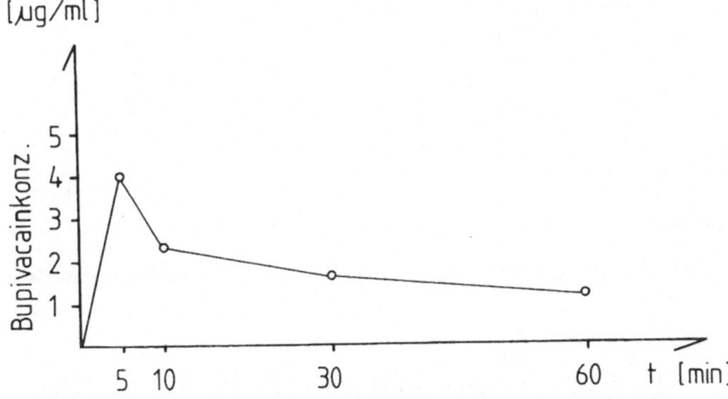

Abb. 6. Verlauf des Bupivacainspiegels im arteriellen Blut der BALB/c-Maus nach i.p.-Gabe von 40 mg/kg KG

In Abb. 7 ist dargestellt, daß sich die Anzahl der aktiven Plasmazellen, die IgM produzieren, unter den angeführten Anästhetika gegenüber einer Kontrollgruppe nicht verändert, sowohl bei gleichzeitiger als auch bei laufender Immunisierung. Anders sieht es bei den IgG-

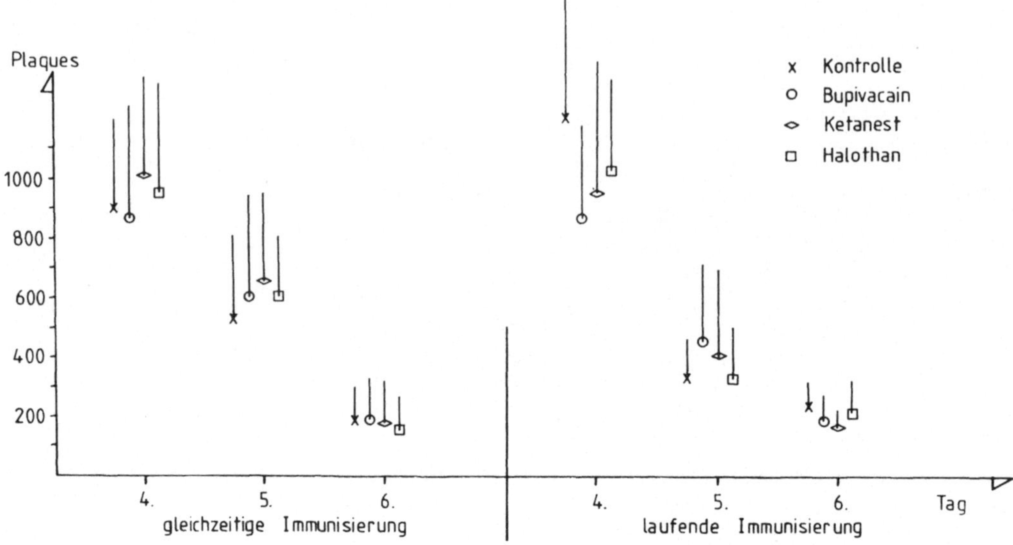

Abb. 7. Einfluß verschiedener Anästhetika auf die IgM-Plaquebildung bei gleichzeitiger und laufender Immunisierung

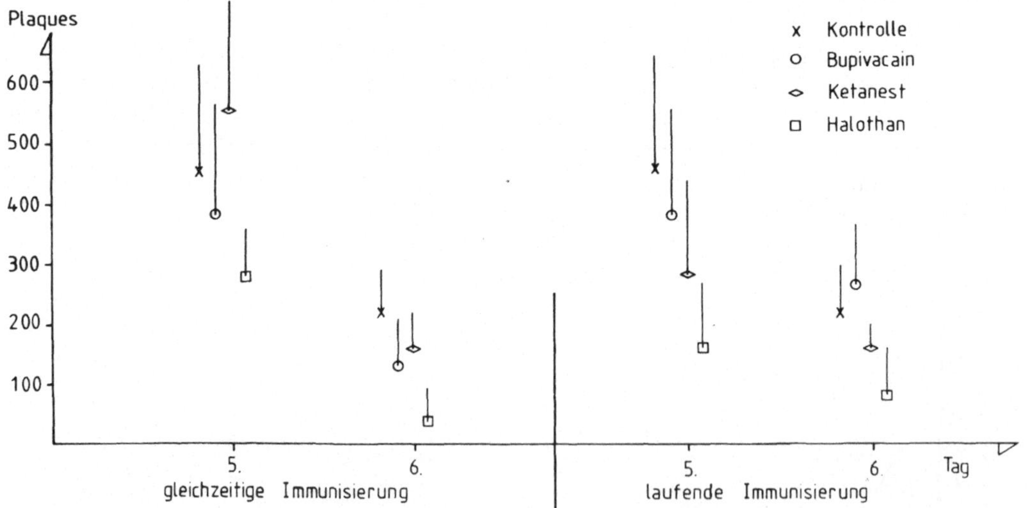

Abb. 8. Einfluß verschiedener Anästhetika auf die IgG-Plaquebildung bei gleichzeitiger und laufender Immunisierung

Plaques aus (Abb. 8). Hier trat ein signifikanter Abfall der Plasmazellen der Mäuse auf, die mit Halothan narkotisiert wurden (bei gleichzeitiger und bei laufender Immunisierung), dagegen war die Verminderung der IgG-Plaques unter Ketanest bei laufender Immunisierung nicht signifikant. Ein negativer Effekt von 100% O_2-Beatmung auf die B-Zellenfunktion wurde durch eine weitere Kontrollgruppe ausgeschlossen.

Der Abfall der IgG-produzierenden Plasmazellen unter Halothan kann folgendermaßen gedeutet werden: Dieselben Zellen, die zunächst IgM liefern, beginnen etwa am vierten bis fünften Tag nach der Sensibilisierung mit der Produktion von IgG. Dabei kommt es zum Abfall des IgM-Spiegels. Diese Transformation von IgM zu IgG, auch „switch" genannt, ist maßgeblich von funktionstüchtigen T-Helferzellen abhängig [7, 10]. Entweder greifen Halothan oder dessen Abbauprodukte störend in den während des „switch" verstärkten Stoffwechsels der Plasmazellen ein oder die T-Zellfunktionen sind erheblich eingeschränkt, so daß keine Umschaltung erfolgen kann, die für ein funktionstüchtiges immunologisches Gedächtnis von eminenter Bedeutung ist.

Aus den vorliegenden Untersuchungen kann der Schluß gezogen werden, daß unter Regionalanästhesien im Gegensatz zu Halothannarkosen kein Einfluß auf das Immunsystem zu erwarten ist.

Die Bupivacainbestimmungen im Serum wurden freundlicherweise von Prof. Dennhard (Marburg) durchgeführt. Mein besonderer Dank gilt Herrn Dr. Matthias Wabl vom Max-Planck-Institut in Tübingen für seine großzügige Unterstützung.

Literatur

1. Bruce DL, Wingard D (1971) Anesthesia and Immune Response. Anesthesiology 34:271–282
2. Bruce DL (1972) Halothane Inhibition of Phytohemagglutinininduced Transformation of Lymphocytes. Anesthesiology 36:201–205
3. Jerne NK, Nordin AA (1974) Plaque-forming cells. Transplant Rev Vol 18:130–191
4. König A, König UD, Stöckel H (1978) Anästhesie und Immunologie – Eine Übersicht. Prakt Anästh 13:415–429
5. Lemperle G, Reichelt M (1973) Der Lipofundin-Clearance-Test. Med Klinik Nr. 2 68:48–53
6. Löfström B, Schildt B (1974) Reticuloendothelial Function Under General Anästhesia. Acta anästh scand 18:34–40
7. Owens JJT (1979) The Immune System-Some Basic Concepts. Br J Anästh 51:3–6
8. Resch K (oJ) Zelluläre Immunreaktion. In: Karl Otto Vorländer (Hrsg) Praxis der Immunologie. Georg Thieme Verlag Stuttgart
9. Riddle PR, Berenbaum MC (1967) Postoperative Depression of the Lymphocyte Response to Phytohämagglutinin. The Lancet April 8:746–748
10. Wabl M, Forni L, Loor F (1978) Switch in Immunglobulin Class Production Observed in Single Clones of Committed Lymphocytes. Science Vol 199:1078–1080
11. Walton B (1978) Anästhesia, surgery and immunology. Anästhesia Vol 33:322–348

Diskussion

Lennartz: Es hat mich sehr überrascht, daß Sie, obwohl man in der Literatur einmal etwas anderes lesen konnte, keine Veränderungen des Immunsystems unter Regionalanaesthesie gefunden haben. Unter Halothan haben Sie ja Veränderungen gefunden. Welche Bedeutung hat dieser Befund für die Klinik?
Baur: Der Einfluß wird deutlich bei einem Sekundärkontakt. Bei Sekundärreaktionen steigt sofort der IgG-Spiegel an. Beim Primärkontakt zunächst IgM, dann erst der IgG-Spiegel. Beim Sekundärkontakt, also beim Wiedererkennen von Antigen, d.h. beim Wiedererkennen einer Karzinomzelle oder eines Virus, ist dieser IgG-Anstieg von erheblicher Bedeutung. In der weiteren Untersuchung wird ausgetestet werden, ob sich die Sekundärreaktion unter Halothan unterdrücken läßt. Wenn das der Fall wäre, dann hätte das, glaube ich, eine ganz eminente Bedeutung.
Lennartz: Was würde es unter Berücksichtigung Ihrer Ergebnisse für einen Karzinompatienten bedeuten, daß er in Halothannarkose operiert wurde?
Baur: Melanome z.B. sind abhängig vom Immunstatus. So sind Spontanheilungen bei Melanompatienten beschrieben worden, die Bluttransfusionen von geheilten Melanompatienten erhalten haben. Diese Befunde sprechen gegen Narkoseverfahren, die das Immunsystem deprimieren; m.E. sollte man bei diesen Patienten auf Verfahren der Regionalanaesthesie zurückgreifen. An uns selbst sollten wir eigentlich auch

denken. Es ist nachgewiesen worden, daß Anaesthesisten häufiger an malignen Erkrankungen des lymphatischen Systems gestorben sind.

Frage: Haben Sie untersucht, ob die Neuroleptanalgesie sich auf diese IgM- und IgG-Funktion auswirkt?

Baur: Nein.

Podiumsdiskussion:
Ist die Durchführung einer rückenmarksnahen Regionalanaesthesie unter einer low-dose Heparintherapie absolut kontraindiziert?

Vorsitz: H. Lennartz und H. Trobisch

Bromage: I don't think we have all the evidence yet. But I think, if you live in North America, which has a very strict medicolegal environment, where you are at risk to find yourself in a court of law if you are not very careful, I think from your point of view you are safer, if you do not use spinal and epidural anaesthesia with low-dose heparin, because, if anything happens to the patient, it may not be your fault. The patient can get an epidural haematoma just with general anaesthesia, but, if you have given spinal or epidural and if you live in North America, you will lose a very large quantity of money. In Germany this is, maybe, a little different.
Trobisch: Die praeoperative subkutane Applikation von Heparin ist in jedem Fall kontraindiziert. Vor der Regionalanaesthesie sollte man kein subkutanes Heparin anwenden, da man nicht weiß, wie hoch der Restspiegel ist zum Zeitpunkt, wenn man die Anaesthesie setzen will. Außerdem haben wir heute nachmittag Bilder gesehen, die zeigen, wie unterschiedlich hoch die Heparinspiegel zum Zeitpunkt X sein können. Deswegen empfehlen wir folgendes Vorgehen:
Zuerst wird die Epiduralanaesthesie gelegt; später kann mit einer intravenösen Perfusion von Heparin in sehr niedrigen Dosen durchaus begonnen werden. Das ist in jedem Fall eine sicherere Technik, als wenn Sie zu irgendeinem Zeitpunkt vor der Operation einen Bolus subkutan gegeben haben, von dem Sie die Resorptionsquote nicht kennen. Als Kontrollparameter sollte man sowohl die allgemeine Wirkung des Heparins auf die Gerinnung kontrollieren, d.h. eine aktivierte Gerinnungszeit durchführen und die aktivierte partielle Thromboplastinzeit bestimmen. Zusätzlich können die Heparinspiegel mit Hilfe von chromogenen Peptidsubstraten bestimmt werden, obwohl das sicher noch etwas schwierig ist und nicht so ganz auf sicheren Füßen steht. In jedem Fall ist die Wirksamkeit von Heparin durch die partielle Thromboplastinzeit bzw. eine aktivierte Gerinnungszeit sicher zu erfassen.
Lennartz: Wie hoch würden Sie da den Grenzwert ansetzen?
Trobisch: Wenn man Heparinspiegel bestimmt, so liegt die Grenze, bei der man noch eine Sicherheit während der Narkose hat, bei etwa 0,2–0,3 Einheiten Heparin/ml Plasma. Das entspricht einer PTT-Verlängerung in Abhängigkeit vom Ausgangswert der PTT zwischen 50–70 sec. Diese Werte sollten nicht überschritten werden.
Lennartz: Unterhalb dieser PTT würden Sie keine Gefahr einer Blutung sehen?
Trobisch: Nein.
Frage: Wie führen Sie die low-dose Heparinisierung durch?
Trobisch: Intraoperativ beginnen wir mit einer langsamen Infusion von Heparin, ohne daß eine Initialdosis gegeben wurde. Im Falle einer Epiduralanaesthesie wird mit der Infusion nach Einführen des Katheters begonnen. Bei einem 60 kg schweren Patienten brauchen Sie zwischen 9–10 000 Einheiten Heparin in den ersten 24 Stunden. Das entspricht einer Dosis von 125–150 Einheiten/kg und 24 Stunden.
Modig: I think, Phil Bromage already has answered that question for North America. But I think, we should better omit low-dose heparin. Instead, try other ways, such as intraoperative epidural blockade with active calf exercises or intermittent calf compressions. And we can postoperatively use methods such as pontocain or dextrane. We can also combine dextrane intraoperatively as to use it before start of surgery. I think the best way is, to place the patient in the centre and I dare not put an epidural to a patient with low-dose heparin.
Kehlet: I would like to ask, why should we combine heparin with epidural anaesthesia, as we have just heard from Jan Modigs study, that epidural anaesthesia itself lowers the incidence of thromboembolism.
Lennartz: Low-dose heparin was introduced two or three years ago by surgeons into the clinical routine. Clinical studies had shown, that the incidence of postoperative thromboembolism could be reduced by preoperative heparinisation. At the same time the use of regional anaesthesia increased all over the world. This led to the conflicting situation of today. The discussion about this problem is further complicated by the fact, that the dose and route of administration of heparin is quite different from clinic to clinic.

While Bromage's patients receive 4 times 5 000 units heparin per day s.c., that is 400 units/kg and day for a patient with 50 kg bodyweight, we give in the course of 24 hours 125 to max. 150 units per kg by a continuous intravenous drip. The dose, Phil Bromage mentioned, is very high, and I agree with his statement, that regional anaesthesia should better be avoided, when a patient is loaded with 20 000 units heparin subcutaneously. The use of spinal or epidural anaesthesia seems to me not to be contraindicated, when heparin is administered well after the injection of the Epidural catheter in a dose and by a route, Dr. Trobisch has just shown us.

Modig: I have another factor here concerning dextrane. We have evidence that the anti-thrombotic effect is not only due to an effect on the thrombocytes and the better rheology, but dextrane also in itself inhibits the post-traumatic increase in plasminogen-activators. This speaks in favour of dextrane compared to heparin. I think there is of course one danger with loading a patient with dextrane, but if you use it in small doses, and we have performed this in total hip replacement, where we administered only 500 ml dextrane and the very high postoperative plasminogen-activator level decreased. And this was not due to dilution by dextrane. We compared it with albumin and could show a direct effect of dextrane on the primary fibrinolysis in hip-replacement. So there are many effects of dextrane, but concerning epidural, I dare not, as I said, combine heparin with epidural anaesthesia.

Lennartz: Did you see any anaphylactic reaction following dextrane?

Modig: Yes, of course.

Wüst: Still considering heparin to be indicated for the prevention of postoperative thromboembolism, Dr. Trobisch showed us a practicable way out of the dilemma. The danger of an epidural haematoma may indeed be present in patients, undergoing vascular surgery. The use of epidural anaesthesia and analgesia has in these high risk patients, as our studies have shown, many advantages in comparison with general anaesthesia and the postoperative analgesia with opiates. On the other side intraoperative intravascular coagulation has to be prevented by a bolus injection of 5 000 units heparin. Undoubtedly a bolus injection of 50–125 IE/kg heparin has an effect on the coagulation system. It increases the PTT from normal time to over two minutes. This effect lasts for about 1 1/2 hours.

Varkey reported in 1974 about an epidural haematoma, complicating the continuous epidural anaesthesia in 7 patients, which have been heparinized. Comparing Varkey's technique with our technique of continuous epidural anaesthesia and analgesia, three differences have to be stated. They are, in our opinion, the reason for the fact, that we did not see the described complications during the last six years. Up to now we have done over 3 000 epidural blocks in 1 600 vascular surgical patients, and none of them developed an epidural haematoma.

The first difference between Varkey's and our own method is to be found in the catheter itself. Varkey used an epidural catheter with a sharp open end. We use catheters with a rounded end and it is more flexible than the one Varkey used. The second difference is to be seen in the way of injection. While Varkey used an intermittent way of injection to maintain an epidural analgesia postoperatively, we make a continuous drip infusion. The epidural space is all the time extended by the infused volume and the top of the catheter is floating freely in the epidural space.

Thirdly Varkey checked the correct site of the catheter in the epidural space with the aspiration test. He made this test always before the bolus injection of local anaesthetics. Depending on the size of the syringe, various degrees of a vacuum can be built up in the catheter, causing, in connection with the sharp end of the catheter, a bleeding from the surrounding vessels. The use of a continuous drip makes the aspiration test unneccessary.

We believe that use of a catheter with a flexible, rounded end, that the continuous drip and the omission of all aspiration at the catheter minimize the risk of an epidural haematoma.

So we cannot completely exclude the risk of an epidural haematoma in vascular surgical patients, but we think, that the benefits of the epidural catheter technique in these high risk patients are a striking argument for this method.

Sandmann: Die Studie, die die Grundlage für die heutige Diskussion liefert, ob man in Anwesenheit von low-dose Heparin eine Regionalanaesthesie machen darf oder nicht ist in letzter Zeit sehr in die Diskussion geraten. Es ist bekannt geworden, daß Kakkar aus seiner Studie einige Ergebnisse weggelassen hat. So sind die Ergebnisse der Schweizer Arbeitsgruppe um Gruber aus der Kakkar-Studie zurückgezogen worden. Außerdem wurden hierbei die Anaesthesieverfahren nicht berücksichtigt. Das ist m.E. ein Planungsfehler einer so großen Studie.

Diese Tatsachen lassen die Ergebnisse der Kakkar-Studie nicht mehr ganz so prophetisch und wahr erscheinen wie noch vor einiger Zeit. In Zukunft muß, nach den hier vorgetragenen Ergebnissen, auch das

Narkoseverfahren bei derartigen Untersuchungen berücksichtigt werden. In diesem Zusammenhang stellt sich die Frage, ob man bei Anwendung der Regionalanaesthesie überhaupt eine low-dose Heparinbehandlung oder Thromboseprophylaxe durchführen muß oder nicht. Es könnte sein, daß man in Zukunft bei der low-dose Heparinbehandlung differenzierter vorgehen muß. Während die Prophylaxe mit Heparin bei Allgemeinanaesthesie auch weiterhin durchgeführt werden muß, ist sie bei der Regionalanaesthesie nicht zuletzt aus Gründen der Hämodynamik nicht unbedingt erforderlich. Bis allerdings eine solche randomisierte Studie vorliegt, erscheint es mir müßig, über das Pro und Contra zu reden.

Trobisch: Als Gerinnungsphysiologe möchte ich Herrn Sandmann in seiner Kritik an den Arbeiten von Kakkar dahingehend ergänzen, daß in dieser Thrombosestudie, ebenso wie in den Arbeiten von Gallers und den Untersuchungen anderer Autoren, der Gehalt an Antithrombin III nie berücksichtigt worden ist. Bei einem Antithrombin III-Mangel ist eine generelle Heparinapplikation wirkungslos. Es ist deshalb durchaus denkbar, daß das sogenannte Restrisiko, das in den verschiedenen Gruppen immanent enthalten zu sein scheint, keine Heparinversager, sondern ein Antithrombin III-Mangel ist.

Frage: Wie hoch ist dieser Prozentsatz von Patienten mit einem Antithrombin III-Mangel?

Trobisch: Sie müssen mit einem ganz erheblichen Prozentsatz rechnen. Bei allen Patienten, die z.B. eine Vorerkrankung der Leber haben oder während einer Sepsis operiert werden, liegt bereits praeoperativ ein Antithrombin III-Mangel vor. Nach größeren Eingriffen am Magen-Darm-Trakt können außerdem in den ersten 24 Stunden postoperativ erhebliche Antithrombin III-Aktivierungsmängel beobachtet werden. Wie häufig mit einem Antithrombin III-Mangel tatsächlich zu rechnen ist, kann man zum gegenwärtigen Zeitpunkt noch nicht sagen. Da wir erst seit kurzer Zeit über vernünftige Testsysteme zur Aktivitätsbestimmung des Antithrombin III verfügen, liegt ein ausreichendes Zahlenmaterial noch nicht vor.

Lennartz (Schlußwort): Wenn Sie sagen, man wird in Zukunft vielleicht auf eine Prophylaxe mit Heparin bei Regionalanaesthesie verzichten können, wenn entsprechende Studien abgeschlossen sind, so ist diese Möglichkeit für die Diskussion zum jetzigen Zeitpunkt irrelevant. Es ist in der Praxis doch so, daß der Chirurg heute aufgrund der Arbeiten von Kakkar, die Sie kritisiert haben, eine Heparinbehandlung durchführt und damit den Anaesthesisten vor vollendete Tatsachen stellt. Deshalb sind wir immer noch mit der Frage konfrontiert: Regionalanaesthesie bei low-dose Heparin, ja oder nein? Ich glaube nicht, daß es uns heute gelingen wird, eine einhellige Antwort auf diese Frage zu finden. Ich kann nur feststellen, daß es zwei Meinungen gibt. Die einen lehnen eine Regionalanaesthesie bei low-dose Heparin ab, die anderen schließen eine Regionalanaesthesie dann nicht aus, wenn die partielle Thromboplastinzeit (PTT) unter low-dose Heparin im Normbereich ist oder erst nach Anlage der Epiduralanaesthesie mit einer langsamen Infusion von Heparin in niedriger Dosierung begonnen wird. Die zuletzt genannte Möglichkeit stellt meines Erachtens die sicherste Lösung des Problems dar. Die Diskussion hat aber neue Aspekte aufgezeigt, die die low-dose Heparinbehandlung nicht mehr, wie es noch vor 2 Jahren als absolut gesichert feststand, als eine in allen Fällen ausreichende Prophylaxe postoperativer thromboembolischer Komplikationen erscheinen läßt. So berichtete Prof. Bromage immerhin von 34% Versagern der Heparinprophylaxe.

Auch Dr. Trobisch als Gerinnungsfachmann räumte einen, wenn auch zum heutigen Zeitpunkt unbekannten, Prozentsatz von Versagern ein.

Demnach ist das Problem der Lungenembolie nach operativen Eingriffen mit der Heparinprophylaxe allein nicht zu lösen. Offensichtlich handelt es sich bei der Entstehung von Thrombosen und nachfolgenden Embolien um ein komplexeres Geschehen, als bisher angenommen wurde. Die heutige Diskussion hat aber gezeigt, daß wir über die Physiologie und Pathophysiologie der Gerinnung während der Narkose und Operation bisher nur wenig wissen. Die Frage nach einem Konzept für eine effektive Thromboseprophylaxe ist deshalb neu zu stellen. Bis eine zufriedenstellende Antwort gefunden ist, erscheint es mir jedoch nach dem heutigen Stand vertretbar zu sein, daß man auf eine Heparinprophylaxe bei Leitungsanaesthesien verzichten kann.

IV. Neue Entwicklungen in der Regionalanästhesie

Vorsitz: M. H:son Holmdahl, Uppsala und M. Zindler, Düsseldorf

Changing Role of General Versus Regional Anesthesia in Clinical Practice

M.H:son Holmdahl

An analysis of local anesthesia in past, present, and future clinical practice indicates that local and regional anesthesia will regain some of its earlier importance. The first era, as you all know, was started by the introduction of cocaine as a topical anesthetic agent in ophthalmology in 1884. This was followed by the synthesis of procaine in 1905 and, later, tetracaine in 1931. The esters of para-aminobenzoic acid marked the beginning of clinical regional anesthesia, as they were less toxic than cocaine. It has been said that the second era in regional anesthesia began with the synthesis of lidocaine in 1944. Lidocaine presented a new chemical class of local anesthetic compounds – the amide derivatives of diethylaminoacetic acid. It possessed distinctive advantages over procaine in terms of its greater potency and over tetracaine because of greater penetrating properties and a larger therapeutic ratio. This made it the drug of choice for various regional anesthetic procedures. Only in subarachnoid anesthesia, where penetration does not represent a problem, where relatively small doses are required and where there is markedly reduced systemic toxicity, did the longer-acting tetracaine maintain its position.

With the introduction of lidocaine, one would have thought that the use of regional anesthesia would have increased over general anesthesia in medicine. This did not happen for major surgery in technologically and medically advanced countries. The reasons for this are obvious. The advancement of surgery into new fields such as thoracic surgery and neurosurgery and into higher risk groups such as old age or disease necessitated means to secure a free airway. The use of anesthetic machines to assist and control ventilation and the use of the endotracheal tube to secure a free airway replaced the open mask technique and gave the foundation for anesthesiology as an independent specialty. The introduction of curare into anesthetic practice facilitated passing of the endotracheal tube and the control of ventilation and eliminated the need for deep anesthetic levels to achieve adequate muscular relaxation. The impact of these technical advances is demonstrated by changes in anesthetic practice at two world-renowned surgical clinics during the first half of this century.

At the Mayo Clinic (Fig. 1, Frey et al., 1952) regional anesthesia was increasingly used instead of general anesthesia from the beginning of this century up to 1930 when it was employed for approximately 40% of all surgical procedures. With the advancement of so called "modern anesthetic techniques" after 1930, the usage of regional anesthesia steadily declined so that by 1950 it was employed in only 10% of all operations performed. The picture is almost the same for the surgical clinic in Heidelberg, Germany (Fig. 2, Frey et al., 1952). However, the changes in anesthetic practice here came somewhat later and here regional anesthetic techniques once were employed to an even greater extent. In most clinics with departments of anesthesiology the trend was the same. In many hospitals, especially in Britain and the German Federal Republic, the use of regional anesthesia for in-patient surgery va-

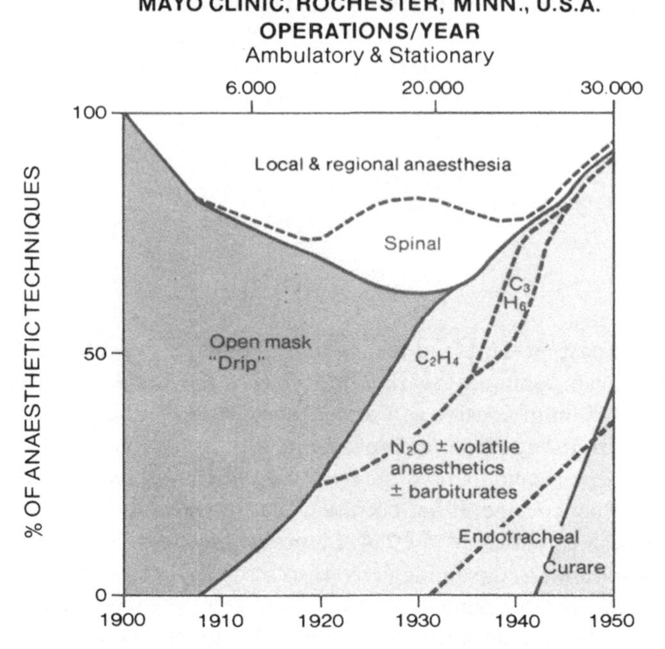

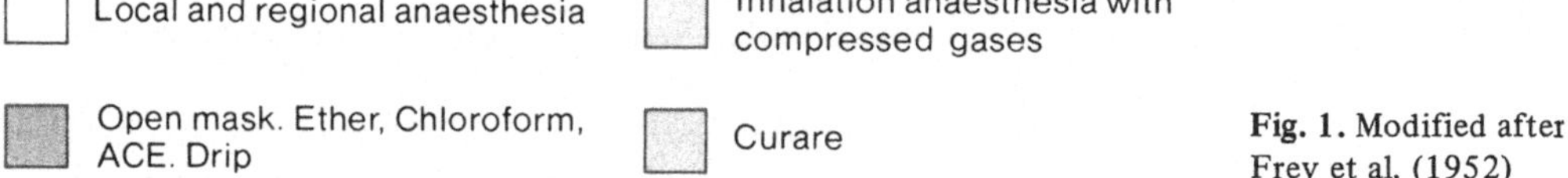

Fig. 1. Modified after Frey et al. (1952)

nished altogether in the late 1950's, and in many university departments major nerve blocking techniques were no longer taught. Without the emphasis of a free airway and adequate control of ventilation, the progress of general anesthesia for surgery in the past quarter century would not have been possible. However, the extensive use of general anesthesia in many hospitals for all but minor surgery has in the last decade become increasingly questioned on different grounds. Alarming metabolic and teratogenic effects of inhalation anesthetic agents used today have been disclosed.

Investigations have furthermore shown that many patients scheduled for major elective operations where control of ventilation is not essential do better with a regional block prolonged into the postoperative period for pain relief than with general anesthesia and postoperative pain relief with analgesic drugs. In two such studies (Renck, 1969; Holmdahl and Modig, 1975) conducted from my own department, we chose prostatectomies and total hip replacements and compared two groups of patients: one group was treated with minimum effective doses of narcotics after nitrous oxide curare anesthesia, and the other had epidural blocks prolonged into the postoperative period. Our results showed more favorable oxygen transport in the epidural group. In this group there was a higher increase of cardiac output postoperatively than in the group receiving narcotics. Also, oxygen consumption increases less in the epidural group than in the other group. This caused hyperkinetic circulation in

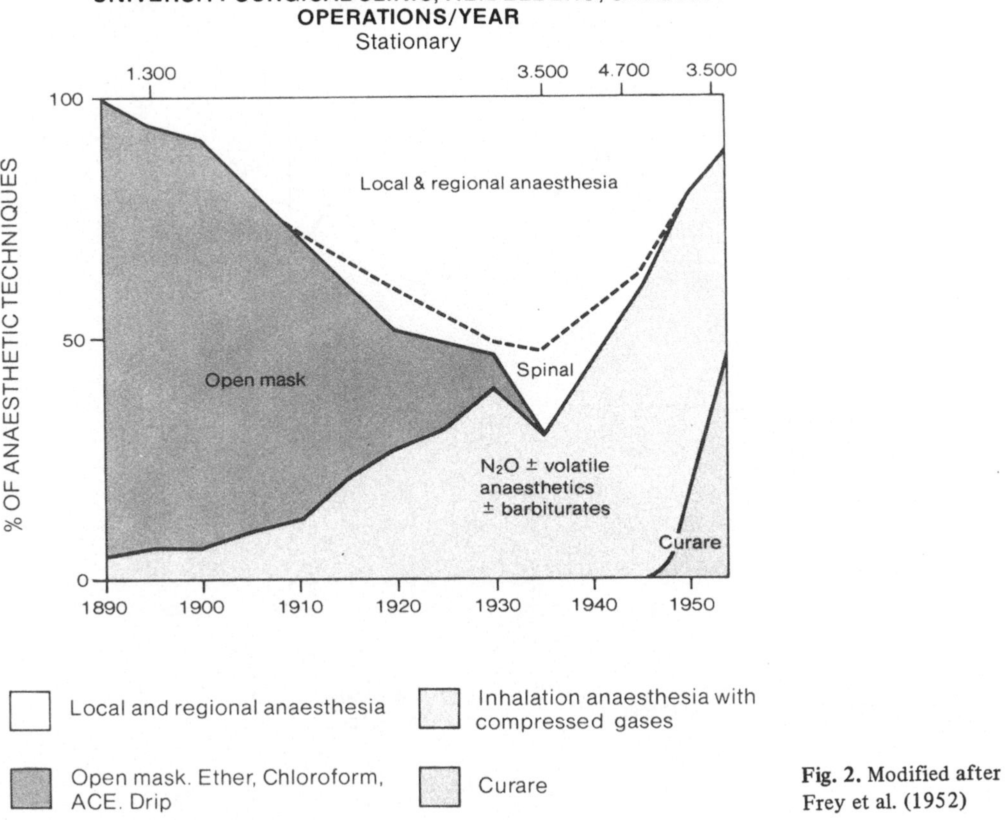

Fig. 2. Modified after Frey et al. (1952)

the epidural group and hypokinetic circulation in the group given narcotics. The lung ventilation was less uniform in the group of patients given narcotics, resulting in a reduction in arterial oxygen tension on breathing room air in the postoperative period.

Studies like these have caused many clinics to reevaluate the use of regional blocks for operations where control of ventilation is not essential. However, even if many studies indicate that a skilfully performed regional block may be safer than general anesthesia for certain operations, we still need a better product quality control in the form of nationwide morbidity and mortality studies for the scientific reappraisal of our anesthetic practices.

There is a third reason for a revival of interest in regional techniques, namely the demand for effective and safe relief of pain in labor. Here, techniques such as epidural and paracervical blocks have proven to be of special value. It is safe to predict that the demand for so-called "pain-free childbirth", using such techniques will steadily increase in the future. For all these reasons, the use of regional anesthesia has increased and probably will continue to do so. The statistics from the Department of Anesthesiology in Uppsala may be given as example of this.

Although delayed a few years, the evolution of so-called "modern anesthetic practices" was the same in Uppsala (Fig. 3) as shown for the Mayo and Heidelberg clinics. The use of regional blocks for abdominal and major orthopedic surgery was entirely abolished, but in

UNIVERSITY HOSPITAL, UPPSALA, SWEDEN
OPERATION/YEAR
Stationary
3.800
4.700
10.400
12.800
15.600
17.900
100
50
0
% OF ANAESTHETIC TECHNIQUES
Local and regional anaesthesia
N2O ± volatile anaesthetics ± barbiturates
Open mask
Curare
1950
1955
1960
1965
1970
1975
Local and regional anaesthesia
Inhalation anaesthesia with compressed gases
Open mask. Ether, Chloroform
Curare

Fig. 3

LOCAL AND REGIONAL ANAESTHESIA
UNIVERSITY HOSPITAL, UPPSALA, SWEDEN, 1950-1975
Stationary Patients
2 500
2 000
1 500
1 000
500
0
Infiltration
Plexus
Spinal
Epidural/Sacral
Splanchnic
1950
1955
1959
1964
1970
1975

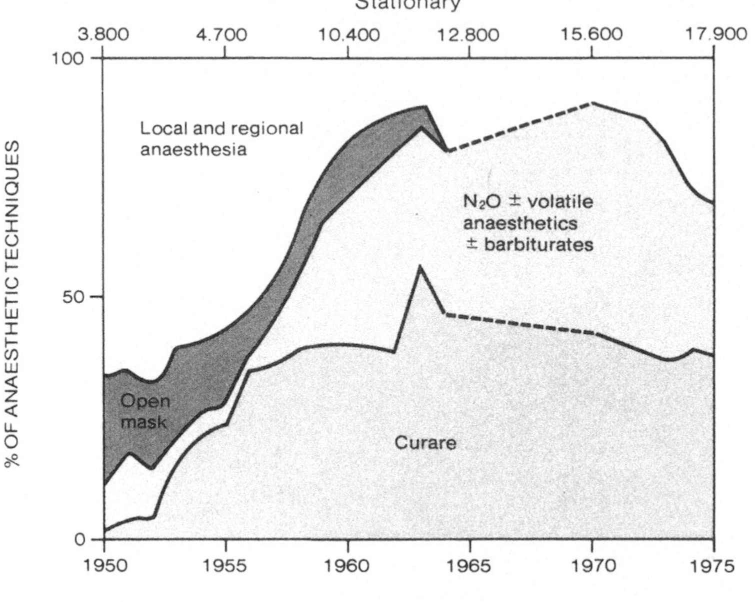

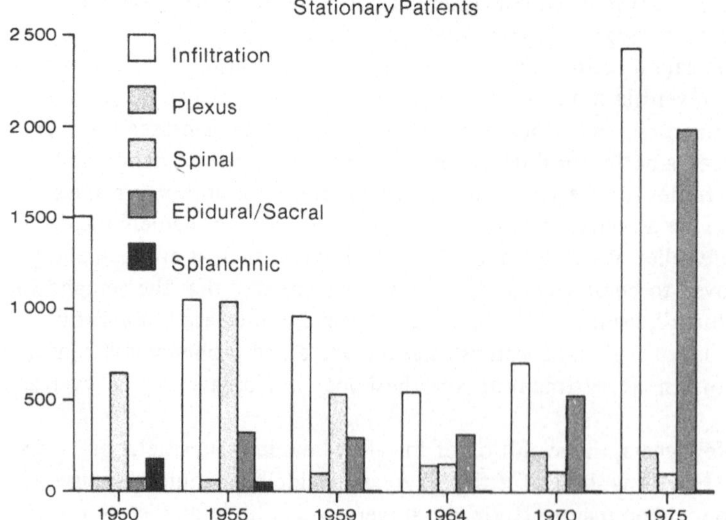

Fig. 4

contrast to other clinics, especially those in Britain and West Germany, we maintained regional anesthesia for stationary patients in such small procedures as hand surgery, cystoscopies, and so on (Fig. 4). However, since 1970 a steady increase in the use of regional blocks has been seen. As a result of our above mentioned investigations, epidural blocks are again preferred for lower urological operations and orthopedic surgery on the lower extremities (Fig. 5). The spinal block has not increased in contrast to the others and has not the place it deserves as a dependable and atoxic anesthetic technique. Our present needs include a long-acting thermostable drug.

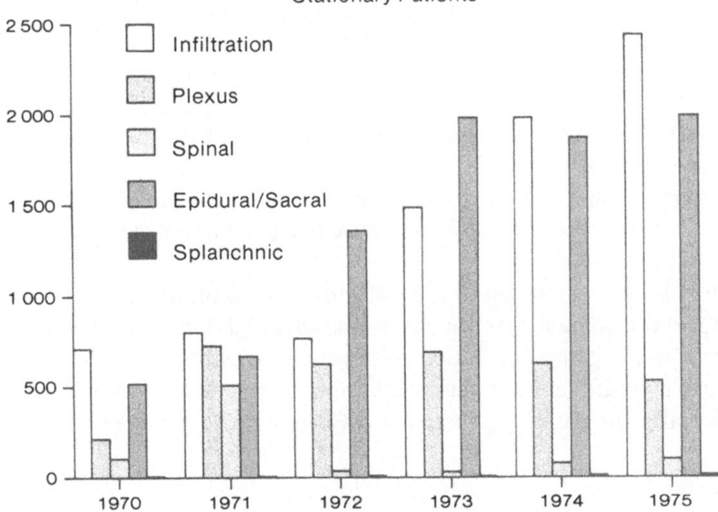

Fig. 5

The trend demonstrated by the statistics of anesthetic techniques used in Uppsala seems to be the same in other clinics where general anesthesia was used almost exclusively until recently. The figures from two German clinics support this: first, from Homburg University where local anesthetic techniques rose from near zero in the 1960's to 9% in 1971, to 12.5% in 1973; in some of the central hospitals in Germany, local anesthesia has again increased to 30% of the techniques (Nolte H., personal communication).

I would like to quote from a report for the period 1961–1971 from the University Department of Anesthesiology in Vienna: "Modified neuroleptanesthesia, mostly induced by thiopentone, has partly been used instead of the similar standard method of balanced anesthesia with pento-nitrous oxide analgetic relaxant techniques; other methods are scarcely used. This also, unfortunately, holds true for regional anesthesia. We have, however, for didactic and clinical reasons, firmly set ourselves to lift it out from the shade."

But there are still other important reasons for training local anesthetic techniques. In a world marked by vastly different economic, technical and educational resources, we in the privileged part of the world must also be responsible for the proper distribution of anesthetic services to the rest of the world. In this context, skillfully performed and well supervised regional blocks have a special place. This may be exemplified by anesthetic practices in the

People's Republic of China. According to Bonica, local and regional anesthesia in China in 1973 was being used for 60–70% of the operations, general anesthesia for 15–20% and acupuncture for the rest. When I was in China in 1966 (at the beginning of the Cultural Revolution), I calculated that no more than two percent of the total anesthetic procedures were performed by acupuncture. In regional anesthesia all techniques were used, including epidural, subarachnoidal, plexus and sciatic-femoral blocks. Continuous epidural techniques appear to be the most popular in China, being used more often than all other techniques combined.

Finally, let me mention two fields, where we need blocking techniques. A growing interest can be seen in diagnostic and therapeutic nerve blocks for the treatment of pain. Firstly, nerve block techniques are increasingly used to relieve postoperative pain. Besides continuous epidurals, the use of intercostal blocks for postoperative pain relief after thoracotomies and after abdominal surgery offers the advantage of fewer pulmonary complications and, thus, better oxygenation of the patient. The introduction of long-acting, versatile, local anesthetic agents like bupivacaine and etidocaine in recent years may have signaled the beginning of a third era in the development of regional anesthesia. We have found that intercostal blocks with a long-acting agent will result in less intrapulmonary shunting of blood following upper abdominal surgery, even if the block is not repeated.

Secondly, nerve blocks have had an expanding role in chronic pain problems; the diagnostic and therapeutic value of sympathetic nerve blocks have been attracting renewed interests.

To summarize: I have here tried to show you that local and regional anesthesia have regained some of its earlier importance. The reason for this is that investigations have shown that many patients do better with a regional block than with general anesthesia. Furthermore, the demand for effective and safe relief of pain in labor has stimulated the interest in regional techniques and so has also the increasing interest in effective postoperative and other pain relief.

Reference

1. Bonica JJ (1974) Anesthesiology in the People's Republic of China. Anesthesiology 40:175
2. Frey R, Just O, v. Lüttichau E, Würtz A. Die Schmerzausschaltung an der chirurgischen Universitätsklinik Heidelberg von 1852–1952
3. Holmdahl MH:son, Modig J (1975) The role of regional block versus parenteral analgesics in patient management with special emphasis on the treatment of postoperative pain. Br J Anaesth 47:264
4. Renck H (1969) The elderly patient after anaesthesia and surgery. Acta anaesth scand suppl XXXIV 1–234

Discussion:

Frage: Could you tell us about the importance of intravenous regional anaesthesia?

Holmdahl: Yes, as you know, intravenous local anaesthesia has regained some popularity in the early 60s. It was used in the late 60s, early 70s in many clinics, but it is not used so often any more. You must be aware of toxicity through the intravenous local anaesthetic techniques, there have been some complications after the release of the cuff and then a rapid intravenous injection of a good dose of a local anaesthetic. That doesn't say, it's a bad technique. I think, the technique should be taught, so that clinicians know about it.

Zindler: Frage an Auditorium: What is the really practical use of the Biertechnique of the intravenous regional anaesthesia? It should be taught, because there are certain circumstances where it might be very valuable. But my understanding is, that most people prefer some kind of plexus block, because it's easier and faster. Would you like to comment on that?

Moore: Well, there is no question that intravenous regional anaesthesia does have its place, particularly in areas where you have out-patients. When this question is proposed I always think of a girl who works in Nigeria and she probably does more intravenous regional than anyone else. She has patients who come in and have their babies on their backs and their own bicycles. They need recovery, so they can paddle themselves and their child back to the village. Now, in out-patients this works extremely well. You probably know, that the anaesthetic of choice, particularly for upper extremeties, is intravenous regional anaesthesia, 1/4% bupivacaine and 50 ml of the drug. We all know that one has to be careful about the cuff not deflating. It is no good anaesthesia in children, but in adults it's a superb anaesthesia. The advantage of bupivacaine over any other drug is the fact that, when the turniquet is released, there is still 20–40 minutes of sensory anaesthesia.

Zindler: Dr. Bromage, would you comment on the risk of toxic reactions? How often does this occur?

Bromage: Obviously this is something one has to be prepared for. I always believe, that a devil resides in every machine, no matter how simple that machine is. Your tourniquet may suddenly deflate because of some mechanical error in the apparatus, which then allows a flooding into the circulation. We have to be prepared for the convulsive reaction, that may arise accidentally. If you do the technique properly and if your apparatus works perfectly, then the danger is extraordinarily remote.

Now, one aspect of this is of interest to those working in pain clinics. It is the technique to produce a prolonged sympathetic denervation of the limb by washing out catecholamines from the nerve-endings. You do the Bier-technique and instead of just injecting your local anaesthetic you mix it with some drug that will remove catecholamines from the stores at the nerv-endings. Two drugs, that will do this very well, are Reserpin or Guanethidin. When you inject this mixture – you are using Reserpin 1 or 2 mg in 40cc – if you are using Guanethidin it's about 15 mg in 40cc – you must add a little heparin, because often intense vasoconstriction, that follows the release of the noradrenaline, may cause a prothrombite form in the veines. So your solution should contain a local anaesthetic, because it's painful, when the noradrenaline is released, it should contain 100 units of heparin and then either Guanethidin or Reserpin. This is an extremly effective way of producing chemical sympathectomy, lasting about 2, sometimes 3 weeks, very easy to do, but it is painful, if you don't have the local anaesthetic in your solution.

Moore: Dr. Bromage returned to the tourniquet and the fact, that it can come down. I would like to tell you, that I have had that occur to me three times recently, using double-tourniquets. We always pumped 125 mg Bupivacain within less than 5 minutes into the circulation. None of the patients showed even a minor toxicity to that amount of bupivacain. But that doesn't mean, that another patient won't. I'm just saying, it's a very safe drug.

Kürten: Wir führten etwa 1000–1500 intravenöse Lokalanaesthesien bei ambulanten Patienten, besonders in der Handchirurgie, durch und wir haben bisher ausgezeichnete Ergebnisse. Ich übersehe so an die 10 000 Anaesthesien und im Vergleich zur Plexusanaesthesie sind die Nebenwirkungen der intravenösen Lokalanaesthesie wesentlich geringer. Wir haben auch keine Bedenken bei kurzfristigen Eingriffen und bei nicht nüchternen Patienten die intravenöse Lokalanaesthesie anzuwenden. Bei Reposition wird die Manschette schon nach 10 Minuten geöffnet. Auch in diesen Fällen haben wir keine Nebenwirkungen gesehen. Wir verwenden etwa 40 ml 0,5%ige Scandicainlösung, früher haben wir auch Lidocain verwendet. Wir haben keinerlei Nebenwirkungen gesehen und sind sehr zufrieden.

Zindler: Haben Sie nach Lösung der Manschette noch genügend Analgesie, wie jetzt bei Bupivacain für 20 Minuten?

Kürten: Ja. Wir legen aber keinen Wert darauf. In der Handchirurgie, z.B. für kleinere Eingriffe bei Karpal-Tunnel-Syndromen und dergleichen, verwenden wir auch Scandicain. Bei einer Operationsdauer von 1–2 Stunden legen wir eine Doppelmanschette an, die nach 1 Stunde umgeblockt wird.

Current Status of Regional Analgesia in Obstetrics (Abstract)

J.J. Bonica

In the past three decades there has been an impressive progressive increase in the use of regional analgesia-anesthesia during labor and for delivery, not only in the United States but in many other countries where heretofore pharmacologic obstetric anesthesia has been avoided. The most common techniques used are 1. paracervical-pudendal blocks, 2. subarachnoid (Saddle) block, 3. continuous epidural block and 4. continuous caudal block. The reason for the widespread popularity of this method is that when each of these techniques is properly applied, it affords the following significant advantages: 1. In contrast to narcotics regional analgesia produces complete relief of pain; 2. the hazard of pulmonary aspiration of gastric contents during general anesthesia is virtually eliminated; 3. provided no complications occur, regional anesthesia causes no maternal or neonatal depression; 4. administered at the proper time, it does not impede the progress of labor; 5. continuous techniques can be extended for the delivery and may even be modified for cesarean section if this becomes necessary; 6. regional analgesia permits the mother to remain awake during labor and delivery so that she can experience the pleasure of actively participating in the birth of her child; 7. another very important advantage of regional anesthesia is that the anesthesiologist can usually leave the mother after delivery and attend to the newborn if no other physician skilled in neonatal resuscitation is available. However, regional analgesia does have certain disadvantages: 1. It requires greater skill to administer than do systemic drugs or inhalation agents; 2. technical failures occur, even in experienced hands; 3. certain techniques produce side effects which, it not properly treated, can progress to complications; 4. techniques that produce perineal muscle paralysis interfere with the mechanism of internal rotation and increase the incidence of persistent posterior positions; 5. these procedures can only be carried out in the hospital.

To obtain best results with obstetric analgesia and anesthesia, it is essential for the obstetric team to adhere to certain basic principles. The objective is to provide optimal relief of pain to the mother without unusual risk to her or her infant. The sine qua non of obstetric anesthesia should always be safety for the mother and child. The type of analgesia and anesthesia must be tailored to the needs of the individual patient. The optimal method of analgesia should be selected on the basis of the following considerations: 1. the physiologic status, psychologic make-up and desires of the mother; 2. the condition of the fetus; 3. the obstetric conditions prevailing; 4. the type of delivery that is being planned; 5. the presence or absence of maternal or obstetric complications; 6. The experience, skill and practice of the person who is to perform the delivery; the most important, the competence and skill of the anesthetist as well as the facilities available to him.

In regard to regional analgesia, the following requisites must be fulfilled in order to obtain optimal results: The anesthesiologist must know thoroughly the physiologic and physiopathological alterations in the mother and the physiology and pharmacology of the fetal presental complex and the forces of labor; 2. he must know well the pain pathways of labor, the pharmacology of local anesthetics, and must have acquired sufficient skill and experience with the technique and know how to manage the patient after regional analgesia has been administered; 3. he must know the possible complications, their prevention and prompt treatment; 4. None of the regional procedures should be begun without an intravenous infusion running and without having for immediate use equipment for treatment for complications and for resuscitation. 5. Each regional technique has contraindications that must be observed. Except in circumstances in which the regional technique is especially indicated and provides significant advantages over all other methods, it should not be used against the wishes of the parturient; 6. Regional analgesics should not be started until the contractions are strong, last 35 to 40 seconds or more and occur at intervals of 3 minutes or less. The only exception to this rule is in a patient who experiences extreme pain during the latent phase of labor, and in patients in whom labor has been induced and maintained with oxytocin; 7. During and following administration of the anesthesia, the parturient must be carefully observed and her blood pressure, pulse, and respiration measured every 1/2 minute during the first 15 minutes and every 5 minutes thereafter; 8. frequently it is necessary to complement these procedures with psychologic support and a sedative, and occasionally with a narcotic; 9. personnel must be skilled and willing to supervise the patient properly.

Discussion:

Holmdahl: I think, John Bonica should comment a little on the actual discussion in the States about the influence of local anaesthetic agents on the fetus.

Bonica: One can say that 1,5–2% Lidocaine is a too high concentration for vaginal delivery. The Boston group used 1,5% Lidocaine and then compared this with Bupivacaine 0,25%. Their data showed that the Lidocaine group had significantly higher depression than the control group without any anaesthesia or analgesia. So it seems that Bupivacaine is very safe. When you use the double-catheter-technique with 0,5–1% Lidocaine, you first produce a sensible analgesia, eventually anaesthesia, without paralysing the perineum and not interfering with the internal rotation and then, after the internal rotation, you inject, as a last dose, just before the exposition, a higher concentration of a drug like Etidocaine, which will produce profound muscle relaxation of the perineum. The advantage of this technique is, that the fetus shows very little depression.

Holmdahl: I think, you are completely right. But I think, we shouldn't jump into pre-mature conclusions. These findings must not at all be due to the neurobehavioural effect of the local anaesthetic agents per se. In a study in Uppsala we followed the behaviour of the children after different anaesthetic techniques for delivery. The clinical Physiologist, who set up the different diagnostic tests, confirmed, that the motoric activity of the children, born after local anaesthetic techniques, is less active than in the other ones. This is a very transient observation. Very interesting is that this may be due to hypoglycemia in these children. The children don't have the transfer of stress-reactions of the mother in pain. Hypoglycemias are correlated much better to this behaviour of the children that the neurotoxicity of the drug.

Bonica: I think, you are perhaps right for that small percentage of patients, that showed with Bupivacaine no greater neurobehavioural depression than the patients in the control group without anaesthesia. I don't understand, why that is so, if the effect is primarily due to hypoglycemia and why with carbocaine a statistically significant greater depression was found. I think the point should be made that there is no need to use anything more than 0,5 or 1 % as a maximum of lidocain, of drugs like bupivacain 0,25%, certainly for vaginal delivery.

Covino: I don't think the audience should be left with the impression, 0,25% bupivacaine will relieve the pain in all instances, because it won't. Sometimes stronger doses must be used, or also top-up doses of 0,25%.

Bonica: A basic principle of anaesthesia in medicine is, that you give what you consider to be an optimal perfect dose and you'll find that a certain percentage of patients doesn't respond. With this continuous

technique you have the ability to add the top-up dose. I think it's not good to use 3/4% bupivacaine just to make sure, that that 15 or 20%, who don't get adaequate relief with 0,25%, will get adaequate relief, I think it's better to use the lower concentration and then top up.
Bromage: We heard a lot of discussion about the different concentrations of the local anaesthetic for obstetrics, but really the most important thing is the degree of supervision, that the anaesthetist gives to the work, that he is doing. If you give your epidural by remote control over the telephone, then you'll have to use strong solutions. But if you're there in the delivery room watching the patient carefully, then I guarentee, that you can produce excellent anaesthesia with 0,25% Marcaine with epinephrine 1 in 300 thousand or 1 in 400 thousand in 99,9% of cases. It's very, very few, that you will miss.
Covino: Do you really mean, that you should give the pregnant patient, that's in labor, epinephrine?
Bromage: That's another discussion. But in the dosage we use, yes. The amount, you need for pain relief in labor in the first stage is about 6–8 ml. If you are using 1 in 350 thousand it means, that you are giving a dose of about 18 μg of epinephrine and that dosage has never been shown to produce a reduction of uterine blood flow. Only when you get into higher dose ranges of over 60–80 μg you find a reduction of uterine blood flow.
Bonica: I agree with that very strongly. I have lots of data to show that in the epidural space you have to go above 40–50 μg before you start to see any systemic effect of the agent.
Frage: We read, that in the United States there is a controversy that anaesthesia, including regional anaesthesia, has an effect on the IQ of the newborn. What is the current status of this discussion?
Bromage: In America there is Yvonne Brekville, who has been most concerned about the effects of local anaesthetics and, indeed, all sorts of anaesthetics on the long-term development of the child. Her data was recently examined by a panel of experts. Dr. Brekville's data were shot down in flames. There is no basis for this retrospective data, which was collected back between 1959–1965, the time, when the techniques were very different. In England there is Dr. Pridman, who has been claiming, that epidurals cause neonatal hyperbilirubinaemia. Again this is retrospective data, but there is no evidence that there is any cause- and effect-relationship.
Frage: What is the place of caudal anesthesia in obstetrics?
Bonica: Many institutions started caudal, they have had good experiences with it, and they are continuing to do it. I think, physiologically it's the wrong thing, as was first pointed out by Bromage. You are blocking the perineum much more than necessary and using too great volumes by the time you need not do so. And even if you use light concentrations and top up with several doses, you find a number of women with perineum relaxation and it does interfere with internal rotation and you do get an increase of incidence of persistent posterior position, not great, but it is there. I think that most people have swung to lumbar epidural. But I think Dr. Moore still does a lot of caudal.
Moore: We use caudal blocks. I have no objections to epidural. I don't think there is any particular technique that should only be taught to the residents. We use caudal anaesthesia in the obstetrical area as a means of teaching. I have no strong feeling against lumbar epidural versus caudal. I only say, that regional is more difficult to teach. And the man, who's teaching it, has to be present.
Frage: I have two questions:
1. Would you use spinal or epidural for cesarian section? Would you use a single dose spinal and deal with a more pronounced hypotension or would you rather use a single dose epidural block?
2. What would you use if you were confronted with a toxicosis or eclampsia? Would you use a general or regional technique?
Bonica: Many individuals, who have done a lot of spinal, continue doing spinal for c-section and I think that spinal anaesthesia is an excellent anaesthesia. It has the advantage of simplicity, certainity of action and duration much more than we can have with epidural as far as extend is concerned. On the other hand there are many people who are using epidural anaesthesia, because it has certain theoretical advantages. It certainly has less incidence of hypotensions, you don't have the risk of postpuncture headache or at least it's minimized if you don't get into subarachnoidal space accidentally. In our own department we use about 40% general balanced anaesthesia again, for teaching purposes or because the mother wants to be asleep. The other 60% is regional, 2/3 epidurals, the rest are spinals. For the management of a patient with toxemia we use the continuous epidural block and if the mother has problems with convulsions, we manage this with other agents.
Frage: I read in the abstract that you are giving epidural blocks for deliveries for primi-para, only when the dilation of the cervix is 5–6 cm. What's the reason for this? Are you afraid of a depression of the labors? Did you ever see any complications by using oxytoxinedrip?

Bonica: We start the epidural block, we put the catheter in before the infusion. As soon as the mother has pain, we initiate the analgesia.

Moore: In the United States a directive has come out, that oxytoxine will not be used in deliveries, unless there is a consultation with another physician and both agree, that they should use it to the patient.

Regional Anaesthesia for the Poor-Risk Patient

P.R. Bromage

Principles

The very poor-risk surgical patient demands the greatest physiological protection that we can give him, both during operation and afterwards in the postoperative period. In this talk I want to stress the importance of a complementary approach to regional and general anaesthesia rather than the old-fashioned, mutually exclusive philosophy that we used to have. I would like to share with you the thought that we have long passed the era when meetings such as this would debate the merits of: "Regional versus General" or ask the question: "Why give two anaesthetics when one will do?"

The judgement: "Regional versus General anaesthesia" for the poor-risk patient, or indeed for any patient, reflects an archaic form of thinking based on an incomplete analysis and understanding of the appropriate tasks and capabilities of the two types of anaesthesia. Let us look at the capabilities and limitations of each of these two main classes of anaesthesia in broad and simple terms.

We can see in Fig. 1 that GA and muscle relaxants provide most of the requirements during surgery, except that autonomic suppression is minimal and that artificial ventilation

TASK	GA + RELAXANTS	REGIONAL
Amnesia	+ + + + +	
Analgesia	+ + + + +	+ + + + +
Relaxation	+ + + + +	+ + + + +
Autonomic Suppression	+	+ + + +
Respiratory Control and Function		
(a) Active		+ + + + +
(b) Artificial	+ + + +	

Fig. 1. Task analysis and capabilities: intraoperative

is never quite as good as active respiration [1]. On the other hand, regional anaesthesia provides excellent autonomic suppression and active respiratory function, provided trauma and surgery have not disrupted the mechanical integrity of the chest wall.

In the postoperative period (Fig. 2), following general anaesthesia, systemic analgesia is often withheld to minimal dosage, and pain relief is severely limited through fear of respiratory depression. Autonomic activity is heightened rather than suppressed. Respiratory function is suppressed and questionably adequate, but of course IPPV may be continued to provide adequate, but less than perfect respiratory function [1]. By contrast, regional techniques can provide perfect analgesia, almost complete autonomic suppression, and active respiratory function, and the coughing mechanism can be restored nearly to normal.

TASK	GA + RELAXANTS	REGIONAL
Analgesia	+	+ + + + +
Autonomic Suppression		+ + + +
Respiratory Control and Function		
(a) Active	+ + ?	+ + + +
(b) Artificial	+ + + +	

Fig. 2. Task analysis and capabilities: postoperative

Clearly the distinct capabilities and limitations of the two modes of anaesthesia are such that neither regional anaesthesia nor general anaesthesia can satisfy the requirements of all eventualities.

Sometimes regional anaesthesia is clearly indicated by itself for operations that do not compromise respiration during surgery, such as procedures in the following territories: limbs, urological (excluding kidney), gynecological, facial, ophthalmic and endoscopies.

At other times **regional anaesthesia** may be entirely **contraindicated**, and general anaesthesia must then be used alone, as in the following circumstances: bleeding tendencies, generalized sepsis, localized sepsis in locality of block and neurological contraindications.

Let us consider a typical example. A male of 65 years has a partial bowel obstruction, and a diagnosis of carcinoma of the colon is made. He had a myocardial infarct one month previously.

This man must have his cancer removed, but he falls in a very high surgical risk group with a 30 per cent chance of a reinfarction that would carry a 70 per cent mortality rate. Both hypertension and hypotension must be avoided, as any major deviation from his normal resting blood pressure will also increase the likelihood of reinfarction [2]. He should be heparinized to avoid the danger of further clot formation in the heart or elsewhere. This man is best handled by: (a) Careful general anaesthesia, with a high FIO_2. (b) Vasodilator therapy (nitroprusside) if indicated to prevent hypertension and increased cardiac afterload. (c) IPPV during and after operation to reduce respiratory work. (d) Heparin subcoagulation to avoid thromboembolism or reinfarction.

Here heparin subcoagulation contraindicates the use of continuous epidural analgesia, which would otherwise have been a most appropriate component of his total anaesthetic regimen.

More often we are faced with situations where there is not a clear cut contraindication to either general or regional anaesthesia. Then it is fundamental to understand that in most cases the two modes of anaesthesia are complementary and not mutually exclusive. Often the two forms of anaesthesia may, indeed must, be used together for the patient's greatest advantage, and it is in the very sick patient that a well-chosen combination of the two modes can give the greatest protection and benefit.

Analgesic Agents

The introduction of the two new long-acting agents, etidocaine and bupivacaine, has been an important milestone in expanding the capabilities of regional anaesthesia. Etidocaine has proved to be the less useful of the two. Etidocaine has two disadvantages. First, its duration is less predictable than bupivacaine, and second, it causes more intense motor blockade [3]. The motor blockade caused by etidocaine is a particularly undesirable feature, as it negates the principle objective of regional anaesthesia, which is to produce a pain-free state in which function and movement are restored as fully as possible. With bupivacaine some regional nerve blocks, such as brachial plexus, paravertebral and intercostal blocks can be made to last as long as 10–16 hours, and this is long enough to tide the poor-risk patient over the most painful and dangerous part of the postoperative period.

Applications

Let us review the major advantages that regional anaesthesia can confer upon the poor-risk patient, and let us see how different regional techniques can be used to best effect. The roles of regional anaesthesia are:

1. To shield the patient from pain and from neural bombardment by intense afferent input.
2. To prevent mobilization of inappropriate defense reflexes involving the musculoskeletal or visceral systems.
3. To reduce surgical blood loss.
4. To improve regional blood flow.
5. To restore function in the postoperative period.

Applications of these roles lie in the following areas:

1. Respiratory System

Operations in the thorax and abdomen are followed by a marked reduction in respiratory function and in the ability to cough and to maintain patency of the smaller airways. Some of the most beneficial applications of regional anaesthesia are those that improve respiratory performance through blocking the pain pathways that lead to reflex respiratory inhibition. Intercostal and paravertebral blocks are seldom the best choice for severe prolonged thoracic or abdominal pain, unless they are performed under direct vision by the surgeon from inside the chest at the time of thoracotomy. Percutaneous intercostal or paravertebral blocks carry a small risk of pneumothorax, and when these blocks are multiple and repeated, the chances of accidental pneumothorax rise to a point where the risk is probably unacceptable, especially in the poor-risk patient with multi-system disease. Continuous thoracic epidural blockade by catheter is usually a most appropriate technique if repeated blocks are likely to be required.

a. Trauma. Chest injuries with or without flail recover respiratory function more quickly and easily when managed by continuous epidural blockade. In the absence of flail, epidural block alone may be sufficient to restore respiratory function and the ability to cough and expel bronchial secretions [4]. When the rib cage is disrupted and flail is present epidural block must be combined with IPPV management, but even then recovery is faster than when IPPV is used alone [5, 6].

b. Reduction of lung reserve (absolute or relative). Patients who are bordering on respiratory incompetence cannot tolerate the added respiratory impairment caused by pain and centrally acting narcotics, and they require assistance, either by IPPV or by interruption of their inhibitory pain reflexes. Pulmonary resection for bullous emphysema and intestinal bypass surgery in morbid obesity are examples where continuous epidural blockade can contribute substantially to effective and safe postoperative management [7].

c. Splinting of the diaphragm. Pain in acute pancreatitis leads to impaired respiratory exchange. Symptomatic relief and improved respiratory function follow segmental epidural blockade of T6–T10 inclusive.

Nephrectomy is usually followed by a marked reduction of respiratory excursion on the operated side, and this may lead to pulmonary complications, especially in poor-risk, debilitated patients. Paravertebral blocks with 0.25 per cent bupivacaine + 1/400,000 epinephrine from T9–L3 inclusive make the operation site virtually painless for 12 hours or more, and respiratory function is improved. Relatively large volumes of solution must be used to obtain prolonged blockade and about 14 ml is needed for each nerve, making a total dose of about 250 mg of bupivacaine. Again, this technique carries the risks inherent in paravertebral blocks, namely, those of pneumothorax and inadvertent intrathecal injection, and it should be used only by those trained and skilled in the method.

2. *Cardiovascular System*

Subarachnoid and epidural blockade lower peripheral resistance and central venous pressure and arterial pressure. These factors lead to a number of important advantages, provided they are not carried to extremes in the poor-risk patient.

a. *Surgical blood loss.* Intraoperative and postoperative bleeding is considerably reduced. Estimates vary between a 30 per cent and 50 per cent reduction in major surgery [8, 9].

b. *Control of postoperative hypertension.* Major vascular surgery is frequently followed by a brisk sympathetic discharge, leading to dangerously high elevations of blood pressure. Nitroprusside is commonly used to control blood pressure under these circumstances, but epidural blockade may be a valuable alternative in certain circumstances, and especially when respiratory impairment is an additional feature [10].

c. *Limb blood flow and thromboembolism.* Venous transit time from the lower limb is appreciably faster under spinal blockade and spontaneous respiration than under general anaesthesia with IPPV [11]. This improvement in limb flow appears to be associated with a lower incidence of pulmonary thromboembolism and a lower mortality in major operations on the hip joint [12].

3. *Metabolic System*

The sympathetic response to trauma causes three metabolic effects that may be deleterious to the poor-risk patient, and all three are prevented by high epidural blockade. The following changes are seen under general anaesthesia without spinal blockade: (a) Salt loads from excessive IV infusions tend to be retained [13]. (b) There is a marked glycogenolytic response, liver glycogen is lost and blood sugar rises by about 60 per cent for 24 to 36 hours [14]. (c) Protein breakdown and nitrogen losses are significant [15]. With prolonged epidural blockade salt is eliminated normally, blood sugar remains unelevated, and nitrogen losses are significantly reduced.

The Dilemma of Heparinization and Regional Anaesthesia in the Poor-Risk Patient

I believe it is prudent to avoid major regional anaesthesia in any situation where the normal clotting mechanism is compromised. We have already considered the conflict that may arise between regional anaesthesia and prophylactic heparin subcoagulation.

What does one do for the poor-risk patient who is to undergo major vascular surgery, and who will be heparinized by a single intravenous dose of 10,000 I.U., or so, after the operation has begun, and who will be given no further anticoagulants thereafter? Here it is possible to use a single-shot subarachnoid injection with a long-acting agent for the operative situation. In the postoperative period, if respiratory and circulatory conditions indicate that a segmental epidural would be helpful, it is safe to insert a catheter, provided objective confirmation of heparin reversal has been obtained by an appropriate test, for example, the activated clotting time can be done simply by the bedside in the recovery room.

The Occult Poor-Risk

So far we have discussed the obvious poor-risk patient. Finally I would like to mention a common class that I consider as "occult poor-risks". These are patients who are statistically likely to have larger gastric volumes with a lower gastric pH than normal, and who are potential candidates under general anaesthesia for the disaster of regurgitation, aspiration, and fulminating chemical bronchiolitis. Every reasonable effort should be made to use regional rather than general anaesthesia in these patients.

Three classes of patients are generally recognized as being at risk for regurgitation and aspiration under general anaesthesia. These are: Women in labor, parturients after narcotic medication and obese patients.

A fourth unsuspected class of ambulant patients has been added by Ong and his colleagues, who were the first to make accurate volumetric determinations of stomach contents [16]. In a small series of outpatients they found that stomach volume was twice as large and the pH lower than in a resting in-patient population. Their ambulant patients had an average pH of 1.8, and an average volume of 69 ± 17 ml. In 20 per cent of the patients the volumes ranged between 98 - 355 ml. No matter how fit a patient may be, these figures suggest that if he is ambulant, he is at an enhanced risk, and that regional block would be a more prudent choice than general anaesthesia.

Summary

An "either-or" philosophy in the approach to regional and general anaesthesia is archaic, and especially inappropriate for the poor-risk patient. Optimum conditions during surgery and in the postoperative period may require a careful blend of both modes. Correct selection of techniques must be based on a clear analysis of the capabilities of each available technique, and of the tasks that each one must contribute to the overall well-being of the individual patient.

References

1. Froese AB, Bryan CA (1974) Effects of anesthesia and paralysis on diaphragmatic mechanics in man. Anesthesiology 41:242
2. Steen PA, Tinker JH, Tarhan S (1978) Myocardial reinfarction after anesthesia and surgery. JAMA 239:2566
3. Bromage PR, O'Beirn P, Dunford LA (1974) Etidocaine: a clinical evaluation for regional analgesia in surgery. Canad Anaesth Soc J 21:523
4. Bromage PR (1967) Extradural analgesia for pain relief. Brit J Anaesth 19:721
5. Lloyd JW, et al. (1965) Classification of chest injuries as an aid to treatment. Brit Med J 1:1518
6. Dittmann M, et al. (1975) Epidural analgesia for the treatment of multiple rib fractures. Eur J Inten Care 1:71
7. Bromage PR (1978) Epidural Analgesia. Philadelphia, W.B. Saunders, pp. 499–507
8. Stanton-Hicks MD'A (1971) A study using bupivacaine for continuous peridural analgesia in patients undergoing surgery of the hip. Acta Anaesth Scand 15:65
9. Keith I (1977) Anaesthesia and blood loss in total hip replacement. Anaesthesia 32:444
10. Hoar PF, et al. (1976) Systemic hypertension following myocardial revascularization. A method of treatment using epidural anesthesia. J Thorac Cardiovasc Surg 71:859
11. Laaksonen VO, Arola MK, Kivisaari A, Hannelin M (1974) Effect of different modes of operative anaesthesia on the clearance time of ^{125}I-fibrinogen from calf veins. Ann Clin Res 6:356
12. McLaren AD, et al. (1978) Anaesthetic techniques for surgical correction of fractured neck of femur: A comparative study of spinal and general anaesthesia in the elderly. Anaesthesia 3:10
13. Bevan DR (1973) The sodium story: Effects of anaesthesia and surgery on intrarenal mechanisms concerned with sodium homeostasis. Proc Roy Soc Med 66:1215
14. Bromage PR, Shibata HR, Willoughby HW (1971) Influence of prolonged epidural blockade on blood sugar and cortisol responses to operations upon the upper part of the abdomen and the thorax. Surg Gynec Obstet 132:1051
15. Brandt MS, Fernandes A, Mordhorst R, Kehlet H (1978) Epidural analgesia improves postoperative nitrogen balance. Brit Med J i:1106
16. Ong BY, Palahniuk J, Cumming M (1978) Gastric volumes and pH in outpatients. Canad Anaesth Soc J 25:36

Discussion:

Schulte-Steinberg: As for the problem of coronary patients, I would suggest an alternative. We have data of patients, showing that they can be managed very well with an intercostal block without a splanchnic block. Then they are intubated and ventilated. It's surprising how the blood-pressures are carried on without a rise. They don't even have any significant alteration of their pulse-rates. But it's important to omit the splanchnic block. This can be done, as far as I can see, without any regard to the anticoagulant therapy.
Bromage: These were after myocardial infarction?
Schulte-Steinberg: 2 and 4 weeks after coronary infarction.
Bromage: I'm sure this is a reasonable alternative. But I think the possibilities of re-infarction on the table are such that the intercostal block is not going to prevent the increased viscosity of the blood, that you get as a response to the trauma of surgery. The reason one uses heparing is to stop the hypercoagula-

tive state and, although your patient will wake up very quickly and he will be able to do his post-operative exercises, I'm not sure that this would avoid the danger of a re-infarction from the changing of viscosity of the blood on the operating table.

Bonica: But isn't that due to nociceptor input or is it bio-chemical?

Bromage: I think perhaps it maybe partly neurologically mediated. I don't know if there is data supporting that.

Bonica: Well, there is some very good animal data showing that any response to noxious stimulation in the patients, who are quite infarctive, have these changes as a result of the stimulation of the hypothalamic centres.

Bromage: I don't like to discourage intercostal blocks, but I must mention the incidence of pneumothorax. Many years ago I worked in a hospital where we did all our abdominal surgery under intercostal and splanchnic block with the patients awake. But we x-rayed every patient. In 10–12% we found a pneumothorax that you could see on the x-ray. Most of them were clinically not important, but they were there. In another series we did thoracoplasty operations under regional. The incidence was about the same when the ribs were removed. You could see a little bubble in the chest from one of the needles having punctured the lungs and produced a small pneumothorax. I think the danger is too great to submit somebody with a recent infarct to that sort of risk.

Moore: Over 95% of all our intercostal blocks, done for upper abdominal surgery, are done by residents. It is a teaching-program and the intercostal blocks are done postoperatively for pain relief. I know, what Dr. Bromage meant by analgesia being 5+ from either spinal or epidural block. I would like to caution you, because for upper intra-abdominal surgery you still have to contend with the phrenic nerve and the vagus nerve and therefore you have some uncomfortable moments with the patient and they have to be sedated. For upper intra-abdominal surgery epidural and spinal block should not be used, because the patients are going to complain about problems when the surgeon puts his hand over the liver, when he touches the diaphram or if he pulls on the stomach. Painfull impulses will be mediated. Now, I would like to add one more thing. I went along with Dr. Bromage on one thing about a month ago. We had a patient, 75 years old, who had had a coronary. He was to have a cystoscopy, suspecting a bladder tumour. It was a short procedure and therefore I elected to do that man under general anaesthesia. And he had a coronary! So, just because you use general anaesthesia, it doesn't mean that the patient will not have a coronary occlusion in the immediate postoperative period.

Covino: One comment and then one question: I would hate to leave the impression that heparinisation is going to prevent the occurence of myocardial infarction. We argued this question 20 years ago in internal medicine and came very often to the conclusion, that anticoagulation does not significantly reduce the incidence of re-infarction. Therefore I'm not sure that heparinizing your patient, who has had an infarct a month ago, is really going to have a significant effect whether he has another infarct or not. Moreover it seems to me that all ambulatory patients, who come in, should be treated as emergencies. If they are going to receive, for example, general anaesthesia, they should have a crash induction. Would you go along with that?

Bromage: To answer your second question first, I should say that if I was treated as an ambulant patient for a relatively minor procedure with general anaesthesia, I would not like to have a crash induction, but what is called a rapid sequence induction. To go back to your first question or comment: nothing is a hundred % sure, but there are a number of things one can do for the recent coronary patient that makes his risk a little less. Heparin is one, dextran is another thing. Anything that makes another clot less likely to happen, is obviously a good thing. If you can do this by regional anaesthesia, that's fine. If you can't, then you must use some other means. But the patient must be protected against thrombus occuring, whether it's in the heart or somewhere else. The mortality-rate is extremely high and the chance of dying is more than 50%.

Anesthesia for Replantation of Severed Extremities

M.H. Harmel, J.R. Urbaniak and D.S. Bright

One of the most dramatic developments in modern surgery has been the replantation of limbs and digits. Each year marks increasing numbers of operations, performed in more and more centers.

Replacement of missing parts has been part of the mythological lore of man especially associated with rebirth, however replantation is strictly a development of modern times although there is an interesting historical precedent which dates back to 1570 [1]. At that time Fioravanti, an Italian military surgeon recounts his experience with a severed tip of a Spanish nose. The severed member fell to the sand and, to quote from the report, Fioravanti "took it up and pissed thereon to wash away the sand and with our Balsama artificiato bound it up". The nose survived, whether from the washing off or to the Balsam we shall never know, and replantation was born. In the intervening years others were not so successful until 1814 when Balfour reported success in reattaching a completely amputated index finger which survived [2]. Since then there have been many isolated reports of digits which as composite grafts have been replanted. But most digits without vascular anastomoses have failed.

The present success in replantation had to wait upon the development of micro-vascular surgery; for the key to viable, functioning limbs and digits lies with the ability to reunite small nerves and severed vessels, both arterial and venous [3].

The first step along the path to microsurgery was that of Nylen, who in 1921 designed the first successful operating microscope [4]. Microvascular surgery came into being with the demonstration in 1960 by Jacobson and Suarez of the use of the operating microscope in the reanastomosis of small blood vessels [5]. Shortly thereafter in 1962 Malt and McKahann successfully reimplanted an arm severed above the elbow [6]. Animal experiments finally were capped by the first successful replantation of a digit in man in 1965 [7]. This was quickly followed by reports from China and around the world [9, 10, 11, 12, 14, 15, 16].

Replantation is still not widely practiced. The training and necessary discipline of the surgeons, the organization of a team which can be activated at any moment is not lightly engaged upon. The first efforts are arduous and often frustrating. Operating times of 12–18+ hours are not unusual. However, with persistence and volume these features begin to sort out. Furthermore, in those centers performing 20 or more replantations per year the success rate should be 80% or more, which emphasizes the need for volume and experience.

In 1973, the replantation program was initiated at Duke University Medical Center under the aegis of Drs. James R. Urbaniak and Donald S. Bright.

Care of the Amputated Part

The referring physician is instructed to place the amputated part in a plastic bag containing Ringer's lactate or normal saline solution. The bag is placed in ice and chilled to approximately 4° centigrade. Care should be taken to prevent freezing of the tissue. The vessels should not be ligated or perfused to prevent intimal damage.

Parts not cooled in ice will remain viable for about 6 hours. Digits survive longer since there is no muscle to autolyze. If the part is cooled it may survive 12 hours or longer – successful replantation has been achieved 20 hours after amputation.

Surgical Considerations

Since its inception in 1973 approximately 250 patients have had replantation of upper extremities (2%), hands (4%), thumbs and digits (94%); 87% of these patients have been male. Patients from 2 months to 60 years have been operated upon. Each year the numbers have been increasing; and in 1978 a total of 123 digits were replanted in 70 patients. In addition 2 arms have been replanted. No hands were replanted during this calendar year. Most of the patients have been in their mid-twenties. There is a seasonal variation with fewer operations occurring in the winter months.

Patient Selection

The criteria for patient selection has been refined and relates not to viability but to useful function. While Guillotine amputations are ideal for replantation, most amputations are ragged, avulsed or crushed, complicating repair or acceptance, and/or success. Good candidates for replantations fall into the following categories [17].

1. Thumb
2. Multiple digits
3. Partial hand (amputation through palm)
4. Child (almost any amputated part)
5. Wrist or Forearm
6. Above elbow (only sharp or moderately avulsed)
7. Individual digits distal to flexor superficialis insertion)

Those situations which do not lend themselves to a favorable outcome are:

1. Severely crushed or mangled parts
2. Amputations at multiple levels
3. Amputation in patients with serious injuries or disease
4. Amputation in which the main vessels are arteriosclerotic
5. Amputation in mentally unstable patients
6. Individual fingers with amputation proximal to the flexor superficialis insertion (in the adult)

Surgical Management

The surgical management needs emphasis on a few points for the anesthesiologist. The technical skill in the vascular anastomosis is of prime importance; cutting back to good intima, dilating the vessel using vasodilating agents and heparin to assure good arterial flow. If the vessel is in spasm, papavarine 10 mg/ml concentration is injected intraarterially by the surgeon. After sufficient length of vessel is obtained, 3000–5000 units of heparin is given intravenously and then 300–900 units per hour during the rest of the procedure. All this is directed toward obtaining a good flow prior to the anastomosis. Heparin is not used in many centers.

A pneumatic tourniquet is advantageous in controlling bleeding even if it requires frequent inflation and deflation. This is preferable to microvascular clips which, if used longer than 30 minutes, are associated with intimal damage. The tourniquet also permits arterial anastomosis to be done first; provides a dry field with all its advantages. Since arterial inflow flow is essential for a viable repair, it is preferable to anastomose them first, a viable vein may be identified, and in those instances where the arterial repair is non-functional valuable time is saved.

Once the bone has been fixed with an intramedullary pin, tendon approximation is achieved only in those tendons easily retrievable. Secondary tendon reconstruction may be accomplished up to three months. Because of problems with vein grafting in these procedures, bone shortening is often utilized. Because of the possibility of subsequent scarring in amputations through the wrist or palm, all flexors and extensors are repaired at replantation, except in avulsion injuries.

Anesthetic Management

All these operations are emergencies. The spectre of the "full stomach" under these circumstances always haunts the anesthesiologist. While vomiting and aspiration do not seem to be as threatening in modern practice, it is still real, so that whenever possible a regional technique will often be selected. On the other hand, in the best of circumstances replantation is a lengthy procedure 3–6 hours, and in the case of multiple digits it is very long which would lead many to select general anesthesia initially.

Vascular spasm is a key consideration. All efforts are directed toward doing everything to ensure good arterial flow to the compromised part. Regional block of the extremity would appear to be the technique of choice to achieve this. Fortunately the advent of bupivacaine made prolonged block of the upper extremity possible. The vast majority of patients were given an axillary block (80%).

40 ml of mixture containing equal amounts of 1% lidococaine and 0.5% bupivicaine were employed. Since there was a variable delay from injury to the arrival of the patient in the emergency room, time was of the essence. In the beginning, the length of the procedures were formidable, lasting rarely less than 8 hours and some multiple digits replants lasted more than 20 hours. The first 60 blocks were performed by the orthopedic surgeon, Dr. Donald S. Bright, in the emergency room, and all were successful. Since then the anesthesiologist has taken over this responsibility and axillary blocks are done either in the emergency room or in the operating room. With better organization of the teams and the operating room there is less urgency. The number of regional anesthetic failures is small, but blocks lasting less than 6 hours are considered unsatisfactory. Because of the length of the procedure, the patients are placed on a special mattress and sedation is achieved by a variety of means; most frequently diazepam is given in 2.5 mg increments as required; occassionally a narcotic and/or analgesic concentrations of nitrous oxide up to 50% are used to make patients comfortable.

Only 20% of the patients were given general anesthesia by election. This choice was made in children under 12 years, adults with above the elbow amputations and in some injuries where the operative repair would clearly last more than 8 hours. (It is interesting to note that one patient under axillary block plus sedation was operated upon for 16 hours.)

The data on 120 patients is presented (Table I). Of the 96 patients who received an axillary block, 14 required supplementation. In patients whose procedures lasted less than 6 hours, 7% had general anesthesia and only 3% of patients with axillary block required general anesthesia (Table II). In contrast, as is seen in Table III, 64% of these patients had procedures lasting more than 6 hours. Only 13% had general anesthesia and 11 of 62 patients who had block required supplementary general anesthesia.

Table 1

	Number	Percent
Axillary Block	82	68
Axillary BL/GEN	14	12
Sub Total	96	80
General	14	14
Total	120	100

Table 2. Anesthesia time < 6 hours

	Number	Percent
Axillary Block	31	26
Axillary BL/GEN	3	3
Sub Total	34	29
General	8	7
Total	42	36

Table 3. Anesthesia time > 6 hours

	Number	Percent
Axillary Block	51	42
Axillary BL/GEN	11	9
Sub Total	62	51
General	16	13
Total	78	64

Post-operative Management

No matter how technically beautiful the operation, just as vascular flow is essential to a viable vascular repair, the assurance of continued flow and perfusion is essential during the post-operative period. Vascular spasm from whatever cause is anathema. Every attention must be directed toward a quiet, non stressful environment, for any and all excitement may stimulate spasm. Smoking is forbidden. The temperature is monitored continuously and a pulsimeter used intermittently. In digits, the average temperature is 32 °C. In a recent study of thumbs, only three thumbs below 30 °C survived. Therefore drops in temperature of more than 2 °C are cause for alarm.

Thorazine 25 mg 3–4 times per day and heparin 500–1000 units per hour except in children, is administered daily for 7–10 days. In addition, 500 ml dextran 40 and 1200 mg of aspirin per day are given to decrease the possibility of clotting.

Axillary blocks, in spite of heparin, are frequently repeated to reduce spasm. These appear to be more effective than stellate blocks which were originally employed.

Results

In the last 120 patients the overall success rate has been 86% in viable functioning replants. A more detailed analysis of the thumb replants is most encouraging [18]. 25 of 27 completely amputated members and 19 of 22 incompletely severed thumbs have been successfully replanted (86.3%) all thumb amputations were attempted up to 24 hours after injury if the part was properly cooled [1].

Pinch was 60% in complete amputation and 63% in incomplete amputations after one year. Grip averaged 72% of the opposite hand as measured by the grip meter. Joint motion was restricted moderately in almost all patients.

All patients had return of sensation (hot, cold, sharp and dull) one year after amputation. After one year 66% of the completely and 62% of the incompletely amputated thumbs had two point discrimination from 4 mm–15 mm.

The 51 patients underwent an average of 2.5 procedures and remained away from work 3.7 months. The average cost was $ 5,060 for hospitalization and professional services. In contrast thumb amputees receive $ 12,000 compensation plus operative expenses and still are thumbless. All patients were satisfied and would elect replantation.

One patient in the 250 patients died from pulmonary embolus following an arm replant. Other general complication have been minimal.

Conclusion

The results of this experience has been most encouraging. The preferred role of axiliary block has been established. Every effort is made to avoid puncturing the artery to minimize bleeding, following heparinization during operation. General anesthesia is resorted to when procedures are long. If blocks begin to wear off it is essential that anesthesia not lapse for with the onset of pain vessels go into spasm and endanger the outcome. General anesthesia and/or local supplement must be rapidly instituted.

Thumbs, especially, and digits have been very successfully replanted. Hands do reasonably well. In our experience though limited, upper extremities have been less salutary, but often the nature of the injury is more devastating to begin with. In time legs may also be replanted. In a series of experiments now in progress in the orthopedic laboratories this possibility is already being attacked. A rat's lower leg is severed and then replanted after 1/2 hour. All the animals will die. The release of toxin and acid is overwhelming. Bicarbonate intraarterially or systemically reverses this outcome.

There is no question that the return to a functioning part by replantation is one of those highly rewarding procedures in which patient and physician receive deep satisfaction.

Acknowledgement

We should like to express our gratitude to Ms. Patricia M. Wiseman, R.N. for her assistance in the preparation of this paper.

References

1. Fioravanti L (1570) In tesoro della vita humana, Venetia Appreso gli heredi di M Sessa
2. Balfour W (1814) Two cases with observations, demonstrative of the powers of nature to reunite parts which have been, by accident, totally separated from the animal system. Edinburg Med Surg 10:421–430
3. Kleinert HE, Kasdan ML (1963) Anastomosis of digital vessels. J Ky Med Assoc 63:106–108
4. Nylen CO (1954) Microscope in aural surgery, its first use and later development. Acta Otolaryngol Suppl 116:226–240
5. Jacobson JH, Suarez EL (1960) Microsurgery and anastomosis of the small vessels. Surg Forum 11: 243
6. Malt RA, McKhann C (1964) Replantation of severed arms. JAMA 189:716–722
7. Komatsu S, Tamai S (1968) Successful replantation of a completely cut-off thumb: case report. Plast Reconstr Surg 42:374–377
8. Sixth People's Hospital, Shanghai (1967) Reattachment of traumatic amputations: a summing up of experience. Chin Med J 1:392–401
9. Ikuta Y (1975) Microvascular surgery, Hiroshima Lens Press, p 42
10. Lendvay PG (1973) Replacement of the amputated digit. Br J Plast Surg 26:398–405
11. O'Brien BM, Baxter TJ (1974) Experimental digital replantation, Hand 6:11–16
12. Tsai TM (1975) Experimental and clinical application of microvascular surgery. Ann Surg 2:169–177
13. Urbaniak JR (1978) Techniques of microsurgery: replantation of amputated digits. Vol XXVII, chpt. 1, pp 15–26, CV Mosby

Discussion:

Schulte-Steinberg: Do you use continuous techniques?
Harmel: No, we have not been using continuous techniques. We use lidocaine, sometimes with, sometimes without adrenaline.
Bonica: Could I ask why you don't use a long acting agent like bupivacaine and large volumes?
Harmel: As I said, the operations last up to 12, sometimes 16 hours. I suppose it's just slowness not to have changed the initial technique, but after the discussion here, I think we will be using bupivacaine in 15 ml doses.
Bonica: Your patients receive mini-doses of heparine?
Harmel: I'm not sure that you would call it mini-doses. We use initially 3–5000 units when the vessel is isolated and the surgeon wants to begin the re-anastomosis. Then the patients get from 500 to 900 units of heparine an hour. That's continued very long in the postoperative period.
Bonica: As Dr. Bromage is in your hospital, I thought that you'd use continuous epidural to produce analgesia not only for the surgery but for the next 3 or 4 days to produce sympathetic blockade and prevent

pain. I should just mention to you that in 1973 I saw some remarkable results in the people of the Republique of China. They were doing this with a continuous technique. They were using a plastic needle, putting it in the axillary space and floodding it with local anaesthetics.

Harmel: I should say that Dr. Bromage would not approve of a catheter in the epidural space, because of the amount the heparine we use. It is my understanding, that most of the problems, that have been reported occur when the epidural catheter is used in an heparinized patient.

Bromage: I think, we are so anxious about the continuous epidural technique because of the danger of a haematoma there. But a continuous axillary block is being used in various centres of North America and I think, it's a very excellent technique. The dangers in that situation are negliable compared with the spinal canal.

Bonica: That's what I say. The other thing I want to say is, that several of your patients had very marked degrees of reflex dystrophies, undoubtedly due to the nerve-damage, and I wonder, if you're considering to do prophylactic sympathectomy. You have to get the second thoracic ganglion with a little phenol. You would have to use repeated blocks for several weeks in order to prevent the reflex sympathetic dystrophy.

Bromage: We haven't considered that. One of the things, we have been looking at is the intravascular use of Reserpin and the other drugs for a prolonged block.

Kürten: Wir führen in unserer Klinik seit etwa 1975 Replantationen durch, insgesamt sind es etwa 50–60 Replantationen. Die Handchirurgen bevorzugen bei uns den supraclavikulären Block, weil er die Blutsperre anlegen und auch immer wieder öffnen kann. Beim axillären Block treten Schwierigkeiten auf, weil der Anteil des Nervus radialis bzw. des Nervus axillaris nicht so sicher getroffen wird.

Comparison of Bupivacaine (Marcaine) with Tetracaine (Pontocaine) for Spinal Block for Perineal and Lower Extremity Surgery (Abstract)

D.C. Moore

Purpose

To compare bupivacaine with tetracaine for perineal and lower extremity surgery using: (1) the double-blind method; (2) the same milligram dose of each drug; (3) the same lumbar interspace for injection; and (4) similar operations.

Method

Under F.D.A. regulations and using a randomized double-blind technique, 1.0 ml of 0.75 percent solution (7.5 mg) of either bupivacaine or tetracaine in 5.0 percent glucose was injected subarachnoidally at the second lumbar interspace.

Results

Bupivacaine was administered to 121 patients and tetracaine to 114.
Onset occurred with bupivacaine in 68 ± 34 seconds and with tetracaine in 67 ± 26 seconds.
Operating analgesia was established with bupivacaine in 9 ± 4 minutes and with tetracaine in 9 ± 4 minutes. Complete return of sensation of the operative site occurred with bupivacaine in 160 ± 46 minutes and with tetracaine in 171 ± 57 minutes.
Motor blockade occurred with bupivacaine in 15 ± 9 minutes and with tetracaine in 13 ± 9 minutes. Its duration with bupivacaine was 162 ± 49 minutes and with tetracaine 188 ± 56 minutes.
Unsatisfactory analgesia at the start of surgery occurred in 1 patient with bupivacaine and with tetracaine in 19 patients as follows: (1) lower extremity, bupivacaine (n = 39) = 1 unsatisfactory blockade and tetracaine (n = 31) = 5; (2) transurethral prostatectomy, bupivacaine (n = 22) = 0 and tetracaine (n = 29) = 2; (3) vaginal hysterectomy, bupivacaine (n = 30) = 0 and tetracaine (n = 30) = 9; and (4) other (rectal, penile, testicular or vaginal surgery), bupivacaine (n = 24) = 0 and tetracaine (n = 24) = 3.
Inadequate durations of the effectiveness of these drugs to complete the surgical procedure occurred in 26 patients. In 12 of these bupivacaine was satisfactory for 99 ± 30 minutes and in 14 with tetracaine it was satisfactory for 80 ± 24 minutes. After these times elapsed, significant supplementary anesthesia was required to complete the surgery.
Hypotension from the block occurred in 21 patients and one had a *spinal headache.* No other complications occurred.
Bupivacaine in cerebrospinal fluid studied in vitro by us did not show precipitation or "flaking".

Conclusions

Bupivacaine injected subarachnoidally produced safe, satisfactory analgesia in all but one patient. The high incidence of unsatisfactory anesthesia with 0.75% tetracaine in 5.0% dextrose (glucose) has not occurred with tetracaine solutions mixed as follows: (1) lyophilized (Niphanoid), that is, crystals are diluted to a 1.0 percent solution with distilled water; (2) the required milligram dose is drawn into the syringe; (3) an equal amount of 10% dextrose is drawn into the syringe; and (4) 0.2 mg of epinephrine (Adrenalin) or 5 mg of phenylephrine (Neo-Synephrine) added. Furthermore, had a larger dose of tetracaine been injected, it could have resulted in satisfactory analgesia in most if not all of these 13 patients. Of the parameters studied, the only two of significance were that the duration of motor blockade was longer with tetracaine and the incidence of satisfactory anesthesia was greater with bupivacaine.

Diskussionsbeitrag. Dudziak R.:

Der Vortrag von D. Moore berührt sehr unmittelbar das Problem der Anwendung von schwer wasserlöslichen Lokalanaesthetika für Spinalanaesthesie und führt zwangsläufig zu der Frage nach den Grenzen der Ausflockung bzw. Ausfällung im Liquor cerebrospinalis. Es war für mich eine große Erleichterung, in seinem Vortrag zu hören, daß er für die Durchführung von Spinalanaesthesie mit Bupivacain insgesamt 7,5 mg des Wirkstoffes, d.h. 1 ml 0,75%ige Lösung, benötigte. Dies ergibt, rechnet man auf die imaginären 15 ml Liquor unter Th_5 um, eine Bupivacain-Konzentration von etwa 0,5 mg/ml Liquor. Diese Konzentration ist nach unseren Untersuchungen als absolut ungefährlich anzusehen, da sie weit außerhalb der Ausfällungsgrenze bei physiologischen pH-Werten liegt. Es ist unter diesen Bedingungen Professor Moore voll zuzustimmen, wenn er sagt, daß er nie eine Präzipitation oder Ausflockung gesehen hat.

Über die größten Erfahrungen mit Bupivacain für Spinalanaesthesie in Deutschland verfügt Nolte. Er hat mit einer Dosierung von 15 mg Bupivacain, d.h. zweimal höher als die von Moore angegebene Konzentration, etwa 8000 Spinalanaesthesien durchgeführt, ohne daß er bis heute über irgendwelche Komplikationen im Sinne von Schädigungen des Nervengewebes berichten konnte. Sie werden sich erinnern, daß seinerzeit eine kontroverse Meinung entstand, die darin bestand, daß wir die Anwendung von Bupivacain in dieser Dosierung deshalb als bedenklich bezeichnet haben, weil sie nach unseren Untersuchungen an der Grenze der Ausflockungsmöglichkeiten lag.

Damit komme ich zu unseren Ergebnissen, die ich kurz hier noch einmal zusammenfassen möchte:

1. Jedes Lokalanaesthetikum hat eine bestimmte Löslichkeit und damit Sättigungsgrenze im Liquor cerebrospinalis.
2. Diese Löslichkeit variiert stark in Abhängigkeit vom pH-Wert. Da der Liquor cerebrospinalis einen sehr konstanten pH-Wert aufweist, der etwa bei 7,38 liegt, interessiert den Anaesthesisten der Grenzwert für Löslichkeit bei diesem pH-Wert. Dieser Sättigungswert für Bupivacain liegt bei 0,83 mg/ml oder 83 mg%.
3. Das Einbringen von Bupivacain in den Liquor cerebrospinalis erniedrigt den pH-Wert des Liquors und erhöht die Löslichkeit dieses Lokalanaesthetikums, weil Bupivacain sehr „sauer“ ist. Unter Zuhilfenahme einer exponentiellen Gleichung, die von uns in Anlehnung an die HENDERSON-HASSELBACH'sche Gleichung, unter anderem für Bupivacain,

angegeben wurde, ist es möglich, die Verbesserung der Löslichkeit des Bupivacain bei jedem saueren pH-Wert zu errechnen.

4. Die Fragen, welche uns schließlich bewogen haben, Vorsicht walten zu lassen, lauten:
   a. Ist wirklich bewiesen, daß das Verteilungsvolumen für ein Lokalanaesthetikum 15 ml beträgt? Sind es mehr, so braucht man sich keine Sorgen zu machen. Sind es weniger, so kann es unter Umständen zur Ausflockung kommen.
   b. Wie groß ist die Affinität des Nervengewebes für das Bupivacain, d.h. wie schnell verringert sich seine Konzentration im Liquor infolge von Diffusion in das Nervengewebe?
   c. Wie sehen die neurotoxischen oder histotoxischen Schäden aus, die von der Firma ASTRA seinerzeit angesprochen und bis heute von niemandem näher untersucht oder beschrieben wurden?

Erst wenn Antworten auf diese Fragen vorliegen, kann der Anaesthesist mit der im „Verkehr notwendigen Sorgfalt" spinale Anaesthesien mit höheren Dosierungen des Bupivacain durchführen. Inzwischen bleibt es jedem unbenommen auch ohne Sorgfaltsregeln außeracht lassen zu müssen, Bupivacain in niedriger Dosierung, so wie sie z.B. von Moore angegeben wurde, zu benutzen.

Zum Abschluß eine kurze Ergänzung. Das Aspirieren des Liquor in eine Spritze und überführen in ein Reagenzglas ist mit einer rapiden Diffusion des CO_2 aus der Flüssigkeit verbunden. Der pH-Wert ändert sich deshalb entsprechend der CO_2-Titrationskurve, indem es zu extremen Alkalosen kommt. Da die pH-Regulation des Liquors vorwiegend über PCO_2 erfolgt, ist es bei Untersuchungen notwendig, den CO_2-Wert durch Persufflation mit einem Gas, dessen CO_2-Gehalt einem PCO_2 von 40 entspricht, bei einer Temperatur von 37 °C zu halten. Dies war auch eine selbstverständliche Voraussetzung bei unseren Untersuchungen, die in den Laboratorien der Firma HÖCHST AG mit der notwendigen Sorgfalt und Exaktheit durchgeführt wurden.

Discussion:

Dudziak: Diskussionsbeitrag – siehe vorher!

Moore: Since we did the first study we have continued on using a different dosage, namely 12 mg of Bupivacaine, 50 patients without epinephrine in the solution and 50 patients with epinephrine in it. We have had no complications. Now, my point in the entire discussion is that we cannot theorize by using equitoxic doses of drugs as determined in animals and extrapolating them to humans. We hope to continue the studies. The pharmacokinetics in the subarachnoid space are very poorly understood. We don't know, when the level of the drug falls in the cerabralspinal fluid, whether it has been absorbed into the circulation or whether it actually has gone in the spinal cord and therefore these things must be determined. But to condemn a concentration of a local anaesthetic agent without adequate information and stating that it should not be used or that it's neurotoxic at a 1% solution, which has been used, as a matter of fact, in Italy in over 600 cases, is, to my way of thinking, as we say in the United States, a putting material out a little to soon and I would caution about doing so.

Bonica: I just want to ask my collegue Dan Moore, how he explains a 20% failure with tetracaine. I don't know, if you in fact get a level, and the statistics suggest, that the levels were about the same, to get a motor-block with, how do you explain that 20% give unsatisfactory analgesia?

Moore: We don't know. You know, this is a double blind study. We had to take what we got. And that's one of the important things about a double blind study. Much material, that's presented, is not study in a double blind fashion and therefore is subject to bias, including my own, if I did it that way. We didn't know, which solutions we were using. I must admit that in the past I have said, that solutions, not having been made by people of a pharmaceutical company of good reputation, caused the failure rate of around 13–14%. I was wrong. These drugs were all manufactured by Sterling Drugs (Winthrop). We don't know whether it's the fact that a solution is being used and, generally speaking, I use a crystals of tetra-

caine which is dissolved just before use. 98% of all our spinal blocks that are done, contain a vasoconstrictor drug, either epinephrine or phenylephrine and therefore we aren't at the moment ready to say what happens. I would also tell you that, if crystals of tetracaine are not used, then the amount or the dosage probably has to be increased by 4–6 mg of the drug. And the answer to Dr. Bonica is, I don't know. Maybe, if we used 10 mg of pontocaine instead of 7,5 mg, the drug may have been perfectly satisfactory, but that wasn't the parameter of the study.
Bonica: Well, but there are the factors, maybe the unusual stimulation in one group of patients. Therefore one doubts, if all operations were done in exactly the same way.
Bromage: If I remember it rightly, the upper limit of the blocked area was T 7 ± 2,3. Is that standard deviation or standard error? If that is correct, then your levels would have been inadequate for the vaginal hysterectomy in many instances, because some have had a segmental level of probably only T 10. So your failures are almost expectable by inadequate dosage. They are inadequate with tetracaine, but bupivacaine gives a satisfactory anaesthesia.
Kürten: Wir haben bisher etwa 3000 Spinalanaesthesien mit Bupivacain durchgeführt, die ersten mit der 1%igen, dann später mit der 0,5%igen Lösung. Nach den Untersuchungen von Herrn Dudziak sind wir mit der Konzentration zurückgegangen. Neuerdings führen wir die Spinalanaesthesien mit Bupivacain so durch, daß wir etwa 3 ml von der 0,5% Bupivacain-Lösung aufziehen und dann mit 5% Glukose mischen. Davon geben wir den Patienten etwa 3, max. 4 ml. Wir kommen damit zu einer Bupivacainkonzentration von 9 bis max. 12 mg. Aber es reicht auch eine Dosis von 2–2 1/2 ml aus. Das stimmt ganz genau mit den Ergebnissen von Herrn Moore überein. Damit geht man auch dem Problem, das Herr Dudziak angesprochen hat, nämlich dem Verteilungsproblem im Liquor, aus dem Wege.
Frage: Last year Prof. Dennhardt told in Würzburg, that by use of CO_2 – bupivacaine you need not fear flakes. My question is now, whether it has been accepted to use under clinical conditions?
Covino: There is absolutely no sense to use a carbonated solution in the subarachnoid space. The only sense, that CO_2 has is, that it promotes the penetration of the local anaesthetic across the nerve sheet.

Regional Anesthesia: Past Accomplishments and Future Needs

B.G. Covino

A committee was organized by the Association of University Anesthetists in the United States to study the past accomplishments and future needs in regional anesthesia. The scientific background of the Committee was varied in order to get a representative cross section of opinion regarding directions both in basic and clinical research. The Committee included an organic chemist, pharmacologists, pharmacokineticists, and clinical anesthesiologists.

Past research accomplishments: A number of various items were listed by the members of the Committee. Eleven distinct categories evolved in which the Committee felt that major contributions had been made in the fields of regional and local anesthesia (Table 1). There

Table 1. Past research accomplishments

1. Pharmacokinetic evaluation of local anesthetics
2. Mechanism and site of action of local anesthetics
3. Synthesis of amide-type local anesthetics
4. Mechanism and prevention of the CNS toxicity of local anesthetics
5. Cardiac effect of local anesthetics (i.e., antiarrhythmic action of lidocaine)
6. Elucidation of the effects of local anesthetics in obstetrics including both maternal and fetal effects
7. Synthesis of long-acting local anesthetics
8. Improvement in regional anesthetic techniques and methods of evaluating local anesthetics clinically
9. Miscellaneous spinal and epidural anesthetic studies involving differential blocks, blocks for hypotension, respiratory and endocrine effects, neurological complications
10. Use of biotoxins in local anesthetic research
11. Elucidation of the cardiovascular effects of spinal and epidural anesthesia

was general agreement that the major contributions involving regional and local anesthesia concerned studies of the pharmacokinetics and the mechanism of action of local anesthetic agents. In general, it is possible to divide the accomplishments into three broad areas:

1. Studies of a basic pharmacological nature. Such studies would include the mechanism and site of action of local anesthetics, the use of biotoxins in the study of the mechanism of local anesthesia, the mechanism of local anesthetic toxicity, and studies concerned with the pharmacokinetic behavior of local anesthetics both in animals and man.
2. Studies of a synthetic chemical nature which have led to the development of the amide-type of local anesthetic drugs, such as lidocaine and mepivacaine, and local anesthetic drugs with a long duration of action, such as bupivacaine and etidocaine.
3. A variety of clinical anesthetic studies which have led to improvements in techniques for regional anesthesia and to an understanding of the mechanisms and physiological effects of various types of regional anesthetic techniques.

Table 2. Future research needs

1. Development of ultra-long local anesthetics, i.e., 12–24 hours and 1–7 days, particular attention to local and systemic toxicity
2. Additional studies involving mechanism of local anesthesia, e.g., ionic channel studies, membrane fluidity studies, membrane penetrance, role of cyclic AMP, neurokinetics, influence of physical-chemical properties, differential nerve blockade, reversal of local anesthetic, tachyphylaxis, synergism
3. Additional pharmacokinetic studies, e.g., specific tissue uptake studies, pharmacokinetics in fetus, newborn, aged patients, effect of hypoxia and acid-base changes, effect of premedicants and general anesthesia, lung uptake, relationship to epinephrine
4. Additional studies of local anesthetic toxicity, e.g., relationship of plasma levels to CNS toxicity, EEG monitoring, neurotoxicity, relationship of transmitter release to CNS toxicity, toxicity of local anesthetic metabolites, cumulative toxicity and studies with arterial levels and brain levels
5. Improved clinical studies, e.g., better determination of safe drug dosages, effects on regional blood flow, use in various pain syndromes, objective pain data establishments of criteria for use of various techniques
6. Role of regional anesthesia in specific clinical states, e.g., stress, coagulopathies, pulmonary dysfunction, deep venous thrombosis, lower motor neuron disease, e.g., M.S., polio
7. Drug interaction studies, e.g., mixture of different local anesthetics, combining local and general anesthesia
8. Further studies on non-anesthetic properties of local anesthetics and metabolites, e.g., sedative and analgesia effects, anticonvulsive effects, antiarrhythmic activity, neuromuscular effects
9. Additional spinal and epidural anesthetic studies, e.g., role of vasopressors in spinal anesthesia, pharmacology of spinal anesthesia, improved spinal anesthetic agents, etiology of unblocked segments
10. Improved local anesthetic agents, e.g., pH independent drugs, agents with better therapeutic ratio, agents with a more rapid onset time
11. Development of effective cutaneous and topical anesthetic agents
12. Improved methods of tracking regional anesthesia, e.g., use of radioopaque solution, tracking models
13. Improved equipment for regional anesthesia, e.g., better needles, better block trays
14. Additional studies in obstetrics, e.g., fetal effects of local anesthetics
15. Objective and direct measurements of conduction block in autonomic fibers
16. Additional studies concerning I.V. regional anesthesia, e.g., site of action, choice of agents

Future research needs: In the field of regional and local anesthesia, again, many specific needs were mentioned by the members of the Committee (Table 2). Future research efforts of greatest importance can be divided into three general categories:

1. Chemical synthetic programs: To develop new local anesthetics particularly agents with longer duration of action than is feasible with the currently available agents. In addition, other types of local anesthetic agents with better therapeutic ratios and greater efficacy for topical and cutaneous anesthesia were deemed to be of importance. The development of ultra-long local anesthetic agents were judged to have the greatest importance, but would probably require the greatest financial investment.
2. Basic pharmacological studies: In this area there was general agreement that further studies are necessary to elucidate factors influencing the mechanism of local anesthesia and factors influencing the toxicity of local anesthetic agents and the pharmacokinetic behavior of local anesthetic drugs. Within these three general areas, the Committee indicated that studies of a pharmacokinetic nature might be slightly more important and could be accomplished with a high degree of feasibility and at a moderate cost investment.
3. Additional clinical studies involving regional anesthesia: The Committee obviously felt the need for improved clinical studies to determine safe drug dosages, interaction studies. Again, the Committee assigned a high degree of importance to these types of studies and also believed that they were clearly capable of accomplishment at a moderate cost.

In conclusion, the results of this study "On Directions in Regional and Local Anesthesia Research" have identified the accomplishments made in this area during the past 25 years and, in particular, the tremendous advances that have been forthcoming within the past ten years. In addition, the members of the Committee clearly expressed their opinions that there is a definite need for additional studies of a basic and clinical nature within the field of general and local anesthesia.

Sachverzeichnis

Anaesthesiologie und Intensivmedizin

Anaesthesiology and Intensive Care Medicine

Herausgeber: H. Bergmann (Schriftleiter), J. B. Brückner, R. Frey, M. Gemperle, W. F. Henschel, O. Mayrhofer, K. Peter

Band 119
G. Metz
Sympathico-adrenerge Stimulation und Lungenveränderungen
1979. 40 Abbildungen, 11 Tabellen. VIII, 90 Seiten
DM 44,-
ISBN 3-540-09168-8

Band 120
E. G. Star
Äthylenoxid-Sterilisation
1979. 2 Abbilungen, 4 Tabellen. VIII, 43 Seiten
DM 26,-
ISBN 3-540-09294-3

Band 121
H. P. Siepmann
Zur Herzwirkung von Inhalationsanaesthetica
Der isolierte Katzenpapillarmuskel als Myokard-Modell
1979. 14 Abbildungen, 5 Tabellen. VIII, 63 Seiten
DM 39,50
ISBN 3-540-09230-7

Band 122
Coronare Herzkrankheit
Physiologische, kardiologische und anaesthesiologische Aspekte. Weiterbildungskurs für Anaesthesieärzte am 10. Juni 1978 in Wuppertal
Herausgeber: J. Schara
1979. 61 Abbildungen, 15 Tabellen. IX, 97 Seiten
DM 48,-
ISBN 3-540-09416-4

Band 123
H. Kämmerer, K. Standfuss, E. Klaschik
Pathologische pulmonale Kurzschlußperfusion
Theoretische, klinische und tierexperimentelle Untersuchungen zur Variabilität
1979. 23 Abbildungen, 8 Tabellen. VIII, 71 Seiten
DM 37,-
ISBN 3-540-09498-9

Band 124
Neue Aspekte in der Regionalanaesthesie 1
Wirkung auf Herz, Kreislauf und Endokrinum
Postoperative Periduralanalgesie
Herausgeber: H. J. Wüst, M. Zindler
1980. 97 Abbildungen, 37 Tabellen. XIV, 196 Seiten
DM 68,-
ISBN 3-540-09500-4

Band 125
Kreislaufschock
Herausgeber: J. B. Brückner
1980. 407 Abbildungen, 96 Tabellen. XXIV, 646 Seiten
DM 168,-
ISBN 3-540-09660-4

Band 127
Mehrfachverletzungen
Herausgeber: H.-J. Streicher, J. Rolle
1980. 97 Abbildungen. XI, 217 Seiten
DM 79,-
ISBN 3-540-09658-2

Band 128
P. Lemburg
Künstliche Beatmung beim Neugeborenen und Kleinkind
Theorie und Praxis der Anwendung von Respiratoren beim Kind
1980. 85 Abbildungen. X, 146 Seiten
DM 63,-
ISBN 3-540-09659-0

Springer-Verlag
Berlin
Heidelberg
New York

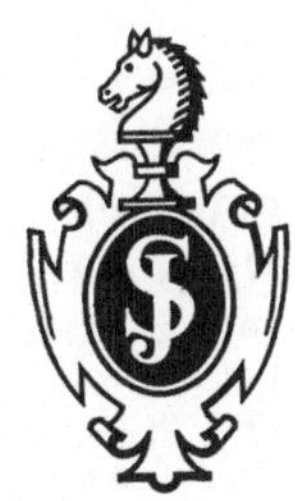

Anaesthesiologie und Intensivmedizin

Anaesthesiology and Intensive Care Medicine

Herausgeber: H. Bergmann (Schriftleiter), J. B. Brückner, R. Frey, M. Gemberle, W. F. Henschel, O. Mayrhofer, K. Peter

Band 129

25 Jahre Anaesthesiologie und Intensivtherapie in Österreich

Herausgeber: K. Steinbereithner, H. Bergman
1979. 54 Abbildungen, 40 Tabellen. X, 149 Seiten
DM 69,-
ISBN 3-540-09777-5

Band 130

25 Jahre DGAI

Jahrestagung in Würzburg, 12.-14. Oktober 1978
Herausgeber: K. H. Weis, G. Cunitz
1980. 689 Abbildungen, zahlreiche Tabellen. XXXVIII, 1012 Seiten
DM 158,-
ISBN 3-540-10140-3

Band 131

Akute respiratorische Insuffizienz

Herausgeber: K. Peter
1980. 83 Abbildungen, 12 Tabellen. IX, 131 Seiten (18 Seiten in Englisch)
DM 58,-
ISBN 3-540-10185-3

Band 132

Endocrinology in Anaesthesia and Surgery

Editors: H. Stoeckel, T. Oyama
With the co-operation of G. Hack
1980. 101 figures, 45 tables. XI, 203 pages
DM 94,-
ISBN 3-540-10211-6

Band 133

Lormetazepam

Experimentelle und klinische Erfahrungen mit einem neuen Benzodiazepin zur oralen und intravenösen Anwendung
Herausgeber: A. Doenicke, H. Ott
1980. 98 Abbildungen, 14 Tabellen. XXI, 133 Seiten
DM 59,-
ISBN 3-540-10387-2

Band 134

Thrombose und Embolie

Herausgeber: H. Vinazzer
Mit Beiträgen zahlreicher Fachwissenschaftler
1981. 124 Abbildungen, 48 Tabellen. XII, 345 Seiten
DM 118,-
ISBN 3-540-10393-7

Band 135
P. Sefrin

Polytrauma und Stoffwechsel

1981. 28 Abbildungen. VIII, 90 Seiten
DM 49,-
ISBN 3-540-10525-5

Band 136
W. Seyboldt-Epting

Kardioplegie

Myokardschutz während extrakorporaler Zirkulation
1981. 36 Abbildungen. IX, 74 Seiten
DM 78,-
ISBN 3-540-10621-9

Band 137
G. Goeckenjan

Kontinuierliche Messung des arteriellen Sauerstoffpartialdrucks

1981. 49 Abbildungen, 11 Tabellen. IX, 110 Seiten
DM 78,-
ISBN 3-540-10730-4

Springer-Verlag
Berlin
Heidelberg
New York

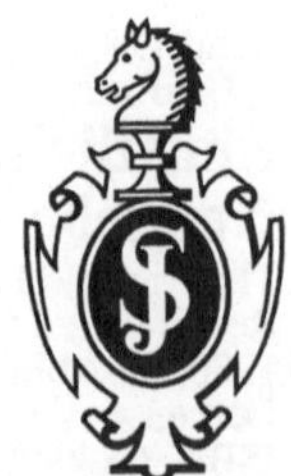